Carl-Auer

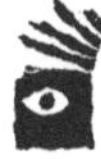

Aufstellungsarbeit revisited

… nach Hellinger?
Mit einem Metakommentar von Matthias Varga v. Kibéd

Gunthard Weber/Gunther Schmidt/Fritz B. Simon

Dritte Auflage, 2016

Dritte Auflage, 2016
ISBN 978-3-8497-0137-6

Umschlaggestaltung: Uwe Göbel
Satz: Drißner-Design u. DTP, Meßstetten
Printed in Germany

Bibliografische Information der Deutschen Nationalbibliothek:
Die Deutsche Nationalbibliothek verzeichnet diese Publikation
in der Deutschen Nationalbibliografie; detaillierte bibliografische
Daten sind im Internet über http://dnb.d-nb.de abrufbar.

Carl-Auer Verlag GmbH
Vangerowstraße 14
69115 Heidelberg
Tel. +49 6221 6438-0
Fax +49 6221 6438-22
info@carl-auer.de

Inhalt

Danksagung

Unser Dank gilt besonders denjenigen, die bereit waren, innerhalb des Seminars ein Beziehungssystem aufzustellen, und uns die Genehmigung erteilten, die Aufstellungen hier anonymisiert wiederzugeben. In gleicher Weise gilt er auch den 120 Teilnehmern, die uns über das ganze Seminar hinweg mit ihren konstruktiv-kritischen Fragen und Kommentaren alternative Perspektiven eröffnet haben und uns zu neuem Nachdenken veranlasst haben, so dass wir immer wieder Antworten finden konnten, die auch für uns neu und klärend waren. Matthias Varga von Kibéd hat sich ganz kurzfristig bereit erklärt, einen Kommentar zu unserem Austausch zu schreiben.

Unser Dank gilt in besonderer Weise auch Herrn Werner Zapf, dem es ein großes Anliegen ist, dass dieser Ansatz sowohl wissenschaftlich fundiert als auch kritisch hinterfragt wird. Er hat mit der Übernahme der Kosten für die Transkription des Seminars die Verwirklichung dieses Buches freundlicherweise unterstützt.

Otto Brink hat uns nach Erstellung des Rohmanuskripts wertvolle Verbesserungsanregungen gegeben. Timo Ehrig hat das ganze Seminar transkribiert. Ihnen allen gilt unser Dank.

1. Aufstellungsarbeit – konstruktivistisch oder phänomenologisch?

1.1 Einleitung

Nach Hellinger …?

Der Titel, den wir für dieses Buch gewählt haben, ist mehrdeutig. Man kann ihn im Sinne der Gefolgschaft lesen („Aufstellungsarbeit nach Hellinger"), aber auch ideologisch („jenseits der Ideen und Werte Hellingers") oder zeitlich („in der Zeit nach Hellinger"). All diese Lesarten sind von uns gewollt.

Wir wollen die Frage stellen, was es konkret heißt, Aufstellungen „nach Bert Hellinger" durchzuführen, wie man es hundertfach auf Ankündigungen und Prospekten lesen kann. Verbunden damit ist die Frage, ob man Aufstellungen tatsächlich so wie Bert Hellinger durchführen sollte oder anders (ganz anders, ein bisschen anders oder gar nicht anders …?). Und, wenn man es anders macht: Was könnte, sollte oder müsste man von ihm übernehmen, und was nicht? Sehen wir die Aufstellungsarbeit durch eine andere Lupe als Bert Hellinger und/oder betrachten wir sie aus großem Abstand durch ein Fernrohr? Wie beschreiben, erklären und bewerten wir, was dabei geschieht, und wie unterscheidet sich das von der Sichtweise und den Ideen Bert Hellingers?

Zeitlich gesehen, stellen wir uns schließlich die Frage nach der Zukunft der Aufstellungsarbeit in der Nach-Hellinger-Ära.

Ein großer Mann, dessen Namen wir leider vergessen haben, hat einmal gesagt, jede therapeutische Methode erweise ihren Wert erst dadurch, dass sie in der Lage ist, sich von ihrem Begründer zu emanzipieren. Wenn sie aus eigenem, sachlich-fachlichem Recht (und nicht nur aus Gründen der Gefolgschaft) einen Anspruch auf Weiterführung und -entwicklung erheben will, muss sie in der Lage sein, sich mit den Ansichten des Begründers kritisch auseinander zu setzen und ihn zu „überwinden". Nur dann wird sie auch ohne die Energie stiftende Ausstrahlungskraft seiner oder ihrer Person eine der Sachlogik folgende Entwicklung vollziehen können.

Welche Zukunft wird die Aufstellungsarbeit haben? Wird sie immer mehr in den esoterischen Bereich abdriften? Wird sie sich als eine eigenständige und theoretisch fundierte Beratungs- und Therapiemethode durchsetzen? Wird sie von den etablierten Psychotherapiemethoden einverleibt und assimiliert, oder wird sie als „philosophische Praxis" ein Nischendasein fristen? Und wie könnten es die, die mit der Methode arbeiten, schaffen, dass das eine geschieht und das andere nicht?

Welche Gründe man immer für den Erfolg sehen mag, eins muss man konstatieren: Die Aufstellungsarbeit hat sich in den letzten 15 Jahren besonders im deutschsprachigen Raum – aber auch weltweit – in unterschiedlichen Arbeitsfeldern mit einer Geschwindigkeit und Kraft ausgebreitet, wie schon lange keine andere Methode mehr. Gleichzeitig hat aber auch keine andere Methode eine so kontroverse Aufnahme erfahren und eine derartige Polarisierung ausgelöst, zur unversöhnlich erscheinenden Spaltung zwischen Befürwortern und Gegnern geführt, eine ungeheure Anziehungs- und Abstoßungskraft entfaltet. Inzwischen findet sich auf der einen Seite ein breites Spektrum von gläubigen Pilgern, Alles-Aufstellern und etablierten, erfahrenen Psychotherapeuten, die alltäglich mit der Methode arbeiten, und auf der anderen Seite alle Abstufungen von Ambivalent-Angezogenen, Konstruktiv-Kritischen bis hin zu professionellen Hellinger-Hassern.

Eins vorweg: Wir, die drei Autoren dieses Buches, haben unterschiedliche Einstellungen zur Aufstellungsarbeit, wir stehen ihr unterschiedlich nah oder fern, sind und werden auch unterschiedlich mit ihr oder der kritischen Abgrenzung zu ihr identifiziert. Was uns aber verbindet, ist, dass wir die Aufstellungsarbeit für eine innovative und wirkungsvolle Beratungsmethode halten, die der sachlichen Auseinandersetzung wert ist. Wir sind daher daran interessiert, dass sich die Diskussion über sie *versachlicht* und aus dem Entweder-oder-Muster der totalen Anhänger- oder Gegnerschaft herauskommt. Unser Ziel ist es, einen Beitrag dazu zu leisten, dass dieser Ansatz als Beratungs- und Psychotherapiemethode wissenschaftlich überprüft und, soweit das bei Therapie- und Beratungsmethoden überhaupt möglich ist, fundiert wird.

Was uns drei über dieses sachliche Interesse hinaus miteinander verbindet, ist eine lange gemeinsame Geschichte der Zusammenarbeit. In den 1980er Jahren bildeten wir (mit Helm Stierlin) ein Team, das regelmäßig gemeinsame Familientherapien im Rahmen von Forschungsprojekten durchführte. Ergebnis war die Entwicklung einer gemeinsamen Praxisform und ihrer systemtheoretischen und konstruktivistischen Begründung, die unter dem Namen „Neue Heidelberger Schule der systemischen Therapie und Beratung" eine gewisse Bekanntheit erlangte. Es konnte nicht verwundern, dass es auch unter uns zu vielfältigen Gesprächen und Auseinandersetzungen über die Aufstellungsarbeit kam. Und der Diskurs dauert noch an. In unserem, hier dokumentierten, gemeinsamen Projekt zur Aufstellungsarbeit wollten wir testen, inwieweit unsere Auffassungen voneinander abweichen, wo sie kompatibel sind und was vonnöten sein könnte, um eine konsistente Systemtheorie der Aufstellungsarbeit zu entwickeln, wenn die Aufsteller sich schon selbst als „systemisch" bezeichnen.

Uns schien es am erfolgversprechendsten, wenn wir den Austausch anhand von Praxisfällen führen. Deshalb haben wir alle drei im Rahmen eines großen Seminars Aufstellungen angeleitet und anschließend untereinander und mit den Seminarteilnehmern diskutiert.

Den überarbeiteten Ausschnitten des Transkriptes dieses Seminars, das, vom Helm-Stierlin-Institut veranstaltet, im Oktober 2003 in Heidelberg stattfand, folgt ein Metakommentar von Matthias Varga von Kibéd.

1.2 Die Unterscheidung zwischen Beschreiben, Erklären und Bewerten – Vorschlag für eine gemeinsame Grundlage der Diskussion (Fritz B. Simon)

Vor einiger Zeit rief mich die Redakteurin eines Fernsehmagazins an. Sie plane einen Bericht über Hellinger und wolle mich interviewen: „Ich möchte mal mit Ihnen reden, weil sowohl die Hellinger-Gegner als auch die Hellinger-Anhänger sich auf Sie berufen." Das hat mir zugegebenermaßen gut gefallen. Ich habe mich lange mit ihr unterhalten, ihr dann aber nicht erlaubt, mich zu zitieren. Denn der

Umweg über die Öffentlichkeit beziehungsweise die Medien ist vielleicht – so ist zumindest meine Erfahrung – doch nicht der beste Weg, um über dieses Thema mit Kollegen zu diskutieren.

Da der Begriff systemisch inzwischen in zwei Kombinationen verwendet wird (systemisch-konstruktivistisch vs. systemisch-phänomenologisch) will ich meine Ausgangsposition gleich von Anbeginn klar machen: Ich vertrete eine ganz unambivalent konstruktivistische Position. Ich betrachte daher auch die Aufstellungsarbeit aus einer konstruktivistischen Perspektive und würde daher gerne eine Methode, die Diskussion zu strukturieren, vorschlagen, die mir immer dann sinnvoll erscheint, wenn es um das Aufeinanderprallen von Weltbildern geht. Es ist eine Möglichkeit, eine gemeinsame, verbindende Fokussierung der Aufmerksamkeit zu erreichen, von der aus dann die Unterschiedlichkeit der Wirklichkeitskonstruktionen deutlich werden oder deutlich gemacht werden kann.

Wo immer wir mit Wahrnehmungen umgehen, müssen wir in das Wahrgenommene eine Ordnung hineinbringen. Das ist ein aktiver Vorgang, den jeder Beobachter vollzieht. Nicht alles, was wir wahrnehmen, macht schon von vornherein Sinn. Wir müssen dann eine Zusatzkonstruktion vornehmen, mit deren Hilfe wir uns das Wahrgenommene erklären. Und wenn wir das, was wir wahrnehmen, erklären wollen, kommen wir ganz schnell zu Bewertungen. Erinnern Sie sich an Ihren eigenen letzten Familienstreit oder die letzte Familientherapiesitzung, die Sie geleitet haben. Sie werden mir wahrscheinlich zustimmen, dass die Auseinandersetzungen fast immer darum gingen, dass der eine das eine behauptete und der andere es bestritt und der Dritte es als positiv, der Vierte als negativ bewertete und der Fünfte meinte, man müsse alles ganz anders sehen …

In dieses Wirrwarr der wirklichen oder vermeintlichen, erinnerten oder erfundenen „Fakten" ein wenig Ordnung hereinzubringen, bildet in der systemischen (konstruktivistisch orientierten) Therapie eine wichtige handwerkliche Technik. Mein Vorschlag ist daher, dass wir – ganz analog zum Geschehen in therapeutischen Sitzungen – zwischen der Beschreibung von Phänomenen, die in der Aufstellungsarbeit beobachtet werden können, ihrer Erklärung und ihrer Bewertung zu unterscheiden versuchen.

Beginnen wir bei der Beschreibung: Stellen Sie sich vor, Sie haben fünf Zeugen eines Autounfalls. Die Erfahrung zeigt, dass alle

Zeugen eine mehr oder weniger andere Geschichte erzählen, obwohl es bei ihnen nicht um Schuld oder Unschuld geht – es waren nur Passanten –, und sie sind auch nicht von der Versicherung bestochen worden.

Dieses Beispiel zeigt, dass es schon schwer genug ist, sich auf die Beschreibung von Phänomenen zu einigen. Trotzdem scheint mir, dass hier noch am ehesten zwischen unterschiedlichen Menschen eine Einigung erzielt werden kann. Es sind Fragen, auf die noch relativ wertfrei geantwortet werden kann, ohne implizit oder explizit ganze Weltmodelle oder Wertsysteme mit zu transportieren: Was nehmen wir wahr? Wohin schauen wir? Wo gucken wir nicht hin? Der eine hat seine blinden Flecken da, der andere dort. Aber wenn wir uns über die Fokussierung unserer Aufmerksamkeit bewusst einigen, können wir uns in unserer Wahrnehmung zumindest anzunähern versuchen. Dann können wir eine Einigung darüber erzielen, wo wir hinschauen wollen. Und dann mit einer gewissen Wahrscheinlichkeit auch darüber, was wir da sehen, hören, spüren. Die sinnliche Wahrnehmung ist angesichts der ähnlichen körperlichen Ausstattung von Menschen die Ebene, auf der ein Konsens oder zumindest eine Annäherung der Sichtweisen noch am leichtesten zu erzielen ist (was allerdings nicht heißt, dass dies leicht ist).

Bei Aufstellungen haben wir es prinzipiell mit mehreren unterschiedlichen Beobachtungsperspektiven zu tun. Da gibt es die Außenperspektive derer, die im Kreis um den Aufstellungsraum herum sitzen. Dann gibt es die Innenperspektive derer, die als Stellvertreter in den Aufstellungen stehen. Dann gibt es noch die Perspektive des Klienten, der zunächst im Innenkreis agiert und dann von außen beobachtet. Und zu guter Letzt haben wir noch den Leiter der Aufstellung, der auch solch eine Grenzposition zwischen Innen und Außen innehat.

Wenn wir uns erst einmal auf die Wahrnehmungen und die Beschreibung von Phänomenen auf dieser Ebene einigen können, dann haben wir schon viel gewonnen. Mein erster Vorschlag lautet also: Lasst uns erst einmal darauf schauen, welche Phänomene sich im Laufe einer Aufstellung von wem wie beschreiben lassen.

Anschließend können wir auf die nächste Ebene gehen und versuchen, Erklärungen für die beschriebenen Phänomene zu konstruieren. Denn wenn wir uns über das Was geeinigt haben, beginnt in der Regel die Auseinandersetzung über das Warum. Dass die Konstruktion von Kausalität von großer intellektueller und emotionaler Brisanz ist, zeigt allsonntäglich „Sabine Christiansen" im deutschen Fernsehen: Alle geladenen Politiker oder Experten sind sich einig über ein Phänomen (zum Beispiel das Haushaltsdefizit). Diese Einigkeit vorausgesetzt, schlägt man sich die Köpfe über die jeweils konkurrierenden und favorisierten Erklärungen ein. Der Grund für all diese Aufgeregtheit ist, dass aus Erklärungen im Allgemeinen auch Vorstellungen und Ideen abgeleitet werden, was zu einer Lösung getan werden muss. Das gilt für Sabine Christiansen (besser: ihre Gäste) wie für Bert Hellinger und alle anderen Therapeuten.

Erklärungen sind aber aus konstruktivistischer Sicht nichts anderes als Hypothesen, durch die von einem Beobachter Kausalität unterstellt wird, d. h., es werden „generierende Mechanismen"[1] für ein beobachtetes Phänomen konstruiert. Charles S. Pierce nennt das Schlussverfahren, das der Hypothesenbildung zugrunde liegt, „Abduktion"[2] (im Gegensatz zu Deduktion und Induktion). Eine Erklärung ist die Konstruktion eines Mechanismus, der, wenn er denn wahr wäre, gerade das Phänomen hervorbringen würde, das zu beobachten ist.

Man kann aber unterschiedliche Hypothesen bilden, unterschiedliche Erklärungen zusammenbasteln, von denen allen gesagt werden kann, dass sie, wenn sie denn wahr wären, genau das gleiche Phänomen hervorbringen würden. Je nachdem, welche Hypothese man konstruiert, kommt man zu verschiedenen Handlungskonsequenzen. Bei Sabine Christiansen und dem Haushaltsdefizit muss nach der einen These der Staat sparen, nach der anderen muss er mit dem Geld nur so um sich werfen. Dass unterschiedliche Hypothesen oder Kausalitätsideen zu unterschiedlichen praktischen Konsequenzen führen, gilt auch für Therapeuten.

Die dritte Beobachtungs- und Diskussionsebene, die ich hier vorschlagen möchte, ist die des Bewertens. Sie ist nicht unabhängig von den beiden ersten Ebenen. Je nach Erklärung bewerten wir ein bestimmtes Phänomen eher als positiv oder negativ. Ob ein Zustand aus Sicht eines Beobachters geändert werden kann oder nicht, hängt von seiner Erklärung ab. Schreibe ich etwa einem beobachteten Phänomen (das Wetter, z. B. Regen) einen Einfluss auf eine Person zu

1 Maturana 1978, S. 238.
2 Pierce 1906, S. 405.

oder der Person den Einfluss auf das Phänomen (Wer ist eigentlich für diesen Regen verantwortlich …?). Je nachdem, ob ich einem Menschen (der ja auch ich selbst sein kann) Einfluss zuschreibe oder abspreche, werde ich anders mit ihm umgehen, Forderungen an ihn stellen oder ihn schonen, in Ruhe lassen usw.

Diese drei Ebenen entfalten ihre Eigengesetzlichkeit nicht tatsächlich unabhängig voneinander, um hier Missverständnissen vorzubeugen. Wir können wahrscheinlich gar keine Phänomene beobachten, ohne schon vorher und dabei eine Unmenge von Bewertungen vorzunehmen (schon im Rahmen der sinnlichen Wahrnehmung), und wir vergessen viele Phänomene, die wir nicht erklären können, schnell wieder, falls sie uns überhaupt bewusst werden sollten. Ich will also nicht behaupten, diese drei Ebenen würden unabhängig voneinander existieren, sondern schlage lediglich vor, wir sollten sie getrennt voneinander betrachten und ihre Wechselwirkungen mit reflektieren. Dann haben wir meines Erachtens eine gute Chance, Deutungsmuster nach dem Schwarz-Weiß-Schema zu vermeiden, nach denen entweder alles gut oder alles schlecht ist.

Man kann sehr wohl sagen: „Bei einer Aufstellung passiert etwas Überraschendes, mit dem ich nicht gerechnet hätte", ohne gleich mystifizierende Erklärungen dafür akzeptieren zu müssen oder auch das ganze Geschehen positiv oder negativ bewerten zu müssen.

Viele der über die Aufstellungsarbeit verbreiteten Vorurteile wie „Frauenfeindlichkeit", „Defizitorientierung" oder „Vorhersagbarkeit der Lösungen" etc. verweisen auf Bewertungen, die im Laufe von Aufstellungen vorgenommen wurden oder werden (das ist bei unterschiedlichen Aufstellern ja sehr unterschiedlich). Mit solchen Bewertungen wird die – wahrscheinlich gar nicht gestellte Frage – nach Normen, die das Zusammenleben bestimmen (können/sollen/müssen?), beantwortet: Wie sollte der einzelne Mensch leben? Wie wird eine Beziehung „richtig" gestaltet? Wie sollte eine „gesunde" Familie aussehen? Diese Bewertungen und die implizite Normativität dürften meines Erachtens den Hintergrund für die öffentliche Aufmerksamkeit, den Erfolg wie auch die erbitterte Feindschaft gegenüber Bert Hellinger (dem man alles nachsagen mag, aber nicht den Mangel an Normativität) und seinen Jüngern – leider aber auch der Aufstellungsarbeit insgesamt gegenüber – bilden. Die meisten Kritiker Hellingers wenden sich gegen die von ihm vorgenommenen Bewertungen und stellen gleichzeitig die Aufstellungsarbeit insgesamt in Frage. Die Phänomene, ob beispielsweise der Platz, an dem ein Stellvertreter steht, sein Erleben bestimmt oder nicht, werden gar nicht mehr überprüft. Hier ist meines Erachtens eine klare Trennung der Beschreibung der bei einer Aufstellung zu beobachtenden Phänomene von ihrer Bewertung – von der Erklärung wollen wir noch gar nicht reden – notwendig, um eine sachbezogene Diskussion zu ermöglichen. Wenn wir dies nicht tun, besteht die große Wahrscheinlichkeit, dass der eine sich von den Bewertungen mancher Aufsteller zu distanzieren sucht, was bei seinem Gegenüber dann als Leugnung der bei Aufstellungen zu beobachtenden Phänomene verstanden wird usw.

Beschreiben, Erklären und Bewerten zu unterscheiden ist mein Verfahrensvorschlag für unsere Diskussion über die Aufstellungsarbeit. Ich denke, dass das eine gute Basis und ein Zugang für eine konstruktive Auseinandersetzung sein kann. Das wäre ein ganz allgemeiner, abstrakter Rahmen, in dem sich auch die konkreten praktischen Fragen platzieren lassen.

„Aufstellung" ist schließlich ein sehr weiter Begriff, und Aufstellungen kann man sehr unterschiedlich durchführen. Es werden unterschiedliche Dynamiken ablaufen, unterschiedliche Schritte angeregt, und es können ritualhafte Elemente wie das Nachsprechen angebotener Sätze einbezogen sein. Alle diese Unterschiede gehören in dieses große Paket des Begriffs „Aufstellung" hinein, und wir sollten alle auch getrennt anschauen. Dieses Paket gilt es also aufzuschnüren. Diese Unterschiede sind nicht zwangsläufig verbunden mit der Basis dessen, was bei der bloßen Aufstellung geschieht. Der Spielraum dessen, was nach dem Aufstellen mit der Aufstellung vom Leiter gemacht wird, ist riesig groß. Denn es ist nicht Gott gegeben, wie mit der Dynamik in einer Aufstellung umgegangen wird, vieles hängt hier vom Leiter ab. Es gibt meines Erachtens nicht die „richtige" Aufstellung.

So viel zu den Vorschlägen eines theoretischen Rahmens, der sich zwar gut konstruktivistisch begründen lässt, der aber wahrscheinlich auch für Nichtkonstruktivisten akzeptabel ist.

2. Die erste Aufstellung

2.1 Annäherung an das Phänomen der „repräsentierenden Wahrnehmung“: eine Zweierübung (Gunthard Weber)

Mit einer umschriebenen Zweierübung, die ich Ihnen jetzt vorschlage, möchten wir Ihnen, bevor wir uns weiter austauschen und weiter diskutieren, eine Erfahrung über ein Phänomen vermitteln, das Matthias Varga von Kibéd und Insa Sparrer „repräsentierende Wahrnehmung“ genannt haben. Eine zentrale Prämisse der Aufstellungsarbeit ist es ja, dass die Wahrnehmungen von Stellvertretern an den ihnen zugewiesenen Plätzen in einer Aufstellung wichtige Hinweise zu den Beziehungen und Dynamiken des dargestellten Systems geben können und dass die Empfindungen, die die Repräsentanten an den ihnen gegebenen Plätzen wahrnehmen, wichtige Informationen über die Befindlichkeiten der tatsächlichen Personen geben, die sie vertreten. Mit Hilfe dieser Übung können Sie diese Hypothese für sich aus der Innenperspektive überprüfen. Einerseits können Sie selbst nachfühlen, ob ein bestimmter Platz in einer aufgestellten Konstellation mit einem bestimmten Gefühl oder spezifischen Empfindungen aufgeladen ist, andererseits können Sie damit experimentieren, was ein besserer Platz hinsichtlich der aufgestellten Beziehung sein könnte, und darüber nachdenken, welche Konsequenzen dieser neue, bessere Platz auf der Handlungsebene konkret nach sich ziehen könnte.

Innerhalb der nächsten 20 Minuten werden hier im Raum und im Foyer insgesamt 120 Aufstellungen stattfinden. Auch wenn nur bei der Hälfte der Aufstellungen Lösungsanregungen aufleuchten, bei einem Viertel der Teilnehmer danach neue Handlungsimpulse entstehen und 20 Prozent einige von denen in der nächsten Zeit tatsächlich ausführen, wäre das schon ein Menge von Veränderungsanregungen. Wir sind gespannt, wie Sie die auftretenden und erlebten Phänomene danach beschreiben, erklären und bewerten werden.

(Sollten Sie als Leser bzw. Leserin bisher wenig über die Aufstellungsarbeit erfahren haben, wäre es vielleicht auch für Sie aufschlussreich, diese Übung einmal mit einer anderen Person durchzuführen.)

Die Übung sieht folgendermaßen aus: Jede/r von Ihnen wählt eine Beziehung zu einer Person in seinem/ihrem privaten oder beruflichen Kontext, in der Ihnen etwas unklar oder konflikthaft erscheint. Dann wählt sich jede/r eine/n andere/n Teilnehmer/in, mit der/dem er/sie die Übung durchführen möchte. Sie wählen als Experimentierpartner/in besser eine Person, die Sie bisher noch nicht kennen. Frauen können in dieser Übung Männer vertreten und Männer Frauen. Es ist grundsätzlich etwas besser, wenn Stellvertreter dasselbe Geschlecht haben wie die Person, die sie aufstellen wollen, aber selbst bei gegengeschlechtlichen Stellvertretern geht die Übung unserer Erfahrung nach gut. Sie sollten in diesem Fall dem oder der anderen vorher mitteilen, dass er/sie eine Person des anderen Geschlechts vertritt, und es ist etwas leichter, wenn Sie der/dem Übungspartner/in mitteilen, ob es sich um eine Person aus dem beruflichen oder privaten Bereich handelt. Sie müssen dem anderen nicht mitteilen, um welche Person es sich handelt, können dies aber tun.

Nun beginnt eine/r von beiden, die Beziehung zu der Person, die er/sie gewählt hat, im Raum aufzustellen. Sie/er führt die/den anderen gesammelt, ganz nach dem Gefühl und Abstand von der Zeit nehmend ohne Kommentar an den Platz, den der/die andere in seinem inneren Bild einnimmt. Es gilt nur der Platz (Richtung und Abstand). Es werden keine weiteren Anweisungen gegeben. Anschließend suchen Sie sich selbst Ihren eigenen Platz, der in Ihrem inneren Bild Ihrem Platz in der Beziehung entspricht. Sie müssen es ausprobieren, welches der Platz ist, der Ihrem Platz in der Beziehung zu der anderen Person entspricht. Wenn Sie den Platz gefunden haben, geben Sie der anderen aufgestellten Person ein Zeichen. Dann fühlen Sie beide nach, was Sie an Ihren Plätzen und hinsichtlich der Beziehung zueinander empfinden. Der/die andere beginnt anschließend mitzuteilen, wie es ihr/ihm an ihrem/seinem Platz geht. Dann berichten Sie selbst, wie es Ihnen an Ihrem Platz geht.

Anschließend folgen Sie beide gleichzeitig oder nacheinander langsam Ihren inneren Tendenzen und Impulsen, wenn Sie nach besseren Plätzen in der Beziehung zueinander suchen. Es kann eine Annäherung werden oder ein Sich-voneinander-Entfernen, ein Sich-ab-oder-Zuwenden. Wenn Sie eine solche für beide angenehme oder annehmbare Konstellation gefunden haben, beenden Sie die Übung. Sie können sich dann kurz darüber austauschen, was Sie in dem Prozess erlebt haben, können dieses aber auch auf die Zeit verschieben, nachdem Sie beide aufgestellt haben.

Im zweiten Teil wird die Übung von der zweiten Person wiederholt, d. h., die Person, die im ersten Durchgang aufgestellt wurde, stellt nun ihrerseits eine Beziehung auf, die sie als konfliktreich oder unklar erlebt. Keine dieser Aufstellungen sollte länger als 10 Minuten dauern. Findet sie auch nach mehreren Umstellungsversuchen keine für beide annehmbaren Beziehungsplätze, beenden Sie die Übung. Dann spielt meist noch ein anderer Kontext eine Rolle.

Wir bitten Sie, nach den Übungen Vierergruppen zu bilden. Wir schlagen vor, in den Vierergesprächen mit Beschreibungen dessen zu beginnen, was Sie erlebt haben oder was in Ihnen vorgegangen ist, und nicht gleich nach Erklärungen zu suchen oder zu Bewertungen zu greifen. Gedanken und Gefühle gehören dazu, körperliche Empfindungen, was immer. Hauptsache, Sie bleiben erst einmal auf der Ebene der Beschreibung.

2.2 Erfahrungen mit der Aufstellungsübung

Teilnehmer 1: Ich habe eine sehr starke Zielorientierung wahrgenommen, aber auch ein großes Alleinsein in der Richtung auf das Ziel hin. Das hat sich nachher in der Lösungsaufstellung verändert, wo viel mehr Kooperation bestand und trotzdem eine starke Zielorientierung.

G. W.: Hat es irgendeinen sinnstiftenden Zusammenhang mit der Realität gegeben?

Teilnehmer 1: Die Kollegin hat das bejaht. *(Lachen im Publikum)*

G. W. (zu der Kollegin): Sie haben aufgestellt? Ihr Übungspartner meint, die Übung habe für Sie Sinn gemacht.

Teilnehmerin 2: Ja, ich war überrascht, dass er bei der Ausgangsstellung gesagt hat, er fühle sich allein gelassen.

G. W.: Das war fremd für Sie?

Teilnehmerin 2: Nein! Wenn mich einer gefragt hätte, hätte ich mir gewünscht, dass er das sagt. Aber das dann von ihm zu hören: „Ich fühle mich so!", das hat etwas Wichtiges in mir ausgelöst.

***

Teilnehmerin 3: Ich wurde aufgestellt, und was ich ganz deutlich wahrnahm, war sofort die körperliche Reaktion „Gänsehaut". Bei dem Lösungsbild wusste ich sofort, welcher Abstand gut für mich war. Ich wusste: Jetzt stimmt es. Keinen Schritt mehr oder weniger.

***

Teilnehmerin 4: Ich bin noch ganz bezaubert. Ich wurde aufgestellt und habe aufgestellt. Und beide Male hatte ich ein fernes Herzklopfen, was auch stimmte, wie mir mein Aufsteller sagte. Das wurde dann immer stärker und ist auch jetzt noch da. Beide Male war die Ist-Situation ganz statisch, nicht schrecklich, aber es stimmte irgendwie nicht. Und die Lösungsposition war dann immer in Bewegung, und es stimmte einfach beides. Das finde ich einfach magisch.

G. W.: Jetzt müssten wir unterscheiden: Was war die Empfindung in der Aufstellungssituation, und was ist hier schon Aus- und Nachwirkung der Aufstellung? Im Grunde fängt die eigentliche Arbeit, der Prozess der Veränderung, erst nach der Aufstellung an.

Es ist auf alle Fälle immer wieder eindrucksvoll, solche „magischen" Erfahrungen zu machen.

***

G. W.: Noch irgendwelche weiteren Erfahrungen, über die Sie berichten möchten? Vielleicht gibt es ein Beispiel, wo es gar nicht zu stimmen schien?

Teilnehmer 5: Was ich sehr stark empfunden habe, waren die körperlichen Veränderungen an unterschiedlichen Plätzen. Das Gefühl, festgenagelt zu sein, dann nach vorne zu kippen, dann nach hinten zu kippen, sich angestrengt zu fühlen, Schutz zu suchen. Das alles in schneller Abfolge. Und dann die Erfahrung, dass ganz wesentliche Veränderungen passieren, wenn man die Position verändert.

G. W.: Die Veränderungen und Unterschiede in den Körperwahrnehmungen geben in der Aufstellungsarbeit besonders wichtige und hilfreiche Hinweise auf der Suche nach bekömmlicheren Plätzen. Selbst kaum merkbare räumliche Platz- oder Haltungsveränderungen erzeugen oft deutlich spürbare Veränderungen in der Körperwahrnehmung. Der Körper scheint wie ein Sensor zu sein, für das, was Plätzen anhaftet.

***

Teilnehmerin 6: Als ich aufgestellt wurde, wurde ich so aufgestellt, dass der Aufstellende in meinem Rücken stand. Ich merkte, dass dann bei mir nur ein Gedanke vorherrschte: Nicht mit mir! So nicht! Kommt überhaupt nicht in Frage! Dann haben wir andere Positionen ausprobiert. Es war wie ein Tanz durch den ganzen Raum, und es stellte sich heraus, dass wir beide auf bestimmten Blickwinkeln verharrten. Das, was ich unbedingt zu brauchen meinte, kam für den Aufstellenden nicht in Frage. Das war als Erkenntnis faszinierend.

G. W.: Und das ist eine wichtige Information. Manche vollführen solche „Tänze" sehr lange Zeit, und keiner von beiden ist bereit, etwas an dem Muster zu ändern. Welche Folgerungen derjenige, der aufgestellt hat, nach einer Aufstellung daraus zieht, bleibt ganz seine Sache. Es kommt ein bestimmtes Muster ans Licht, und man antizipiert (wie beim zirkulären Fragen, hier nur räumlich) mögliche Veränderungen. Danach hat der Aufstellende wieder die Verantwortung für das, was er anschließend mit dem tut, was sich zeigte.

F. S.: Dazu würde ich gern etwas einwenden. Wenn du sagst, etwas kommt ans Licht, heißt das ja, es lag vorher im Dunkeln.

G. W.: Genau, das meine ich auch. Nach meiner Erfahrung zeigt sich in Aufstellungen oft überraschend ein impliziter, nicht angeschauter und oft auch tabuisierter Aspekt der Wirklichkeit, zum Beispiel zeigt sich, dass es ein Familienmitglied aus dem System zieht oder ein Stellvertreter in einen Angstzustand gerät, der sehr klar auf ein erlittenes Trauma hinweist. Das heißt für mich aber nicht, dass eine Aufstellung *die* Wahrheit ans Licht bringt. Oft zeigt eine Aufstellung auch etwas, was derjenige, der aufstellte, in seinen Konsequenzen schon wusste, nur aus unterschiedlichsten Gründen noch nicht änderte. Dann bekommt er durch die Aufstellung noch einmal eine vielleicht eindrückliche Bestätigung für das, was zu tun dran ist. Darüber werden wir uns ja wahrscheinlich später noch unterhalten. Es ist aber gut, dass du auf diese Implikationen meiner Beschreibung aufmerksam machst. Meine Sprache verrät mein Denken! *(Lachen im Publikum)*

***

Teilnehmerin 7: Wenn du sagst: Immer neue Lösungsversuche machen, schwingt da nicht auch die Bewertung mit, dass wir eine endgültige Lösung brauchen?

G. S.: Gunthard Weber hat diese Schlussfolgerung vielleicht nahe gelegt. Für mich ist das eher ein ständiger Tanz mit ständig neuen Lösungsversuchen. Es ist offensichtlich so, dass es bei vielen Menschen eine Sehnsucht nach einer eindeutigen Lösung gibt. Da könnten wir entgegenhalten: Es ist eindeutig offen! *(Lachen im Publikum)*

G. W.: Nein, es ist nicht so, dass ich denke, dass es nur eine oder *die* Lösung gibt. Insofern ist auch die Benennung „Lösungsaufstellung" irreführend. Es geht mir in Aufstellungen darum, möglichst viele und möglichst relevante Veränderungsanstöße zu geben. Allerdings gibt es für mich für jeden in einer Familie bessere oder schlechtere Plätze, und ich biete vielleicht einen besseren oder bekömmlicheren an oder rege jemanden an, einen besseren für sich zu finden.

***

Teilnehmerin 8: In unserer Vorstellungswelt gibt es dieses: Entweder es gibt eine Lösung oder eine Trennung – also dieses Schwarz-Weiß-Denken. Dabei gibt es ja auch die Möglichkeit: Vielleicht tanzen wir einfach nur!

G. S.: Das wäre ja die Bewertungsebene von Phänomenen, und die hat auch wiederum mit Erwartungshaltungen zu tun.

G. W.: Ich hab das Gefühl, dass wir dabei sind, in Gang zu kommen. Hier kommt noch ein wichtiges Element hinzu. Eine Aufstellung ist für mich ein aufgabenbezogenes Geschehen, d. h., die Aufstellung sollte auf die Anliegen oder die Ziele des Klienten bezogen sein, und vor allem zu diesem Anliegen sollte eine Aufstellung Hinweise und Anstöße vermitteln.

F. S.: Ich erkläre, was passieren könnte, und du (G. S.) bewertest es.

G. W.: Und ich zeige auf, was ans Licht kommt. *(Lachen im Seminarraum)*

F. S.: Was ich dann wiederum erkläre.

G. S.: Vielleicht kommt es ja gar nicht ans Licht, sondern wird ans Licht gezerrt!

G. W.: Was wiederum eine implizite Bewertung ist.

2.3 Eine Zweieraufstellung wird genauer untersucht

Die Aufstellung

G. W.: Sie sehen, wir haben hier einen Aufstellungsraum geschaffen. *(Vor der Bühne ist ein freier Raum geschaffen worden, um den die Teilnehmer nun sitzen.)* Ist von Ihnen jemand bereit, eine solche Zweieraufstellung hier noch einmal vor dem Auditorium zu inszenieren, die wir danach für eine gemeinsame Reflexion nutzen können?

Wir drei (G. W., F. S., G. S.) werden diese dann anschließend aus unserer jeweiligen Sicht kommentieren und mit Ihnen in einen Austausch treten.

Ein Mann aus dem Publikum steht auf.

G. W.: Schön, gerne. Wählen Sie sich bitte einen Aufstellungspartner oder eine Partnerin.

Der Mann sucht sich eine Teilnehmerin als Stellvertreterin der anderen Person. Er stellt die Frau im Raum auf und dann sich selbst dazu.

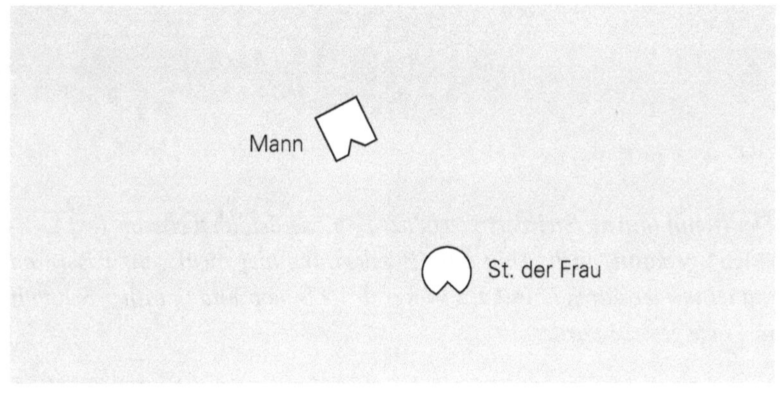

Abb. 1

G. W. (wartet ca. 20 Sekunden ab): Wie geht es der Frau an ihrem Platz?

St. (Stellvertreterin) der Frau: Die erste Wahrnehmung ist Unsicherheit. Wo bist du überhaupt? Ich sehe dich überhaupt nicht. Ich habe den Impuls, mich umzusehen und zu gucken. Dann habe ich das irgendwann ausgeblendet. (*Dreht sich zu dem Mann um*) Du bist wie nicht vorhanden.

Mann: Ich sehe dich, aber ich fühle mich nicht gesehen. Es ist Unsicherheit und etwas Getrenntes zwischen uns. Mein Impuls ist, mich vor dich hinzustellen, um dich von vorne sehen zu können.

G. S.: Zweite Phase!

Die Stellvertreterin der Frau dreht sich dem Mann zu. Dieser stellt sich seitlich von ihr, ihr zugewendet, auf.

Die Stellvertreterin der Frau stellt sich nahe rechts neben ihn. Er entfernt sich wieder etwas von ihr, sie im Blick behaltend. Schließlich stehen sie folgendermaßen:

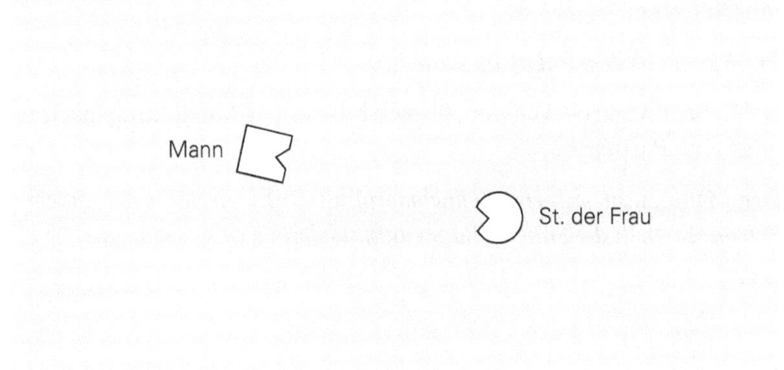

Abb. 2

Der Mann und die Stellvertreterin der Frau werden im weiteren Text „Klienten" genannt, auch wenn diese Bezeichnung hier nicht ganz passt und immer wieder durch Gunthard Weber, Fritz Simon und Gunther Schmidt in Frage gestellt wird.

G. W.: Okay, das war es. Vielen Dank!

2.4 Reflexionen zur Aufstellung

F. S.: Für mich macht das einen Unterschied: Wird nach einer Aufstellung noch über die Erlebnisse gesprochen oder nicht? Gehört das zum Prozess mit dazu oder schließen wir eine Aufstellung ab, ohne noch einmal darüber zu reden. Dann müssen wir aber wissen, warum bzw. warum nicht …

G. W.: Wärst du eher für Reden?

F. S.: Nein.

G. S.: In diesem situativen Zusammenhang bin ich dafür.

F. S.: Ich rede auch gerne, so ist das nicht. Ich glaube aber, dass manche Prozesse wirken, wenn sie offen bleiben und man sozusagen die losen Enden nicht verknotet. Wenn man mit etwas Offenem nach Hause geht und es dort weiterverarbeitet. Das wird durch ein Darüberreden manchmal verhindert.

Hier ist ja die Frage: Wer ist der Klient? Ist es der Mann bzw. die Frau aus dem Publikum? Oder sind wir es? Ich finde es wichtig, darauf hinzuweisen: Wer hier etwas aufstellt in den drei Tagen, ist sozusagen auch Mittel zum Zweck, und wenn er selbst etwas davon hat, hat er Glück gehabt. Es ist nicht das primäre Ziel dieses Seminars, Anliegen von Ihnen zu bearbeiten. Wir wollen uns hier auf einer fachlichen Ebene auseinander setzen. Aus sachlichem Interesse bin ich aber dennoch daran interessiert, die persönlichen Erfahrungen und Bewertungen der Klienten zu hören.

G. W.: Ich stimme dir zu. Was das Darüberreden nach einer Aufstellung betrifft, bin ich grundsätzlich ebenfalls gegen ein anschließendes Darüberreden, weil dann oft das, was in einer Aufstellung geschah, wieder zerredet und gedeutet wird, lasse aber meine Klienten meist selbst entscheiden, ob sie, wenn ich nach einer Aufstellung noch auf Fragen der teilnehmenden Beobachter aus der Außenrunde antworte, dabei sein wollen oder nicht.

G. S.: Ich möchte für das Darüberreden stimmen. Es kommt aber darauf an, wie man darüber redet. Das Reden sollte so etwas sein wie ein zusätzliches Menüangebot, damit die Person abgleichen kann, was die Aufstellung in ihr, körperlich, emotional und kognitiv, auslöst. Dies kann ein sehr hilfreiches Feedbackinstrument sein (Kontakt mit den intuitiven Rückmeldeprozessen), das den Beteiligten helfen kann, differenzierter herauszufinden, was sie als stimmig für sich auswählen und was bei dieser näheren Prüfung eher als unstimmig erlebt wird. Dabei kann gerade ein Austausch der Beteiligten, auch mit Dritten bzw. Beobachtern, eine sehr nützliche Metaebene erbringen. Und die kann man dann weiterarbeiten lassen.

G. W.: Du betonst jetzt vor allem den kognitiven Teil möglicher Wirkungen. Die Aufstellungsarbeit, wie ich sie verstehe, richtet sich aber mehr an Seelenbereiche, von denen ich glaube, dass sie Informationen anders verarbeiten.

In der Interaktion der beiden ist ja jetzt in der Aufstellung eine Menge passiert. Wir sollten uns das unabhängig von dem, was die Klienten damit machen, anschauen: Was ist passiert? Was haben sie verändert, was ist dann passiert? Was sind unsere Beobachtungen aus der Außenperspektive, unabhängig davon, wie es von den beiden wahrgenommen und verarbeitet wurde und wird.

G. S.: Ja, ich schlage auch vor: Wir beginnen mit unseren Wahrnehmungen, lassen dann die Klienten erzählen, und dann kommentieren wir vielleicht nochmals deren Wahrnehmungen und Erfahrungen.

2.5 Kommentar Fritz Simons zur Aufstellung

Um deutlich zu machen, wie komplex das Ganze ist und wie viele Entscheidungen wir schon beim Darüberreden treffen, ist jetzt mein erster Punkt: Wo wollen wir überhaupt hinschauen, d. h., wie und wo begrenzen wir den Beobachtungsraum? Wir haben zum einen den Teilnehmer, der sich bereit erklärt hat, eine Beziehung aufzustellen, und eine Repräsentantin, eine Stellvertreterin. Dann haben wir einen Leiter, wobei nicht ganz klar ist, ob er hier ein Leiter ist. Und dann haben wir ein Auditorium. Was ist jetzt das System, das wir in den Blick nehmen? Der Rahmen bestimmt immer die Bedeutung dessen, was dann passiert – zumindest zu einem großen Teil.

Ich bin mir nicht sicher, ob in dieser Aufstellung dasselbe passiert wäre, wenn sie im Foyer stattgefunden hätte und keiner zugeschaut hätte, oder wenn sie auf der Hauptstraße stattgefunden hätte, wo ganz viele sie beobachtet hätten, aber mit anderen Blicken.

Eines unserer Themen ist ja: Was ist das Magische an Aufstellungen? Da müssen wir, glaube ich, den größeren sozialen Kontext auf alle Fälle mit einbeziehen, weil Magie ein soziales Phänomen ist. Das heißt in unserem Fall, die Zuschauer sind ein elementarer Bestandteil der Aufstellung.

Jetzt zu den Einzelheiten dieser Aufstellung: Was habe ich gesehen?

Ein Mann schiebt eine Frau vor sich durch den Raum – konzentriert. Dann positioniert er sich dazu. Sie blickt nach außen, und er steht hinter ihr.

Das ist auf der Beschreibungsebene etwas, was er auch mit Worten hätte erzählen können: „Wie stehe ich zu dieser Person?" Ich bin mir aber ziemlich sicher, dass es mit Worten wesentlich komplizierter und viel umständlicher gewesen wäre. Sprache als Kommunikationsmedium ist offenbar viel störrischer als der Raum, um Beziehungen darzustellen. Die Art und Weise, wie die beiden, er und die Stellvertreterin, im Raum zueinander standen, gibt schon Hinweise.

Das ist ja eine übliche Frage: Wie stehst du zu ihm, zu ihr, zu mir? Unsere umgangssprachliche Beziehungsmetaphorik ist ja zum überwiegenden Teil am Raum oder am Blick orientiert: „Wir stehen uns nah", „Sie gehen auf Distanz zueinander", „Er steht hinter ihm", „Sie würdigt mich keines Blickes" etc. Das sind alles Metaphern, die in einer Aufstellung inszeniert werden. Das mit Worten darzustellen, wäre sehr viel umständlicher und aufwendiger. Als Zuschauer habe ich bestimmte Fantasien, was die hier dargestellte Beziehung angeht. Ich weiß natürlich nicht, wie diese Beziehung wirklich gestaltet ist, und ich habe auch keine Idee, ob diese Frau – ich nehme einmal an, die Stellvertreterin stand für eine Frau –, ob sie diese Beziehung genau so beschreiben würde.

Was ich gesehen habe, war eine externalisierte, d. h. räumlich dargestellte, Sicht eines Klienten auf seine Beziehung zu einer mir unbekannten Frau. Mehr weiß ich erst einmal nicht. Das war gewissermaßen, um der Unterscheidung zwischen Beschreiben, Erklären und Bewerten zu folgen, eine räumlich inszenierte Beschreibung; eine Aussage, die bei mir, der ich auch schon einmal eine Beziehung hatte und mich von jemandem nicht gesehen fühlte oder schräg von hinten auf jemanden blickte, gewisse Assoziationen hervorruft. Wobei ich mir nicht sicher bin, ob es dieselben Assoziationen und Gefühle sind wie die des Aufstellenden. Aber weil wir Menschen, zumindest wenn wir aus dem gleichen Kulturkreis stammen, uns in vielerlei körperlichen und psychischen Dynamiken und Strukturen ähneln, gehe ich davon aus, dass ein gewisses Maß an Empathie oder Einfühlungsvermögen möglich ist.

Ein inneres Bild nach außen zu bringen, finde ich eine saubere und weder aus konstruktivistischer noch aus sonstiger Sicht bedenkliche Methode. Sie ist punktgenau am Wesentlichen, durch das ich eine Idee über ein Erleben dieser Beziehung bekomme. Ich könnte auch ein Bild malen lassen, die Beziehung in Tieren oder anderen Metaphern darstellen lassen usw.

Aber: Ob das etwas damit zu tun hat, wie ein Außenstehender diese Beziehung beurteilen würde oder in diesem Fall die Frau aus der Innenperspektive die Beziehung genau so aufstellen würde – dazu habe ich nicht die geringste Idee. Es kann sein, weil etwa in einer länger bestehenden Beziehung vieles dafür spricht, dass die Sichtweisen zueinander passen. Aber es kann auch sein, dass der Partner oder die Partnerin, der Mitarbeiter oder die Kollegin – wer immer da aufgestellt war – das ganz anders gesehen, gefühlt und folglich auch gestellt hätte.

2.6 Kommentar Gunther Schmidts zur Aufstellung

Was ich gesehen habe, ist auch ein Mann, der eine Frau stellt, und er stellt sich selbst dann dahinter. Daraus könnte man schließen, er stellt dar, wie die Beziehung *ist*. Das habe ich aber nicht gesehen. Wenn man aus einem vielfältig fluktuierenden Prozess von vielen Varianten der Beziehungen eine Auswahl trifft, sozusagen einen Schnappschuss von einem Zustand der Beziehung macht, würde ich nicht daraus schließen: Aha, so ist diese Beziehung. Beziehungen verändern sich von Sekunde zu Sekunde, könnte man zugespitzt sagen, und je nachdem, wohin man wann die Aufmerksamkeit richtet, wird die Beziehung auch sofort wieder eine andere.

Als Beobachter gehe ich von Folgendem aus: Ich selbst bin eine „multiple Persönlichkeit", d. h., ich bin quasi die Verkörperung multipler Perspektiven, Werthaltungen, Stimmungen etc. (in manchen Konzepten, auch in einigen von meinen, werden diese dann als „Anteile" oder „Seiten" beschrieben) und der andere auch. Jetzt haben wir also eine Auswahl vor uns, und eine der Möglichkeiten hat der, der das gestellt hat, *gewählt*, und diese Wahl traf er aufgrund bestimmter Anliegen, über die ich nur Vermutungen anstellen kann. Darüber kann ich Hypothesen aufstellen: Leidet der Klient unter dieser Anordnung, oder ist es eine Beziehung, die er so will und in der es ihm gerade recht ist, wenn sie so ist?

Der Klient könnte auch eine andere Variante wählen. Daher bräuchte ich, um weitergehen zu können, unbedingt eine Information über sein Anliegen.

Mit dem Anliegen würde ich eine neue Orientierung bekommen. Ohne es zu kennen, fange ich an zu projizieren – was ja auch nicht schlecht sein muss –, aber es bringt für mich ein anderes Phänomen hervor. Dann beginne ich, meine eigene Beziehungserfahrung darauf zu projizieren. Irgendwo habe ich da eine Erinnerung an eine Beziehung, die auch so war. Das finde ich ganz spannend.

Meine Wahrnehmung (oder besser: meine „Wahr-Gebung", da ich das ja jeweils selbst mache, also nicht quasi fotografisch abbilde und nehme, was von außen kommt) ist auch multivalent in dem Sinne, dass es sofort einen gravierenden Unterschied macht, mit wem ich mich gerade mehr empathisch identifiziere. Gehe ich in eine Identifizierung mit dem Mann, dann fühle ich mich eher traurig, einsam. Im nächsten Moment denke ich: Von hinten gucken ist auch nicht schlecht: Da hat man immer im Blick, was läuft, aber niemand weiß, was man selbst macht. Das hat auch was.

Insgesamt habe ich ihn, so wie ich seine Körperhaltung erlebt habe, eher mit einem Schuss Traurigkeit oder Wehmut erlebt. Sie zeigte eher Unsicherheit. Ich hatte zuerst ein bisschen Verlorenes erlebt und dann auch fast etwas Ärgerliches. Und es war mir nicht ganz klar, ob die noch etwas miteinander zu tun haben wollen. Und ich bin auch ganz sicher, dass der Kontext hier die Dynamik der Aufstellung beeinflusst hat, in einer anderen Umgebung wäre die meiner Ansicht nach anders abgelaufen.

2.7 Kommentar Gunthard Webers zur Aufstellung

Den äußeren Vorgang habt ihr ebenso wie die Bedeutung des Kontextes und der Rahmung schon beschrieben.

Für mich handelt es sich bei einem solchen Bild nach meinen Erfahrungen im Gegensatz zu der Auffassung von Gunther Schmidt nicht nur um eine zufällige Momentaufnahme, einen fast zufälligen Schnappschuss einer Beziehung. Wenn jemand Abstand von der Zeit nimmt und sein inneres Bild einer Beziehung mit Hilfe von Stellvertretern gesammelt in den Raum stellt, ist meine Hypothese, dass ich ein grundsätzlicheres Abbild relevanter Aspekte (ich könnte auch sagen: Teile) der den Menschen leitenden Denk-, Fühl- und Verhaltenskomplexe sehe, und unsere Erfahrungen scheinen darauf hinzuweisen, dass die Stellvertreter zusätzlich Anschluss an Informationen zu gewinnen scheinen, die dem Aufstellenden zu der Zeit nicht bewusst sind. Jedenfalls hat sich diese Annahme für mich bewährt. Meine Hypothese ist nicht, dass sich die inneren Bilder dauernd ändern, sondern dass sie vor allem bei länger dauernden Beziehungen – und damit haben wir es beim Familien-Stellen zu tun – stabiler sind, sich oft noch an alten Erfahrungen orientieren, sich nicht automatisch an veränderte Verhältnisse anpassen und so der Wirklichkeit oft hinterherhinken.

Ich gehe auch eher davon aus, dass der Teilnehmer auch draußen im Foyer ein zumindest ähnliches Bild gestellt hätte, wenn er sich ganz auf die Entäußerung dieser Beziehung konzentriert hätte. Mein Eindruck ist jedoch, dass die Ausmaße des zur Verfügung stehenden Raumes von dem Aufstellenden wie automatisch mitberücksichtigt werden. Wir können es nicht wissen und können auch nicht zweimal in denselben Fluss steigen, doch unsere unterschiedlichen Mutmaßungen darüber haben dann wahrscheinlich unterschiedliche Vorgehensweisen zur Folge. Wir werden sehen.

Vielleicht hätte sich der Aufstellende im Foyer aber auch unbeobachteter und lockerer gefühlt, und wer weiß, ob sich das vielleicht auch der Stellvertreterin der aufgestellten Frau vermittelt hätte? Hier öffnet sich durch genaue Analysen der Prozesse in Aufstellungen ein weites Feld zukünftiger Forschungsaufgaben. Worauf ihr beide in euren Kommentaren vor allem fokussiert habt, waren eure empathischen Annahmen und Projektionen zu der aufgestellten räumlichen Konstellation, also aus der Position des außen stehenden Beobachters, nicht aber, in welcher Weise diese durch die Äußerungen der beiden an ihren Plätzen modifiziert und spezifiziert, bestätigt oder auch in Frage gestellt wurden. Es wurde auch nicht reflektiert, welche Rückschlüsse das „Lösungsbild" auf die dem Ausgangsbild zugrunde liegenden Muster und Dynamiken zulässt, die vermutet wurden. Gingen wir hier in die Details, könnten wir einen ganzen Tag oder länger nur diese Sequenzen analysieren.

Uns stehen ja jetzt nicht nur die räumlichen Positionen der beiden und deren Änderungen zur Verfügung, sondern auch ihre versprachlichten Wahrnehmungen, wobei wir natürlich mit einbeziehen müssen, dass die Äußerungen des Aufstellenden vielleicht nicht nur der Wahrnehmung an seinem Platz entspringen. Was sie aber sagen, hat viel mit Sehen und Gesehenwerden zu tun.

Beide äußern Unsicherheit, woran sie mit dem anderen sind, und beide scheinen interessiert an einer Klärung. Der Mann fühlt sich nicht gesehen und möchte sich vor die Frau stellen, um sie sehen zu können, und auch die Frau hat den Impuls, sich umzudrehen, um den Mann zu sehen. Wie man zueinander steht und sich zueinander fühlt, scheint also neben der räumlichen Nähe und Entfernung auch etwas damit zu tun zu haben, ob man sich sieht, ansieht, gegenseitig in den Blick nimmt, Blickkontakt hat. Die Tendenzen, über die die beiden berichten, würde ich jetzt nicht – wie Gunther Schmidt vielleicht – als momentane Impulse sehen, sondern als grundsätzlichere Bestrebungen.

Ein deutlicher Unterschied der Aufstellungsarbeit, wie sie Bert Hellinger entwickelt hat, zu einer psychodramatischen Beziehungsskulptur ist ja, dass in psychodramatischen Aufstellungen oft ganz bestimmte Situationen, die der Aufstellende erlebt hat, möglichst genau im Hier und Jetzt reinszeniert werden. Da geht es also nicht um die Entäußerung oder Externalisierung des inneren handlungsleitenden Bildes einer Beziehung. Das hat für mich deshalb auch eine andere Qualität, weil es um die Bearbeitung der Folgen einer bestimmten, vielleicht traumatischen Situation geht.

Natürlich entwickle ich, wenn ich das aufgestellte Bild einer Beziehung sehe, sofort Ideen darüber, was in der Beziehung los sein könnte. Das Bild beeinflusst also meine Hypothesenbildung. Ich richte meine Aufmerksamkeit aber ebenso auf die Äußerungen und die Impulse der Stellvertreter an ihren Plätzen. Diese modifizieren und erweitern meine Hypothesen oft und stellen sie gelegentlich völlig auf den Kopf, und von diesen lasse ich mich im Folgenden oft mehr leiten als von den Hypothesen, die ich mir vorher gebildet habe.

2.8 Diskussion

2.8.1 Statik oder Dynamik der Abbildung und der Beziehung

G. S.: Das ist ein ganz zentraler Teil für mich. Es bringt eine ganz andere Qualität in der weiteren Dynamik, wenn wir von der Zeit Abstand nehmen. Deshalb fordere ich nicht dazu auf. Wenn ich einen therapeutischen Auftrag hätte, würde ich genau das Gegenteil machen, nämlich ganz gezielt auf Unterschiede in der Zeit (also auf unterschiedliche Erlebnis-Episoden) fokussieren: Dadurch, dass solche Unterschiede generiert werden, kommen auch Gestaltungschancen in diese Zeitlosigkeit hinein, und so entstehen mehr Wahlmöglichkeiten.

Meine Befürchtung wäre, wenn ich von der Zeitperspektive Abstand nehme, es zeitlos machen würde, würde eine undifferenziertere, verhärtete, verdinglichte Situation entstehen, es würden wertvolle Informationen und Wahlmöglichkeiten sogar vernichtet oder massiv eingeengt werden, das aber widerspricht sehr meinem Grundverständnis, zu mehr Wahlfreiheit beizutragen.

G. W.: Jetzt werden wesentliche Unterschiede deutlich und auch, wie wir bestimmte Prozesse unterschiedlich bewerten. Was du zur Anregung von Unterschieden sagst, nehme ich genauso für meine Vorgehensweisen in Anspruch, und die Zeitlosigkeit, von der ich geredet habe, bezieht sich ausschließlich auf den Moment des Aufstellens. Da entstand vielleicht ein Missverständnis.

F. S.: Das ist systemtheoretisch interessant: Eine Beziehung ist nie statisch. Sie kann nur statisch erlebt werden. Systemtheoretisch wäre für mich die Frage: Wie schaffen es die beiden Beziehungspartner, die Statik der Beziehung aktiv herzustellen? Welche repetitiven Interaktions- und Kommunikationsmuster erzeugen diese erlebte Statik?

Ich stimme dir (G. W.) zu, dass das Bild wahrscheinlich nicht zufällig ist. Und es erscheint mir eine legitime Vorannahme, dass die Aufstellung eines inneren Bildes einer Beziehung tatsächlich auch etwas damit zu tun hat, wie die Beziehung vom Klienten erlebt wird. In der Aufstellung zeigt sich *sein* inneres Bild. Aber zeigt sich noch mehr? Das ist die spannende Frage.

G. W.: Es gibt für mich schon Hinweise, dass sich in den aufgestellten Bildern mehr zeigt als das Abbild eines Systemmitglieds. Stellt ein Familienmitglied sein Bild auf und sind andere Familienmitglieder anwesend, bestätigen diese oft ebenfalls, dass die Äußerungen der Stellvertreter sehr treffend sind. Immer wieder unterscheiden sich die aufgestellten Familienbilder mehrerer Familienmitglieder und die Äußerungen der einzelnen Familienmitglieder an ihren Plätzen aber auch erheblich oder es treten andere Aspekte der Beziehungen in den Vordergrund. Bei der Reduzierung der Komplexität durch

Aufstellungen ist das aber auch kein Wunder. Auch hier wären Forschungsprojekte nützlich.

Mit dem zirkulären Fragen kann man zu einer ähnlichen Informationsgewinnung über Beziehungen kommen. Man erlebt da aber meist nicht dasselbe Maß an Evidenz, das oft in Aufstellungen entsteht. Das in den Raum gestellte Bild hat einen viel fassbareren Charakter. Erstens ist ein solches Systembild gleichzeitiger, zweitens wird die Aufsicht auf ein komplexes Beziehungssystem mit einem Blick ermöglicht. Das räumliche Bild erspart langes, sequenzielles Nachfragen und ist auch leichter zu speichern und damit leichter zu erinnern.

Matthias Varga von Kibéd drückte es einmal so aus: Die räumlichen Bilder kann man nach einer Aufstellung leichter zusammenfalten und zu Hause immer wieder ausfalten.

Für mich stellt ein solches Bild nicht nur eine plötzliche Erkenntnis zur Verfügung. Wenn man viele Aufstellungen angeleitet hat, bekommt man immer mehr Erfahrung, wie bestimmte Beziehungen und Beziehungsmuster im Raum repräsentiert werden. Man erkennt wiederkehrende Muster von Konstellationen und kann dann aufgrund von Bildern sagen: Das regt mich an, eher in diese oder eine andere Richtung zu denken und zu handeln.

In diesem Falle hätte ich zum Beispiel anhand des Abstandes, den sie voneinander hatten, und des Winkels, in welchem sie zueinander standen, gesagt: Die wollen noch etwas voneinander (zumindest er von ihr) und haben es sich, aus welchen Gründen auch immer, noch nicht mitteilen können. Wenn es eher eine Situation gewesen wäre, wo sie vielleicht weg wollte, hätte das meiner Erfahrung nach anders ausgesehen. Die Lösungsbewegung war hier ja auch ein Sich-einander-Zuwenden.

In der Aufstellung ist dann ein schöner Kalibrierungsprozess zu der Frage geschehen: Wie viel Nähe und wie viel Abstand wollen wir voneinander haben?

F. S.: Eine Botschaft nach dem Muster: Geh doch weg, komm näher!

G. W.: Vielleicht. Dann hat er einen Schreck bekommen und ist auf eine gute Art und Weise wieder auf einen Abstand gegangen, der ihr gezeigt hat: Ja, so schnell kann ich es nicht machen! Dann haben beide eine Position gefunden, wo sie vielleicht sagen: So lassen wir es mal. Das ist ja nichts Statisches, sondern ein Entwicklungsstand. Und jetzt ist ja die Frage: Was macht er mit dem Bild?

Hat er etwas wiedererkannt in dem, was passiert ist? Hat er neue Anregungen bekommen, und was tut er nun damit in der realen Beziehung?

Er macht hier was, er erlebt hier was? Vielleicht repräsentiert es etwas, was für ihn eine wichtige Veränderung macht, und das war es für mich schon.

2.8.2 Aufstellung als Form von Sprache

G. W.: Ich muss nach Aufstellungen nicht darüber reden. Viele benutzen Aufstellungsarbeit, um während der Aufstellungsarbeit fortwährend zu beraten. Das Dazwischen-Hineininterpretieren und -erklären stört meines Erachtens oft den aufstellungstypischen Prozess. Die Aufstellung alleine, das heißt die Veränderungen der Positionen zueinander im Raum, hat für sich eine eigenständige Veränderungskraft. Ich mag es, wenn der Ablauf sehr verdichtet und ohne viel dazu zu sagen vor sich geht. In der „Prozessarbeit", in der es oft um die Veränderung grundsätzlicher Lebenseinstellungen und -haltungen und um Klärungen in Beziehungen geht, spielen dann für mich kurze, kraftvolle Sätze (wie sie Bert Hellinger entwickelt hat) eine Rolle, die ich den Stellvertretern und Aufstellenden heute relativ häufig anbiete, aber dieses auch eher verdichtet und ritualisiert. Auch nach der Aufstellung lasse ich nicht zu, dass viel darüber geredet wird, damit die Kraft des räumlichen Bildes sich in den Klienten entfalten kann.

F. S.: Das klingt plausibel. Das geht mir auch so. Wenn man Aufstellungen als eine Form der Sprache nimmt, als eine Darstellung mit Bildern statt mit Worten: Warum sollte man das Geschehen noch einmal in eine andere Sprache übersetzen? Man hat es auf Deutsch gesagt, warum dann noch einmal auf Russisch? Es reicht ja eigentlich. Und das Schöne dieser räumlichen Metaphern ist ja, dass sie vieldeutig sind, d. h., der Aufstellende hat die Wahl, sich das herauszupicken, was passt und mit dem er etwas anfangen kann.

G. S.: Ich wiederhole mich. Ich bin da anderer Meinung. Damit dieser Aspekt nicht verloren geht: Ich gehe davon aus, dass eine bestimmte Art, darüber miteinander zu reden, einen sehr hilfreichen zusätzlichen Informationsgewinn bringen kann. Eine mehrdimensionale, auf allen Sinnen angelegte Sprache scheint viel umfassender zu sein als die verbale Sprache. Wenn man zum Beispiel so über die Aufstellung redet, dass dabei auf das sinnlich Erlebte fokussiert wird, auf die Art der Körpersignale, die wahrgenommen wurden, auf die Emotionen dabei, auch auf die inneren Bilder, die damit einhergingen, und sich die Beteiligten dann im gemeinsamen Diskurs wechselseitig dabei unterstützen, diese Signale als wertvolle Informationen über wichtige Bedürfnisse der Beteiligten zu übersetzen, kann dies dazu beitragen, dass diese ein sehr viel tiefer gehendes Verständnis von sich selbst und den anderen in der Aufstellung entwickeln. Diese Art der Metakommunikation kann auch sehr dabei helfen, Einflüsse des Kontextes, in dem die Aufstellung abläuft, differenzierter aufzugreifen und auszufiltern. Und besonders wichtig finde ich auch, dass mit dieser Art des Darüberredens klarer erfasst werden kann, wofür die Aufstellung gemacht wird.

Wenn der Mann, der sein Beziehungsbild hier eingebracht hat, dies als Einzelklient in der Gruppe einbringen würde, dann hätte ich als Berater einen Bedarf zu reden – vielleicht er nicht, das kann man dann ja sehen. Daher kann man ihn ja fragen, ob es ihm zusätzlich etwas bringen würde, und ihm selbst die Entscheidung darüber überlassen, ob man noch darüber auf die von mir beschriebene Art reden sollte oder nicht (oder auf eine andere Art, die er vorziehen würde).

Mir wäre besonders die Auftragsfrage wichtig. Das Anliegen bezieht sich ja nicht auf ihn allein, sondern auf etwas in einer Beziehung. Das ist für mich in dieser Konstellation sehr wichtig. Man könnte nach de Shazer sagen, dass er sich in einer beklagenden Position befindet. Das heißt, dass er meint, etwas Erwünschtes würde passieren, wenn sie, die hier aufgestellte andere Person, doch endlich das und das machen würde. Ein Teil der gesehenen Aufstellung würde ich für mich in diese Richtung deuten. Das müsste jetzt kein Problem sein, aber ich als Therapeut hätte Fragebedarf.

Es wäre zum Beispiel möglich, dass der Mann aus der Aufstellung schließt: Jetzt hat sie (die Person, für die er eine Repräsentantin gewählt hat) kapiert, dass sie weiter auf mich zugehen muss. Wenn er solche Assoziationen entwickeln würde, wäre meine Befürchtung, dass das, was aus der Aufstellung mit in den Alltag genommen wird, eventuell neue Enttäuschungen oder Konflikte erbringen könnte. Könnte man nach der Aufstellung auf die Art, wie ich es zu beschreiben versuchte, weiter miteinander auch darüber reden, welche Schlussfolgerungen die Beteiligten aus der Aufstellung ziehen, könnte dies eine hilfreiche Reflexion werden, wobei keineswegs etwas zerredet werden müsste.

G. W. (humorvoll): Das ist aber nicht ressourcenorientiert!

G. S.: Ja, aber ich habe schon oft die Erfahrung gemacht, dass solche Probleme als Folge von Aufstellungen aufgetreten sind. Aus meiner Sicht stellt sich die Frage, ob nach einer Aufstellung noch darüber geredet werden sollte, überhaupt nicht im Sinne eines Entweder-oder. Natürlich kann man so darüber reden, dass man sich damit von der unmittelbaren Erfahrung in der Aufstellung immer weiter entfernt, also auf eine Art, die man oft als „verkopft" bezeichnet. Wenn aber alle Beiträge in der Metakommunikation immer sehr achtungsvoll und aufmerksam fokussieren auf die autonomen, intuitiven Feedbacks der beteiligten Personen (insbesondere desjenigen, der ein Anliegen einbringt), in etwa so, wie man es auch aus dem Focusing (E. Gendlin) kennt, dann stellt ein „Darüberreden" (das sollte dann vielleicht aber auch anders genannt werden, vielleicht „integrierende Metakommunikation"?) nach meiner Erfahrung eine sehr wertvolle Zusatzhilfe dar.

Meiner Erfahrung nach ziehen Menschen in ihrer Sehnsucht manchmal Aspekte aus einer Aufstellung heraus, die ihren Wünschen danach entsprechen, was andere, auf die sich ihre Sehnsucht richtet, machen sollten, und die Aufstellungserfahrung wird dann von ihnen noch als Verstärkung ihrer Sehnsuchtserwartung genutzt. So bleiben sie dann in ihrer „Sich-Beklagenden"-Position, d. h., sie gehen weiter davon aus, dass andere endlich das Ersehnte tun sollten. Deshalb würde ich lieber einfach nachfragen, was er (der Aufstellende) als Möglichkeiten seiner eigenen, selbstverantwortlichen Gestaltungsräume sieht.

G. W.: Das ist ein wichtiger Punkt und bleibt für mich ein Unterschied. Was du *(zu G. S.)* hinterher machen würdest, wäre für mich beinahe eine „fürsorgliche Belagerung", und das ragt für mich auch in die Auseinandersetzung im Feld der Familientherapie, ob und inwieweit eine Aufstellung eine weitere Begleitung nötig macht oder nicht. Eher selten ist meines Erachtens eine folgende Begleitung für die Integration dessen, was angeregt wurde, notwendig oder gut und sehr häufig nicht. Das hat dann eher mit unseren bisherigen Vorstellungen zu tun, was Psychotherapie ist und in welchem Rahmen sie stattfinden sollte.

G. S.: Du hast vorhin selbst gesagt: Die Arbeit fängt nach der Aufstellung an.

G. W.: Das ist richtig.

F. S. (zu G. S.): Aber musst du in der Zeit dabei sein? *(Lachen im Publikum)*

G. W.: Das ist genau mein Punkt: Es gibt eine ganze Reihe von Dynamiken und Symptomatiken, bei denen ich eine weitere Begleitung für gut und richtig halte.

Inzwischen habe ich ohne negative Auswirkungen tausende von Aufstellungen angeleitet, ohne ein Angebot weiterer Begleitung oder auch nur das Angebot zu machen, dass die Seminarteilnehmer mich anrufen könnten, wenn weitere Fragen auftauchten. Ich glaube, die Leute wissen jedoch, dass sie mich noch einmal anrufen könnten. Aber ich mache explizit keine solchen Angebote. Ich stelle mich hinter die Klienten mit der Vorstellung, dass sie etwas Gutes mit den Aufstellungen machen.

Ich mute und traue den Teilnehmern oft viel zu und stärke sie, indem ich ihnen die Verantwortung zurückgebe, und mache gute Erfahrungen damit. Natürlich habe ich dann aber auch eine besondere Verantwortung, bei ihnen nur so viele Schritte anzuregen, wie sie auch verarbeiten können, und das verlangt einige Erfahrung.

G. S.: Ich will durch ein Noch-Darüberreden nur noch eine zusätzliche Art von Einarbeitung geben. Damit kann er dann machen, was er will. Mein Verständnis von meiner Rolle ist, dass ich gut genug für das gearbeitet habe, was zu meinem Aufgabenbereich gehört, und an dieser Stelle möchte ich Klienten gern ein Integrationsangebot machen.

2.8.3 Ist ein Aufstellungsbild ein Abbild der Realität?

Teilnehmer: Wenn Sie Aufstellungen so begleiten, dass Sie sie am Ende einfach wirken lassen, dann hat das meiner Ansicht nach nichts von: Das und das ist passiert, und das und das hat es zu bedeuten. Eine Aufstellung fand statt, und der Kunde schaut, was er damit macht. Das ist doch weit weg von dem Thema: Da kommt etwas ans Licht, und ich sage dir, wie es ist.

G. S.: Das klingt irgendwie enttäuscht.

G. W.: Das sind ganz unterschiedliche Phänomenbereiche, die Sie da ansprechen. Dass etwas ans Licht kommt *(lacht)*, heißt für mich, dass ich während der Aufstellung Informationen über das System bekomme, die, so behaupte ich, wie auf mich zukommen. Aber wie ich eine Aufstellung beende, die Verantwortung zurückgebe und wie ich das wirken lasse, ist für mich ein ganz anderer Phänomenbereich.

Teilnehmer: Der Schluss ging mir jetzt zu schnell. Erst geben Sie den Auftrag: Stelle dein inneres Bild auf! Und dann ist es plötzlich die Beziehung, wie sie ist.

G. W.: Habe ich das behauptet? Das habe ich so nie gesagt und denke es auch nicht. Ich sagte: Ich bekomme durch die Stellvertreter oft gute Hinweise auf wichtige Beziehungsdynamiken, die vorher nicht am Licht waren.

F. S.: Das, finde ich, ist eine wichtige Frage für das ganze Feld, in dem wir uns hier bewegen. Jemand stellt in einem Seminar seine Familie oder seine Organisation auf. Ist das sein inneres Bild oder ist das mehr als sein inneres Bild? Haben wir einen subjektiven Blick auf das System oder irgendetwas, was objektiv das reale System abbildet?

G. S.: Und hätte die Partnerin das genau so gestellt?

F. S.: Ich glaube, dass jeder Mensch in einer anderen Familie lebt. Und dass jeder seine eigene Familie anders stellen würde als die anderen Familienmitglieder. Trotzdem könnte es sehr gut sein, dass, wenn ich drei Kinder habe, sie die Beziehung der Eltern zueinander jeweils gleich stellen würden.

Eine gemeinsame Geschichte sorgt für eine Koordination der Weltsicht. Trotzdem bin ich mir sicher, dass mein Bruder und ich unsere Familie vollkommen anders stellen würden.

G. W.: Das sollten wir mal stellen.

F. S.: Ich glaube nicht, dass ein Einzelner einen privilegierten Zugang zur Wahrheit hat. Meine individuelle Wahrheit basiert auf meiner individuellen Sichtweise. Ich denke nicht, dass das „wirkliche System" hier in der Aufstellung sichtbar wird. Es kann größere oder kleinere Übereinstimmungen geben mit den Merkmalen, die andere auch beschreiben würden, und es kann sein, dass jeder in einer Familie oder einer Organisation dasselbe stellt. Ich glaube aber auch dann nicht, dass sich das System zeigt. Es zeigt sich eine persönliche Sichtweise, die aus der Kopplung von psychischem und sozialem System entstand, aus individuellen Wirklichkeitskonstruktionen und Spielregeln der Kommunikation.

Deshalb glaube ich auch, dass Systemstellen eine Form der Einzelarbeit ist. Und da finde ich, können Systemaufstellungen eine sehr nützliche Methode sein, an die inneren Bilder, an die affektiv relevanten Beziehungen, ziemlich schnell heranzukommen – und zwar auf einer Ebene, die man mit Worten vielleicht erst nach hunderten von Stunden erreichen würde.

G. W.: Ich stimme dir zu. Es ist die Externalisierung eines individuellen Bildes. Das stimmt. Nicht selten jedoch weist das von den Stellvertretern Gesagte über das hinaus, was der Aufstellende wissen kann. Zum Beispiel werden klare Hinweise über nachweisbare und wichtige Geschehnisse in der Vergangenheit der Familie auftauchen, die lange zurückliegen und beim Nachfragen bestätigt werden. In vieler Weise zeigt sich immer wieder sehr konkret in Aufstellungen etwas, was in einem Ausschnitt des Systems geschieht oder geschah, gespiegelt. Ich betrachte das, was zutage tritt, aber auch eher als eine Abbildung, vergleichbar einer Landkarte von einer Landschaft, ein Ausschnitt der Wirklichkeit, der eine wichtige Bedeutung hat. Diese Abbildung versetzt mich dann in die Lage, spezifischere Unterschiede anzuregen. Vielleicht bekomme ich nicht *die* Realität, aber hinreichend passende und nützliche Beschreibungen des Systems oder der Familie.

F. S.: Damit kann ich gut leben. Das Bild des Familienmitglieds ist ja nicht beliebig. Dass das Familienmitglied Dinge sieht, die auch ein Außenstehender sehen würde, und dass, wenn bestimmte Dinge schief liegen oder Verwicklungen vorliegen, diese auch im individuellen Weltbild vorkommen, ist nahe liegend. Die Frage ist: Habe ich wirklich einen Zugang zur Wahrheit oder habe ich eine „Landkarte" *(zeigt zu G. W.)*? Der Begriff gefällt mir gut: Ich habe eine Landkarte, und diese Landkarte hat irgendwas mit der Landschaft zu tun, davon gehe ich aus. Andernfalls wäre sie nicht brauchbar. Ich muss mir nur im Klaren sein: Beides ist nicht dasselbe. Daher muss ich prüfen, inwieweit entspricht die Landkarte der Landschaft – das innere Bild der Beziehungen den Beziehungen – und wo unterscheiden sich beide Bereiche? Dass ein Stellvertreter, der eine bestimmte Position einnimmt, dort etwas erleben kann, was mit dieser Position verbunden ist, auch wenn dies dem Aufsteller selbst bislang nicht klar oder bewusst war, scheint mir auch nicht verwunderlich. Schließlich wird hier die Empathie eines Beobachters aus der Innenperspektive dessen, der eine bestimmte Position innehat, genutzt. Und das Erleben dort unterscheidet sich eben meist von dem, was der Aufsteller aus der Außenperspektive bislang gedacht oder gemeint haben mag. Insofern ist die Aufstellungsarbeit durchaus als Methode zu betrachten, die relevante Informationen generieren kann. Daran habe ich überhaupt keinen Zweifel.

Auch darüber, dass die Methode relativ schnell Ideen darüber vermitteln kann, was relevant und was wichtig in einem Beziehungssystem ist, darüber brauchen wir, glaube ich, nicht zu streiten. An dieser Stelle gewinnt die Aufstellung pragmatisch ja überhaupt erst Bedeutung: Aus therapeutischer Sicht ist es völlig egal, ob die Informationen wahr sind oder nicht. Die Frage ist, ob sie für den Betroffenen bedeutungsvoll sind oder werden. Und das scheint bei vielen Aufstellungen ja offensichtlich der Fall zu sein.

G. S.: Ich kenne das ja auch *(zu G. W.)*: Jemand stellt sein System, und die fremden Stellvertreter zeigen Symptome, die dem Aufstellenden fast identisch zu dem realen System vorkommen. Das wäre eine ganz eigene Frage, die wir diskutieren könnten.

Wie kann man sich das erklären? Hat man da jetzt die Wahrheit gesehen? Trotzdem kommt es wieder auf den Kontext an: Stellt jemand ein Einzelanliegen auf, seine Familie oder sein Team?

Bis Anfang der 80er Jahre habe ich regelmäßig mit Familienskulpturen gearbeitet. Dann habe ich das aber wieder viel seltener angewendet, weil jedes Familienmitglied die Skulptur anders gestellt hat und wir aus Zeit- und Kapazitätsgründen trotzdem meist nur eine Skulptur gemacht haben. Damals haben wir ja auch noch viel zu wenig die Aspekte einer Kybernetik zweiter Ordnung beachtet. Das heißt, wir haben die aufgestellten Skulpturen eher noch so behandelt, als ob sie zeigen würden, wie eine Familie „ist". Jedenfalls haben wir nicht sorgfältig darauf geachtet, dass auch klar genug kommuniziert wurde, dass es sich bei jeder Skulptur nur um das jeweilige Bild der aufstellenden Person handelt und nicht um eine allgemeine Aussage darüber, wie „es wirklich ist". Dadurch entstand oft ungewollt das Problem, dass solch ein Vorgehen von anderen im betreffenden System, das aufgestellt worden war, als parteilich für denjenigen erlebt wurde, der es aufgestellt hatte. Und es ist ja auch kein Zufall, dass Organisationsaufsteller lieber Einzelne aus Teams das Team mit Stellvertretern stellen lassen, als das ganze, reale Team mit den realen Personen als Skulptur zu stellen.

G. W.: Dabei spielt aber noch ein ganz anderer Aspekt eine Rolle, nämlich der, dass die aktuellen Beziehungen in einem Team die Platzwahrnehmungen überlagern und es viele vernünftigerweise nicht wagen würden, das, was sie dort wahrnehmen, auch zu veröffentlichen, wenn zum Beispiel starke Konflikte oder Spaltungen vorliegen.

G. S.: Ich weiß jedenfalls von einigen Organisationsaufstellern, dass ein Motiv für sie, nicht das reale Team in Anwesenheit der Beteiligten aufstellen zu lassen, gerade diese Befürchtung eventueller Parteilichkeit ist. Es stimmt aber, ein anderes Argument von manchen Organisationsaufstellern ist, dass sie deshalb nicht ein ganzes Team stellen wollen, weil, so ihre Befürchtung, die aktuell im Team wirksamen Beziehungen das beeinflussen würden, was sie sich zu stellen erlauben würden. Dieses Argument ist für mich aber gar nicht so überzeugend, denn das genau Gleiche könnte man dann auch in bestimmten Familienkonstellationen erwarten. Es gibt aber durchaus nicht wenige Organisationsaufsteller, die Aufstellungen mit den ganzen realen Familien sehr wohl ohne Bedenken machen, das aber bei Organisationen vermeiden. Man könnte natürlich so argumentieren, dass in Organisationen, besonders wenn dort stark hierarchische Strukturen wirken, eine Aufstellung mit der Befürchtung brisanterer Folgen einhergehen könnte. Es gibt aber ja, wie wir oft genug gesehen haben, in Familien sehr oft als von den Beteiligten hochbrisant erlebte Loyalitätskonflikte etc., die sicherlich mindestens so heikel wirken könnten wie eine stark hierarchische Dynamik in Organisationen.

G. W.: Das, was du sagst, unterstreicht noch einmal, wie wichtig in Aufstellungen die Arbeit mit nicht involvierten Stellvertretern ist, die alle frei sagen können, was sie an ihren Plätzen fühlen.

G. S.: Entscheidend ist aus meiner Sicht auch, wie durch entsprechende gezielte einführende Beiträge des jeweiligen Aufstellungsleiters ein wertschätzender Sinnrahmen angeboten wird. Mit ihnen sollte er deutlich machen, dass jede Aufstellung eben nur ein ganz individuelles Bild des Aufstellenden ausdrückt, dass dies aber deshalb nicht minder wertvoll ist, denn jedes Bild, jede Aufstellung ist zunächst immer nur ein solches individuelles Bild (auch entsprechende Metakommentare vom Aufstellungsleiter, mit denen er die Aufstellung behutsam begleiten kann, können dies hilfreich unterstützen). Und weiter sollte er dann darauf hinweisen, dass aber dennoch oder sogar gerade deshalb eine große Chance in Aufstellungen liegen kann, wenn sie als ein zu achtendes Angebot, ja, als ein Geschenk des Aufstellenden an das ganze System verstanden und behandelt werden. Dann können die Beiträge aller anderen als kokreative Leistung mitberücksichtigt werden, im Grunde ist es dann auch völlig beliebig, mit wem man anfangen würde, da ja dies jeweils nur der Einstieg in einen koevolutionären Such- und Findeprozess aller Beteiligter bedeutet. Eine solche Rahmensetzung gewährleistet aber auch in jeder Aufstellung mit Stellvertretern einen kreativeren, mit mehr Neugier, Achtsamkeit, Toleranz und gegenseitiger Wertschätzung einhergehenden Prozess.

Die Frage ist: Stellen wir das jetzt für eine Familie oder stellen wir das als Anliegen eines Einzelnen in der Familie? Dann haben wir die Frage nach Parteilichkeit und Neutralität. Meine Hypothese wäre zum Beispiel, dass die Frau in der gesehenen Aufstellungsübung ein anderes Bild gestellt hätte. Dann wäre die Frage: Nehmen wir an, die wären zu zweit da und hätten zwei Bilder gestellt. (Anm. G. W.: So gehe ich in Aufstellungsseminaren bei Ehepaaren vor.)

Wenn wir diese zwei Bilder nehmen: Die sind gleich relevant und gleich gültig, wirken aufeinander ein, und zwar auch als Landkarte und damit als Handlungsleitung, was man als nächsten Schritt in der Beziehung tut.

G. W.: In letzter Zeit kommen relativ häufig ganze Familien zu mir und machen Familienaufstellungen. Drei verschiedene Familienmitglieder stellen verschieden auf, aber im Endbild stehen möglichst alle an einem Platz, der gut und energiereich ist und dem sie, wenn es gut geht, alle zustimmen können. Dann lasse ich oft alle an ihren Platz treten, damit sie ihre Plätze auch aus der Innenperspektive wahrnehmen können. Das sind dann aber nicht die einzig richtigen Plätze, sondern eben nur gute. Wenn alle oder mehrere Familienmitglieder anwesend sind, geht das meist sogar noch besser, als wenn nur einer da ist, weil man sie dann alle fragen kann und alle die

Veränderungsimpulse erleben. Die Frage ist dann: Wie findet man ein solches Bild, in dem möglichst viele Familienmitglieder einen freien, guten eigenen Platz haben und gleichzeitig in einer guter Beziehung zu den anderen stehen.

G. S.: Das ist doch toll! Da liegt auch die Chance, mit dem ganzen System aufzustellen. Aber der Einstieg, um dahin zu kommen, da finde ich es schon wichtig, immer wieder zu überlegen, mit wessen Bild ich eher mehr arbeite, um dahin zu kommen.

G. W.: Einverstanden!

F. S.: Aber es wäre doch dann wirklich sehr hilfreich, wenn es reichte, dass einer es aufstellt und wir einen Zugang zur Wahrheit hätten.

(zu G. W.) Ich finde, die Geschichte, die du uns beiden gestern erzählt hast, solltest du hier zur Diskussion mit einbringen. Gunthard Weber hat als Stellvertreter in einer Aufstellung massive Symptome entwickelt, die er selbst bis dahin nicht kannte, und ohne irgendwelche Vorinformationen zu haben, die – wie sich später herausstellte – der Realität entsprachen. In Bezug auf solche Geschehnisse bin ich am Ende mit meinen Erklärungsmodellen. Ich finde das wirklich beeindruckend, weil ich keinen Zweifel habe, dass dein Bericht stimmt. Wahrscheinlich haben andere ähnliche Fälle erlebt …

Wir verharmlosen ja gerade die Methode. Wir kochen sie gerade konstruktivistisch weich. Das würde, glaube ich, nicht erklären, dass sie so populär ist und dass sie so einen Boom ausgelöst hat. Da ist ja wirklich etwas Magisches dran an der Aufstellerei, und ich finde, da sollten wir hingucken und es in den Mittelpunkt stellen.

Wenn wir die Phänomene im Sinne von Beschreiben, Erklären, Bewerten nehmen, dann sollten wir uns auch dem widmen, für was wir noch keine Erklärungen haben. Denn das, was wir jetzt eben gemacht haben: Beziehungen durch räumliche Metaphern beschreiben, das ist für mich alles relativ harmlos. Aber dass jemand, der von einem System nichts weiß, aufgestellt wird und Symptome entwickelt, die offensichtlich nicht zu ihm gehören, das ist doch sehr beeindruckend und auch aus konstruktivistischer Sicht erklärungsbedürftig. Ich habe keine Erklärung, um das gleich vorneweg zu sagen.

2.8.4 Der Begriff „systemisch"

Teilnehmerin: Ich würde vorher gerne noch einmal einen Schritt zurückgehen.

(zu F. S.) Sie haben gesagt, Sie können die Aufstellung eines Einzelnen nicht mehr systemisch nennen. Wie verstehen Sie dann systemische Einzeltherapie? Da verändert sich doch auch was, indem wir die anderen Familienmitglieder anwesend machen. Wir bekommen so eine ganz andere Dynamik, und das hat Rückwirkungen auf den Klienten. Ich glaube, da sind wir uns alle einig, dass wir das „systemisch" nennen. Und wenn ich bei ihrem Bild von Sprachen bleibe, die es in Form von Worten oder in Form von Bildern gibt, die in einer Aufstellung vorkommen, und das auch als eine Form der Sprache sehe, dann hat das für mich etwas sehr Vergleichbares. Beides verdient, systemisch genannt zu werden.

F. S.: Dazu sage ich gerne ein paar Sätze: Ich entscheide ja sowieso nicht, was systemisch genannt wird oder nicht. Von Wittgenstein stammt der Satz, den ich immer noch maßgeblich finde, dass der Gebrauch bestimmt, was die Bedeutung eines Wortes ist. Ich bemühe mich halt ein bisschen darum, den Gebrauch des Wortes systemisch einzuschränken und anderen – auf Deutsch gesagt – zu verbieten, es so zu gebrauchen, wie es mir nicht gefällt.

Der Begriff „systemisch" ist irgendwann aus dem Englischen eingedeutscht worden und hat seine Wurzeln, was meine Geschichtsschreibung angeht, hauptsächlich in der Mailänder Schule. Die haben irgendwann gesagt: Das, was wir machen, ist systemisch (systemic). Deren Praxis war immer, wenn möglich, alle Mitglieder eines Systems real im Raum anwesend zu haben, um mit ihnen zu arbeiten. Das stellte, wie ich immer noch finde, einen Quantensprung in der Psychotherapie dar. Denn bis dahin wurde nahezu ausschließlich im Einzelsetting gearbeitet, in dem dann über Mama und Papa geredet wurde oder sie anderweitig dargestellt wurden.

Dass dann daraus wieder systemische Einzeltherapie geworden ist, ist meiner Meinung nach eine Degeneration dieses Verfahrens.

G. W.: Wir selbst haben dazu beigetragen.

F. S.: Ja, ich gestehe. Wir beide haben 1987 einen Artikel geschrieben und darin den Begriff „Systemische Einzeltherapie", glaube ich, sogar eingeführt[3]. *(Lachen im Publikum)*

So setzt man eine Idee in die Welt, und plötzlich emanzipiert sie sich und macht, was sie will. Aber ich glaube, dass systemische

3 Weber u. Simon 1987.

Einzeltherapie deshalb so populär geworden ist, weil Einzelsitzungen nach Kassenregelungen einfacher abzurechnen sind. Außerdem erscheint das Setting der Einzeltherapie für Therapeuten oberflächlich betrachtet bequemer und organisatorisch weniger aufwendig.

Systemisch ist als Begriff für mich – um das abzuschließen – keine Eigenschaft, die irgendeiner Methode zugeschrieben werden kann. Systemisch ist ein Attribut, das allein Erklärungen zusteht. Man kann nicht systemisch handeln. Man vollzieht eine Intervention oder Handlung. Aber was an dieser Handlung sollte systemisch sein? Sie ist ja auch nicht grün oder katholisch.

G. W.: Systemisch heißt: Basiert auf der Systemtheorie.

F. S.: Ja, systemisch ist eigentlich das Etikett für eine Theorie. Das heißt: Für mich sind alle Ansätze systemisch, die systemtheoretische Erklärungsmodelle verwenden. Die Handlungskonsequenzen, die aufgrund systemtheoretischer Überlegungen entstehen, sind manchmal neuartig und überraschend für den, der andere Erklärungsansätze verwendet, manchmal ergeben sich aber auch aus der Systemtheorie nur Konsequenzen, die vollkommen in Übereinstimmung mit der Alltagslogik stehen, nicht überraschen und banal erscheinen.

Wenn es also um systemtheoretische Erklärungen geht, ergibt sich für mich die Frage, ob es systemtheoretische Erklärungen für das gibt, was wir an Phänomenen bei Aufstellungen beobachten können. Schließlich sprechen wir ja von systemisch-konstruktivistischen vs. systemisch-phänomenologischen Ansätzen. Dass beides sich systemtheoretisch begründen lässt, scheint mir die stillschweigende und nicht hinterfragte Voranname.

Wenn Gunthard Weber berichtet, dass er gestanden hat und selbst Symptome entwickelt hat, die er früher nie erlebt und beobachtet hat, dann wäre für mich die Frage und Herausforderung, dafür systemtheoretische Erklärungen zu finden. Ich habe bislang keine.

Wenn wir keine Erklärung für das finden, was wirksam ist, brauchen und dürfen wir meines Erachtens aber trotzdem die beobachteten Phänomene nicht zu leugnen. Wenn ich als Therapeut keine Erklärungen habe, darf ich im Zweifel immer noch das Wirksame tun, auch wenn ich es nicht erklären kann.

Das ist nicht in jeder Art von Orthodoxie so, dass wir sagen: Es ist zwar wirksam, aber es passt nicht zu unseren Erklärungsmodellen, darum tun wir es nicht.

2.8.5 Das Erleben der Zweieraufstellung durch die Klienten selbst

G. S.: Kommen wir nach dieser Klärung doch noch einmal auf die Zweieraufstellung zurück und fragen nach, wie die beiden, Aufstellender und Aufgestellte, die Situation erlebt haben, die wir diskutierten.

Teilnehmerin, die aufgestellt wurde: Ich fand es sehr unangenehm, durch den Raum geschoben zu werden, und plötzlich war er weg. Da dachte ich: Wo ist er denn jetzt? Ärger war auch dabei am Anfang. Er war einfach nicht zu sehen. Ich dachte: Kommt er jetzt noch um die Ecke? Ich fand es erst auch sehr unangenehm zu wissen, dass er irgendwo dahinten ist und ich nicht weiß, was er tut und denkt. Dann hatte ich den Impuls, mich umzudrehen. Vielleicht war es auch das Bedürfnis, Kontakt aufzunehmen. Für mich war da gar kein Kontakt und keine Beziehung. Da war Ratlosigkeit: Was soll ich denn jetzt tun? Und dann habe ich das ausgeblendet. Okay, dann ist es halt so. Bei dem neuen Bild hatte er gefragt: Magst du dich bewegen? Da dachte ich: Na gut, ich will ja nicht bockig sein. Dann wusste ich nicht recht, was ich tun sollte. Dann dachte ich: Eigentlich weiß ich schon, was ich tun will. Aber dann war die Frage: Was will denn er? Also, ich wusste überhaupt nicht: Was soll ich denn jetzt tun? Vielleicht weiß er es, aber tut es nicht und lässt mich ins offene Messer rennen. Dann dachte ich: Jetzt provoziere ich, als ich dann diesen Schritt auf ihn zugegangen bin, um eine Reaktion zu provozieren: Was willst du denn jetzt eigentlich: Hü oder hott, jetzt gib dich zu erkennen! Und dann ist er einen Schritt zur Seite gegangen, und das war für mich okay, das war eine gute Position am Ende. Dazwischen gab es immer viele Fragezeichen: Was will er denn eigentlich? Wo möchte er stehen? Und wo möchte er, dass ich bin?

Teilnehmer, der aufgestellt hat: Ich habe, als ich jetzt zugehört habe, intensiv darüber nachgedacht, wann denn eigentlich das innere Bild entstanden ist, das ich gestellt habe. Es gab einen Augenblick, als ich sie an den Schultern gefasst habe und mich konzentriert habe, wo ich mich fragte: Was willst du eigentlich machen?

Und zu der Fragestellung, die du hast: Was machst du denn damit? Das war der Moment, in dem das Bild geboren wurde. Das musste dann noch im Raum angeordnet werden, bis es stimmig wurde, aber geboren wurde es in dem Moment, wo ich an die Schultern gefasst habe.

Ich habe mir vorgenommen, jetzt hier nicht zu sagen, wer es wirklich war.

Für mich war es eine wichtige Information. Ich hätte mir vom Therapeuten, wenn einer dabei gewesen wäre, gewünscht, dass wir über Auswirkungen sprechen.

G. W.: Und was machen Sie nun ohne Therapeuten damit?

Teilnehmer, der aufgestellt hat: Die Endposition würde in der Beziehung, die ich gestellt habe, einen massiven Konflikt auslösen.

G. W. (zeigt zur Frau, die aufgestellt wurde): Bei ihr nicht.

Teilnehmer, der aufgestellt hat: In der tatsächlichen Beziehung war es am Anfang ein Sichtproblem. Man hat sich nicht gesehen. In der Lösung war es vielleicht provokant, aber man hat sich in die Augen geschaut. Das Sich-gegenseitig-in-die-Augen-Schauen wäre aus meiner Sicht konfliktreicher gewesen als der Anfang, an dem die Gebiete gut abgesteckt waren.

G. S.: Das finde ich grad so wichtig. Es ist gut, das wir noch einmal darüber reden. Eine wertvolle Information könnte es doch sein, über mögliche Abläufe bei der Person, die Stellvertreter war, zu sprechen. Das ist eine Riesenchance, daraus ein Feedbackinstrument zu machen.

Der Klient denkt: Oh, das könnte vielleicht Konflikte bei ihr, der aufgestellten Person, auslösen. Aber bei der Stellvertreterin war das gar nicht der Fall. Aufgrund von alten Landkarten erwartet man in einer solchen Situation Konflikte. Aber hier in der konkreten Situation zeigt sich eine neue Möglichkeit, die Chancen eröffnet, wenn man sie nur beachtet und ihr Bedeutung beimisst. Das ist eine Erfahrung aus meiner Praxis, dass das Neue aus der Beratung mit der alten Landkarte abgeglichen wird. Wenn man darüber redet, besteht diese Chance eher. Natürlich ist es seine Sache. Das muss er ja nicht machen.

Teilnehmer, der aufgestellt hat: Wenn ich am Anfang der Aufstellung eine Frage gestellt habe, heißt es ja nicht, dass ich am Ende die endgültige Antwort darauf habe. Sie gibt mir nur eine Anregung. So war das Endbild für mich eine Anregung zu der konkreten Frage, nicht eine Lösung.

Teilnehmerin, die aufgestellt wurde: Wenn ich jetzt sagen soll, wann der Konflikt für mich angefangen hat, dann war das in dem Moment, als ich so hingestellt wurde. Für mich hatte es auch viel mit Macht zu tun. Du hast eben grade gesagt: Wer sieht wen? Aber ich hatte das Gefühl: Ich darf dich gar nicht sehen! Ich formuliere es jetzt mal so: Du besitzt die Unverschämtheit, dich einfach nicht zu zeigen! Und ich kann gar nichts daran ändern.

F. S.: Da kann man ja wunderbare Umdeutungen vornehmen!

Teilnehmer, der aufgestellt wurde: Das als Macht erlebte Vorgehen ist von mir vielleicht das Darstellen des Gleichgewichts.

G. S.: Ich habe schon öfter Dynamiken erlebt, wo dann verblüffende Unterschiede erzeugt wurden, wenn darüber geredet wurde. Wenn der Klient in einer leidenden Position ist: Oh, sie sieht mich gar nicht! Sie erlebt etwas ganz Ähnliches. Vorher hat er sich in einer Opferposition erlebt. Jetzt wird erst deutlich: Aha, ich kann etwas machen!

F. S.: Ich glaube, die Frage, ob man nach einer Aufstellung darüber reden soll oder nicht, hat etwas mit dem Rollenverständnis des Therapeuten zu tun.

Nutze ich die Situation, um die Aufmerksamkeit auf ein bestimmtes Thema zu lenken, um an verhärteten Wirklichkeitskonstruktionen zu sägen oder diese zu verflüssigen? Wenn ich eine Aufstellung inszeniere und dann stehen lasse, habe ich etwas Bedeutungsvolles inszeniert, was ich dann stehen und wirken lasse.

Das sind zwei unterschiedliche Herangehensweisen. Das eine Mal ist man eher der Heiler, der eine magische Inszenierung ermöglicht, und das Geschehen gleicht so eher einem schamanischen Ritual. Im anderen Fall diskutiere ich Beziehungserfahrungen. Das eine Mal – das sehen wir ja – kann es ein sehr heilsames hierarchisches Setting sein. Das andere Mal ist es ein eher traditionell psychotherapeutisches Vorgehen.

G. S.: Nicht die Aufstellung selbst wirkt, sondern die Art und Weise, wie derjenige sich zu der Aufstellung in Beziehung setzt. Das Darüberreden ist eine Hilfe, in welcher Art und Weise sich der Klient mit der Aufstellung in Beziehung setzen kann.

Das wäre für mich eine wichtige Unterscheidung, aus dem Magischen rauszukommen, dass man dem Bild ausgeliefert ist. Das ist man nicht, wenn nicht nur das Bild wirkt, wird die Sprache zentral.

Es ist immer die Beziehung zum Bild, die wirkt. Diese Beziehung kann internal entstehen oder durch Kommunikation. Die Frage heißt für mich nicht: Was bedeutet es? Sondern: Welche Bedeutung möchte ich ihm geben?

G. W.: Da haben wir wirklich unterschiedliche Orientierungen. Wenn ich als Beispiel die Aufstellung meiner Herkunftsfamilie nehme: Das war eine Aufstellung ohne Sätze, ohne Sprechen, und sie dauerte 20 Minuten. Das letzte, durch kein Darüberreden gestörte Bild hat für mich eine große Bedeutung bekommen und entwickelte eine lang andauernde Wirkung in mir – nur das Bild. Immer wieder traten andere Facetten der Aufstellung in den Vordergrund. Ich habe die grafische Aufzeichnung des Endbildes lange in meiner Schreibtischschublade liegen gehabt. Morgens habe ich es mir oft, wenn ich zum Dienst kam, angeschaut und gedacht: So stehen wir gut, und dann ging ein Lächeln über mein Gesicht. Diese Aufstellung hat, wenn ich es genauer betrachte, über 15 Jahre immer neue Veränderungen nach sich gezogen.

Ich merke aber, dass wir unsere diesbezüglichen Meinungen hier wiederholt gegeneinander stellen. Deshalb schlage ich vor, dass wir das Reden über das Darüberreden hier beenden.

F. S.: Ich stimme zu. Deine Aufstellung hatte anscheinend eher den Charakter eines Rituals.

G. W.: Ja, Bert Hellinger schafft eher einen solchen besonderen Kontext und Raum. Und ich habe dem Bild und der Konstellation, wie wir dort zueinander stehen, Bedeutung gegeben. Die neuen Informationen müssen ja gegenüber den gewohnheitsmäßigen Mustern Gewicht bekommen. Das ist aber grundsätzlich so: Psychotherapie wirkt nur dann, wenn das, was an Unterschieden angeregt wird, Bedeutung gewinnt. Und dazu erweisen sich Aufstellungen als eine sehr nützliche Methode.

2.8.6 Das Rollenverständnis des Therapeuten/Aufstellungsleiters

F. S.: Ich glaube, da gibt es wirklich große Unterschiede. Die traditionelle konstruktivistische Sichtweise versucht, Optionen zu schaffen, den Möglichkeitsspielraum des Klienten zu erweitern, neue Sichtweisen zu schaffen, um damit die alten zu relativieren. Oder wir führen neue Bilder ein, wie dein Bild, das dann eine konstruktive Wirkung hat. Es sind beides, denke ich, Vorgehensweisen, die man konstruktivistisch legitimieren kann.

Aber es sind unterschiedliche Richtungen und Formen von Interventionen. Man muss schauen, mit welcher Art von Beziehungsangebot des Therapeuten ist bei welcher Zielsetzung besser zu arbeiten.

Ich glaube, wenn man etwas Neues etablieren will, ist es sehr sinnvoll, eine komplementäre, hierarchische Beziehung anzubieten nach dem Motto: Ich weiß Bescheid und sage dir, dass es so und nicht anders ist! Nimm das mit! Das ist richtig! – Das kann sehr sinnvoll sein. Ich bin auch manchmal normativ in meiner Arbeit: Immer dann, wenn ich denke, dass das hilfreich sein kann. Deshalb muss man überlegen, welches Beziehungsangebot man als Therapeut bei welchem Anliegen und welchem Auftrag sinnvollerweise machen sollte.

G. S.: Solche Interventionen mache ich häufig, um den Transfer in den Alltag zu ermöglichen. Allerdings halte ich es dabei nicht für hilfreich zu kommunizieren, dass ich über die Lebensrealität des Adressaten Bescheid wüsste. Denn dann besteht die Gefahr, dass der Adressat den Eindruck gewinnen könnte, ich wolle seine Realität definieren, und das könnte ihn in seiner autonomen Kompetenz behindern, zumindest irritieren. Ich bevorzuge deshalb, meine klaren Stellungnahmen oder Angebote im Sinne von „Es ist so …" schon bevor ich sie mache, als Sondierungshilfen zu definieren, die dafür genutzt werden, dass der Adressat aufmerksam wahrnimmt, was diese Stellungnahme in ihm auslöst (Fokus auf die intuitive „Stimmigkeitsinstanz"). Dann kann ich jede Behauptung, Meinung, jede Stellungnahme im Sinne von „Ich weiß, wie es (‚wirklich') ist" anbieten, ohne dass dies das Erleben des Adressaten in Frage stellt. Entscheidend ist dann viel mehr seine intuitive Reaktion darauf, so wird immer ein wertvoller Informationsgewinn über seine intuitive Stimmigkeitswahrnehmung daraus, und er wird dabei explizit rituell als die eigentliche Autorität über seine Lebensgestaltung gewürdigt.

Teilnehmerin: Ich würde gerne an das Rollenverständnis des Therapeuten anschließen. Ich denke, die Kraft der Bilder ist ganz zentral. *(zu G. W.)* Wenn Sie davon sprechen, dass Ihnen ein neues Bild vermittelt wurde und Sie diesem Bild Bedeutung gegeben haben, die für Sie ganz wichtig war, dann gehe ich davon aus, das Sie ein gesunder, stabiler Mensch waren und sind. *(Lachen im Publikum)* Die Menschen, die zu uns kommen, sind dies manchmal nicht. Daher ist es für mich als Therapeutin wichtig, nicht meine Lösung mitzugeben, sondern ein Stück weit im Gespräch festzustellen, ob sich die Stellvertreter aus ihren Rollen entlassen haben und ob der Klient auf seiner realen sozialen Bühne mit dem umgehen kann, was in der Aufstellung zu sehen war, oder ob eine so starke Bedeutungszuschreibung und Rollenverwirrung geschehen ist, dass er nicht damit leben kann.

G. W.: Dem kann ich ganz zustimmen. In Aufstellungsseminaren betone ich immer wieder, das das „Lösungsbild" nicht wörtlich genommen werden darf und keine Aufforderung enthält, sich dementsprechend zu verhalten, sondern eine Anregung, die man auf sich wirken lässt, bevor man in eigener Verantwortung neue Schritte unternimmt.

Es geht in einer Aufstellung auch nicht nur um ein Bild. Was wirkt, ist der Gesamtprozess der Aufstellung und des Seminars und die Vielfalt der Unterschiede, die in dem Prozess an unterschiedlichsten Stellen und in unterschiedlichsten Bereichen angeregt werden. Und es ist ja auch nicht immer so, dass man in einer Aufstellung gemeinsam ein „Lösungsbild" entwickelt hat. Und dem Klienten bietet man auch nicht immer an, sich am Ende einer Aufstellung an seinen Platz zu stellen. Selbstverständlich achtet man darauf, ob der Klient mit dem, was im Prozess geschehen ist, und mit dem neuen Bild, mit der neuen Konstellation gut umgehen und es annehmen kann. Das wird oft wie verhandelt, bis es auch für den Klienten stimmt. Es geschieht nicht selten, dass ein Klient, wenn er im Bild an seinen Platz tritt, mitteilt, dass das Bild für ihn noch nicht vollständig ist, oder er möchte, dass noch etwas Bestimmtes geschieht oder verändert wird, damit es rund für ihn wird.

Schwierig wird es doch immer dann, wenn ein Aufsteller im Prozess nicht im Einklang mit dem Klienten handelt und ihm etwas aufdrängen will oder etwas anderes will als er. Ich gehe nicht weg mit der Befürchtung, dass ein Klient nicht mit einem Bild umgehen kann oder etwas nicht verkraften wird. Selbst bei Klienten mit Borderline-Dynamiken oder solchen, die psychotisches Verhalten gezeigt haben, habe ich nach Aufstellungen nur extrem selten gesehen, dass sie stärker irritiert darauf reagierten. Ein gewisses Maß an Irritation muss aber passieren, weil wir ja Unterschiede anregen wollen, und Neues birgt immer Herausforderung und erfordert Anpassungsvorgänge. Es kommt auf das Maß der Unterschiede an, die angeregt werden. Darüber entscheide ich aber wiederum auch nicht allein. Die entscheidende Größe ist hier meines Erachtens nicht die vermeintliche Ich-Schwäche der Klienten, sondern der Erfahrungshorizont des Aufstellenden. Ich kann ja nie voraussagen und vorausplanen, was die Leute aus den Aufstellungen für sich herausnehmen.

F. S.: Das gleiche Phänomen findet man bei Familiengesprächen. Nach vier Wochen kommen die Leute wieder und sagen: Das war aber ganz wichtig, was sie da gesagt haben, und ich weiß überhaupt nicht mehr, was ich gesagt hatte.

G. S.: Die Aufstellung findet immer in einem Kontext statt. Der Punkt ist der, da wird massiv perturbiert. Aber Perturbation wird für mich in der systemischen Diskussion viel zu eindimensional beschrieben nach dem Motto: Das organisiert sich dann schon selbst richtig, da muss man nur kräftig rühren. Wenn Gesellschaftssysteme zu stark perturbiert werden, entsteht dabei Konfusion, zum großen Teil auch Angst und Stress, und das führt dann, wie bei dem bekannten Ruf nach dem starken Mann, nicht unbedingt zu besseren Reorganisationen, sondern eher zu undifferenzierteren.

(zu G. W.) Aber in den vier Tagen deiner Seminare, die du anbietest, baust du ja ständig Rückkoppelungsmöglichkeiten auf, in denen die Perturbationen mit einer Neuorientierung verbunden werden. Daher würde ich behaupten: Die Kraft liegt nicht im Bild, sondern in der Art, wie Menschen dem Bild die Kraft geben.

F. S.: Das heißt, wir müssen den Kontext mit einbeziehen als Teil des Interventionsrahmens. Was für einen Kontext kreieren wir, wenn wir so etwas machen?

3. Ausflug auf die Metaebene I: Zauberer oder Forscher – Klassische systemische Therapie[4] vs. Bert Hellingers Aufstellungsarbeit aus einer konstruktivistischen Perspektive (Fritz B. Simon)

3.1 Vorbemerkung

An dieser Stelle unterbrechen wir die Darstellung des Seminarverlaufs, um eine theoretische Reflexion einzuschieben, die während der Veranstaltung nicht oder zumindest nicht in systematisierter Weise angestellt oder referiert wurde.

Grund dafür ist die von einer Teilnehmerin gestellte Frage: „Was ist eigentlich systemisch?" Was diese Definition angeht, gibt es unseres Erachtens in der Öffentlichkeit wie auch unter Fachleuten viele Unklarheiten, Missverständnisse und Vorurteile.

Die Tatsache, dass Gunthard Weber als einer der seinerzeit bekanntesten systemischen Therapeuten im deutschsprachigen Raum in seinem Buch *Zweierlei Glück* durch den Untertitel *Die systemische Therapie Bert Hellingers* die Aufstellungsarbeit gewissermaßen „adoptiert" und als systemisch legitimiert hat, erklärt sicher nicht ihren Erfolg, aber wahrscheinlich doch die Verwirrung darüber, was denn nun eigentlich unter „systemischer Therapie" zu verstehen sei[5]. Der Boom und die öffentliche Kontroverse, die sich im Anschluss daran entwickelten, führten schließlich dazu, dass der Begriff „systemische

4 „Klassisch" ist natürlich ein etwas anmaßendes Etikett – gemeint ist die Art systemischer Therapie, wie sie in unserer Heidelberger Gruppe und anderen Zentren in den 80er Jahren entwickelt wurde (siehe z. B. Simon u. Rech-Simon 1999).

5 Bert Hellinger hat seinen Ansatz selbst nie als systemisch bezeichnet. Darauf legt er in Diskussionen immer Wert. Es sei Gunthard Weber gewesen, der das so genannt hat.

Therapie" in der öffentlichen Wahrnehmung häufig mit „Aufstellungsarbeit" assoziiert, wenn nicht gar gleich gesetzt wurde (sehr zum Ärger aller der Kollegen, die sich als systemische Therapeuten, aber auf keinen Fall mit Bert Hellinger, der in den Anfangsjahren allein für diesen Ansatz stand, seiner Normativität etc. identifiziert sehen mochten).

Inzwischen hat sich auch die Art des Aufstellens geändert, viele Kollegen haben sich um eine Integration dieser Methode in das sonstige Handwerkszeug der systemischen Therapie bemüht, so dass die Unterschiede teilweise verblassen. Dennoch erscheint es uns wichtig, die Gegensätze nicht pseudoharmonisch zu verleugnen und zu verwässern. Denn die Kontroverse lässt sich wahrscheinlich am ehesten fruchtbar machen, wenn wir die Differenzen genau beobachten und ihre Implikationen diskutieren.

Aus diesem Grunde soll im Folgenden der Vergleich zwischen der „klassischen" systemischen Therapie und der Aufstellungsarbeit, wie sie von Bert Hellinger in den Boomjahren der 90er vollzogen wurde,[6] gegenübergestellt und verglichen werden.

3.2 Zwei Typen des Sprachgebrauchs

Um die Unterschiede zwischen einer klassischen, systemischen Therapiesitzung und einem Aufstellungsseminar bei Bert Hellinger herauszuarbeiten, bietet es sich aus kommunikationstheoretischer Sicht an, zwei Sprachebenen auseinander zu halten: das Sprechen/die Kommunikation *über* ein soziales System (d. h. ein Kommunikationssystem) und das Sprechen/die Kommunikation *in* einem sozialen System (Kommunikationssystem).

Dabei haben wir es mit zwei Typen des Sprachgebrauchs zu tun. Einmal dient die Sprache als Medium der Wirklichkeitskonstruktion. Ihre Begriffe liefern die Unterscheidungen, die wir als Bausteine unseres Weltbildes verwenden. Auf der Metaebene wird über einen Gegenstand, ein Objekt, ein Ding, einen Sachverhalt gesprochen. Die stillschweigende Voranname ist, dass der Beobachter aus der Außenperspektive blickt und zwischen ihm und dem Gegenstand der Beobachtung unterschieden werden kann.

6 Inzwischen experimentiert er mit vielerlei anderen Ansätzen, auf die hier nicht im Einzelnen eingegangen werden soll.

Hier kommen die bereits erwähnten drei Aspekte von Wirklichkeitskonstruktionen zur Geltung: Beschreiben, Erklären und Bewerten.

Beim Beschreiben wird eine Selektion der wahrgenommenen Phänomene vollzogen, indem die Aufmerksamkeit fokussiert wird. Auf das eine Geschehen, den einen Sachverhalt, wird geblickt, auf den anderen nicht. Hier besteht für den Beobachter eine große Wahlfreiheit, und unterschiedliche Beobachter müssen sich einigen, worauf sie ihre Aufmerksamkeit richten wollen, damit sie dann über die geteilten oder nicht geteilten Wahrnehmungen sprechen können.

Beim Erklären wird vom Beobachter eine Hypothese über Kausalität konstruiert: Dabei werden Ereignisse als Ursachen und Wirkungen einander zugeordnet und miteinander verknüpft. Das geschieht so lange, bis der oder die Beobachter sich zufrieden geben (was nicht heißt, dass die sie zufrieden stellende Erklärung irgendetwas mit der Realität zu tun haben muss).

Beides wird dann noch bewertet. Alle drei Aspekte der Wirklichkeitskonstruktion sind zirkulär miteinander verknüpft, was dazu führt, dass die geänderte Bewertung von Phänomenen zu Veränderungen ihrer Erklärungen führen kann, wie auch die veränderte Erklärung veränderte Beschreibungen und Bewertungen usw. zur Folge haben kann.

In der Alltagskommunikation sind diese drei Ebenen miteinander vermischt. Wir verwenden Begriffe, deren Bedeutungshof oft sowohl Beschreibungen als auch Erklärungen und Bewertungen enthält[7]. Das ist ökonomisch, weil es den Kommunikationsaufwand verkürzt. Es kann aber auch zu Kontroversen führen, wenn ein Gesprächspartner denkt, er beschreibe mit seiner Begrifflichkeit nur einen Sachverhalt, während der andere hört, dass eine Theorie vertreten wird, und auf eine implizite Bewertung reagiert …

Die zweite Form des Sprachgebrauchs besteht in ihrer Nutzung als Medium der Kommunikation, d. h. für unseren Praxisbereich: der Konversation, der Intervention, der Aktion.

Es wird *mit* jemandem gesprochen, und dadurch *koppeln* sich mehrere Akteure, die Teilnehmer an der Kommunikation, miteinander. Diese Form des Sprechens ist Interaktion, und durch sie entstehen Interaktionssysteme und Spielregeln der Interaktion.

7 Clifford Geertz (1983, S. 14) spricht hier von „dichten Beschreibungen", die schon erklären, wenn wir noch denken, dass wir beschreiben …

Die Funktion ist hier nicht in erster Linie die Konstruktion von Wirklichkeit im Sinne der Abbildung einer vermeintlich äußeren Realität, sondern die Konstruktion einer sozialen Realität. Allerdings muss der Begriff Konstruktion hier mit Vorsicht verwendet werden, da er ein Maß an Steuerbarkeit suggeriert, das nicht gegeben ist. Beim Miteinander-Sprechen entstehen soziale Strukturen bzw. sie werden dabei und dadurch aufrechterhalten oder verändert: ein emergentes Phänomen.

Das Sprechen des Sprechers kann ihm als Handlung (Sprechakt) zugerechnet werden, und im Blick auf das soziale System spricht und agiert er immer (auch) als Teilnehmer an den dort wirksamen Kommunikationsregeln, d. h. aus der Innenperspektive des Systems.

Analysiert man die Kopplungen zwischen Akteuren, die auf diese Weise hergestellt werden, so treten drei unterschiedliche Typen von Sprechakten in den Fokus der Aufmerksamkeit. Sie sorgen dafür, dass die Handlungen von Akteuren koordiniert werden.[8] Es sind (1) „Forderungen" bzw. „Anweisungen" nach dem Muster „Trag doch mal den Mülleimer runter!"; dadurch wird, wenn solch eine Anweisung befolgt wird, die Handlung der einen Person durch die der anderen festgelegt. Das passiert natürlich nur, wenn die „gehorchende" Person dazu bereit ist, denn sie könnte ja immer auch „Nein!" sagen.

Der zweite Typus von Sprechakt bzw. der damit verbundenen Kommunikationsform besteht im „Versprechen". Es wird angekündigt, was man selbst in der Zukunft tun oder lassen wird; und in der Regel ist dies mit einer Bedingung verknüpft. „Wenn du den Mülleimer runterträgst, dann hole ich eine Packung Eis aus der Kühltruhe!" oder: „Wenn du den Mülleimer runterträgst, dann höre ich auf zu nörgeln!" Auch durch Versprechen werden also die Aktionen unterschiedlicher Akteure miteinander gekoppelt.

Den Abschluss dieser Dreiertypologie bildet die „Bekanntmachung". Es werden beispielsweise irgendwelche Aktionen angekündigt oder auch soziale Veränderungen mitgeteilt. Als Beispiel kann hier, um beim banalen Mülleimeralltag zu bleiben, folgende Mitteilung dienen: „Du bist ab jetzt für die Leerung des Mülleimers zuständig, herzlichen Glückwunsch zu dem neuen Amt!" Solche Bekanntmachungen sind in erster Linie wichtig, um über soziale Status-

8 Winograd u. Flores 1986, S. 157 ff.

veränderungen aufzuklären. In Familien ist dies in der Regel weniger von Bedeutung als in Organisationen. Denn hier ist es wichtig zu deklarieren, ob Herr X oder Frau Y in der Hierarchie aufgestiegen ist oder nicht und damit berechtigt ist, Anweisungen oder Versprechen zu geben.

Solche, zu spezifischen Kopplungen bzw. Beziehungen zwischen den Teilnehmern an der Kommunikation führende Muster kann man natürlich auch zum Gegenstand der Kommunikation machen, zum Beispiel im Rahmen einer Therapie oder Beratung, wenn beide Sprachformen miteinander kombiniert werden und innerhalb des Systems über das System geredet wird. Dann wird die Metakommunikation zum Teil der Kommunikation, die Außenperspektive wird in die Innenperspektive eingeführt.[9] Mit anderen Worten: Man versetzt sich in die hypothetische Außenperspektive und tut so, als ob man von außen die eigene Kommunikation beobachten würde. Selbstreflexion ist der übliche Ausdruck für derartige Aktivitäten. Das eigene soziale System wird zum Objekt der eigenen Beobachtung.

Der Unterscheidung dieser beiden Sprachformen ist hier solch ein relativ breiter Raum gegeben worden, weil – so die These – sich die klassische systemische Therapie und die Hellinger'sche Aufstellungsarbeit vor allem in ihrer Verwendung von Sprache unterscheiden. In der systemischen Therapie wird überwiegend auf der Metaebene über Beziehungen, Wirkungen von Aktionen, die Regelhaftigkeit von Interaktionen, die Herstellung von Problemen, ihre Verschlimmerung etc., vor allem aber von Lösungen, Zukunftsoptionen und Ähnlichem geredet. All dies betrifft die Metaebene: die Familie, das Team, das Klientensystem ist das Objekt, der Gegenstand, über den gesprochen wird, und zwar von und mit denen, die dieses System im Alltag durch ihre Kommunikation entstehen lassen und erhalten.

In einem Aufstellungsseminar wird auf der Metaebene nur wenig über das Klientensystem gesprochen, es wird stattdessen durch die Inszenierung der räumlichen Metapher *gezeigt*. Das Sprechen reduziert sich auf die Äußerung der Befindlichkeiten der Repräsen-

9 Was im Sinne George Spencer-Browns (1969) als „Re-entry" der Innen-außen-Unterscheidung auf der Innenseite verstanden werden kann – mit anderen Worten.

tanten und die Interventionen des Leiters. Der kommuniziert aber nicht auf der Metaebene mit dem Klienten, sondern er gibt ihm *Anweisungen*, macht ihm *Versprechungen* und macht bestimmte „Wahrheiten" *bekannt* (zumindest Bert Hellinger tut dies).

Das heißt, wir haben es bei der systemischen Therapie und Bert Hellingers Aufstellungsarbeit mit sehr verschiedenen Typen sozialer Geschehnisse zu tun.

3.3 Aufstellungsphänomene – Versuch einer Beschreibung und Erklärung

Aber folgen wir dem Vorsatz, zwischen Beschreiben, Erklären und Bewerten zu unterscheiden: Die Repräsentanten werden vom Klienten im Raum verteilt und spezifischen Positionen zugewiesen. Dort haben sie – sehr körperbezogen – Wahrnehmungen und Empfindungen, für die sie aus ihren eigenen, aktuellen Lebensumständen heraus keine Erklärung haben und von denen sie (in vielen Fällen) sagen, dass sie ihnen vollkommen neu und fremd sind.

Diese Positionen werden als unterschiedlich angenehm oder unangenehm, „gut" oder „schlecht" erlebt. Durch die Änderung der Position ändert sich das Wohlbefinden der Repräsentanten zum Besseren oder Schlechteren.

Diese Phänomene können als empirisch gesichert angesehen werden.[10]

Und als letzter Punkt, von dem nicht sicher ist, dass es sich dabei wirklich um ein Phänomen handelt oder nur um ein behauptetes Phänomen: Nach der Aufstellung kommt es manchmal auch zu spontanen Veränderungen im aufgestellten, realen Klientensystem (zu Hause) …

Wenn wir versuchen, diese Phänomene zu erklären, eröffnen sich vielfältige Möglichkeiten. Beginnen wir bei der „repräsentierenden Wahrnehmung", d. h. einem an die Position gebundenen Erleben.

Die Theorien, die auf dem Markt sind, können hier nicht alle aufgeführt und schon gar nicht diskutiert werden. Sie reichen – in Esoterikkreisen sehr beliebt – von übersinnlicher Wahrnehmung, dem direkten Einfluss verstorbener Ahnen („Untoter"?) über mor-

10 Siehe hierzu die experimentelle Untersuchung von P. Schlötter (2005) zu Organisationsaufstellungen.

phogenetische Felder hin zu kommunikationstheoretischen Erklärungen. Aus systemtheoretischer Sicht sollten die genannten Phänomene als Ergebnis von Kommunikation rekonstruierbar sein. Was natürlich nicht heißt, dass es nicht noch andere, womöglich plausiblere Erklärungen gibt, nur wären die dann eben nicht „systemisch". Das heißt auch nicht, dass man sich als Therapeut, Berater oder Klient nicht dieser Methode bedienen sollte, nur weil man nicht erklären kann, wie sie wirkt. Denn pragmatisch betrachtet ist erst einmal das Phänomen wichtig: Wenn es in der Folge einer Aufstellung zu Veränderungen kommt, die von den Beteiligten als positiv bewertet werden, so sollte man aufstellen, auch wenn man nicht weiß, warum etwas Gutes dabei herauskommt.

Aus systemisch-konstruktivistischer Sicht stellt sich also die Frage, wenn die dargestellten Phänomene nicht angezweifelt werden (mit Ausnahme der Fernwirkung – die durchaus verdient, angezweifelt zu werden –, aber dazu später mehr), wie sie als Ergebnis von Kommunikation erklärt werden können.

Nahe liegend ist es hier, eine Theorie des „ganzen Körpers" als Wahrnehmungsorgan für zwischenmenschliche Beziehungen zu entwerfen.

Man kann ja beim Menschen zwischen diakritischer und koinästhetischer Wahrnehmung unterscheiden:[11] Im ersten Fall werden einzelne Sinnesorgane genutzt, um mit Hilfe unterschiedlicher sensorischer Fähigkeiten (Hören, Sehen, Schmecken usw.) einzelne Außenwahrnehmungen zu differenzieren und zu kombinieren. Sie können in ihrer Funktion unterschiedlichen Wahrnehmungsorganen (Augen, Ohren usw.) zugeordnet werden, die gewissermaßen die Innen-außen-Schnittstelle zwischen Körper und physischer Umwelt bilden.

Einen zweiten, vollkommen anders wirkenden Wahrnehmungsmodus stellt die so genannte Tiefensensibilität dar. Wie der Name „koinästhetisch" signalisiert (griech. *koinos* = insgesamt, ganz), kann hier nicht räumlich zwischen Einzelheiten der Wahrnehmung differenziert werden, sondern der Körper insgesamt reagiert, was als ganzheitliches, manchmal „dumpfes" Gefühl oder irgendeine Befindlichkeit erlebt wird. „Bauchgefühl" ist die umgangssprachliche Bezeichnung dafür. Die koinästhetische Wahrnehmung hat, da sie

11 Vgl. ausführlich dazu Simon 1982, 1984, S. 40 ff.

nicht zwischen einzelnen Sinneskanälen unterscheidet, stets eine integrierende Funktion für die einzelnen diakritischen Wahrnehmungen.

Dieser Wahrnehmungsmodus scheint bei der Aufstellung in erster Linie angesprochen zu sein. Der ganze Körper, seine Position und seine Stellung anderen Menschen gegenüber, ist seit frühester Kindheit für jeden Einzelnen eng mit der Art der Beziehung verbunden, die Menschen zueinander haben. Es ist sicher kein Zufall, dass Beziehungen meist durch räumliche Begriffe und Beschreibungen des Blickkontaktes oder seiner Variationen illustriert werden. Dies dürfte seine Grundlage in unvermeidbaren, durch die Tiefensensibilität bestimmten Erfahrungen in der direkten Interaktion haben.

Wenn der Körper und die koinästhetische Wahrnehmung die Grundlage für das Erleben von Beziehungen sind, so kann es nicht verwundern, dass unterschiedliche Menschen Ähnliches in ähnlichen Positionen erleben. Der Körper bzw. die biologische Umwelt der Psyche ist das verbindende Glied, das menschliche Beziehungen universell miteinander verbindet. Es ist zwar bekannt, dass in unterschiedlichen Kulturen unterschiedliche räumliche Distanzen als angenehm oder unangenehm erlebt werden, aber Oben-unten- oder Klein-groß-Unterscheidungen, das Auf-jemanden-Herabschauen, der vermiedene Blickkontakt usw. dürften in ihrer Bedeutung aufgrund der rein biologisch bedingten, von allen Menschen geteilten Erfahrungen während der Kindheit wohl überall ähnlich interpretiert und erlebt werden. Schon lange, bevor wir in unserer individuellen Entwicklung in der Lage sind, unsere Beziehungen und ihre Charakteristika verbal darzustellen (Metaebene), erleben und verstehen wir sie. Hier handelt es sich um eine Verstehensebene, die – da vor dem Spracherwerb sozialisiert – nicht sprachgebunden ist, sondern im Körperschema verankert ist. Und da sie nicht sprachgebunden ist, ist sie in der Regel auch nicht bewusst, obwohl sie – wenn sie reflektiert wird – durchaus bewusstseinsfähig ist. Wie andere, kulturell vorgegebenen Deutungs- und Erlebensschemata sind sie eng mit Affekten verknüpft und werden als selbstverständlich vorausgesetzt.[12]

Durch diese Mechanismen ließe sich erklären, dass Repräsentanten Ähnliches erleben wie die realen Personen, die im realen Leben

12 Vgl. Hall 1959, S. 59 ff.

ihre Positionen innehaben (natürlich nur, wenn der Klient das System so aufgestellt hat, dass es auch zu dem Bild der repräsentierten Teilnehmer passt bzw. ihm annähernd entspricht). Man taucht in ein räumlich-körperliches Muster ein, das man seit Urzeiten kennt, auch in seinen feinen Differenzierungen. Um es mit einem Bild auszudrücken: Man taucht die Hand in warmes Wasser und erlebt, was andere auch erleben, die ihre Hand in warmes Wasser tauchen. Wenn man aufgestellt ist und sich erlaubt, auf sein Erleben zu achten, dann erfährt man, was es bedeutet, in solch einer Position zu stecken …

3.4 „Beratungssystem" und „Heimatsystem" des Klienten

Im Unterschied zur systemischen Familientherapie oder Beratung, bei der – wenn man mal von den erst später populär gewordenen Einzelsettings absieht – mit dem realen Klientensystem gearbeitet wird (alle oder zumindest mehrere in einem Raum), handelt es sich bei der Aufstellungsarbeit in der Regel um die Arbeit mit Einzelpersonen, die im Rahmen einer Gruppe ihr Anliegen bearbeiten wollen. Es empfiehlt sich aus systemisch-konstruktivistischer Perspektive, zwischen den beiden Systemen „Beratungssystem" und „Heimatsystem des Klienten" zu unterscheiden.

Beginnen wir mit dem Beratungssystem. Seine Mitglieder sind:

1. der Klient
2. der Leiter der Sitzung
3. die Repräsentanten
4. die zuschauenden Gruppenmitglieder
5. der institutionelle Kontext (z. B. öffentlich ausgeschriebenes Seminar vs. organisationsinterne Veranstaltung).

Schon diese Zusammensetzung illustriert den Unterschied zur systemischen Therapie, dem hier unsere Aufmerksamkeit gilt. Es wird nicht, wie bereits unterstrichen, mit dem Heimatsystem gearbeitet. Während in der systemischen Familientherapie das Beratungs- oder Therapiesystem aus dem Heimatsystem plus Therapeuten besteht, besteht bei der Aufstellung das Beratungssystem aus einem Einzelklienten, dem Berater (Therapeuten) und einer Gruppe von Fremden. Das Heimatsystem bzw. seine Teilnehmer sind mit Ausnahme des Fallbringers nicht anwesend. Er ist der Einzige, der es aus eigener Anschauung kennt. Er ist gewissermaßen ein privilegierter Beobachter, der das Informationsmonopol über seine Familie, sein Team oder Ähnliches hat. Hier besteht kein Unterschied zu anderen Einzeltherapieverfahren, ja, nicht einmal zur Psychoanalyse, wo auch der Analysand bestimmt, was sein Analytiker über die Familie des Patienten erfährt. Hypothesen über dessen blinde Flecken, Wahrnehmungsverzerrungen etc. kann er nur aus seinem eigenen Erleben in der Gegenübertragung, aufgrund seiner professionellen Erfahrung oder aus der Theorie ableiten.

Die Beziehung zwischen Klient und Sitzungsleiter in der Aufstellungsarbeit unterscheidet sich daher prinzipiell von der Beziehung zwischen den anwesenden Mitgliedern einer Familie und dem Familientherapeuten. Er muss zu allen eine Beziehung aufbauen, ihnen das Gefühl der Sicherheit vermitteln, mit ihrer Paranoia umgehen, ihnen die eigene Neutralität oder Allparteilichkeit glaubhaft machen etc. Bei einer Aufstellung reicht das Vertrauen des Fallbringers, ja, wahrscheinlich ist sogar eine gewisse Parteilichkeit für ihn empfehlenswert.

Betrachten wir den Interventionsstil, so zeigt sich, dass der systemische Therapeut weitgehend die Metaebene bevorzugt. Er bringt die Familienmitglieder in eine Außenposition gegenüber der eigenen Familie. Es wird ein Reflexionsraum eröffnet und zur Verfügung gestellt, und es wird durch den Therapeuten oder Berater eine spezifische Fokussierung der Aufmerksamkeit auf die Kommunikationsregeln vollzogen.[13] Um es auf eine Formel zu bringen: Es wird in erster Linie auf der Metaebene gesprochen.

Ganz anders bei der Hellinger'schen Aufstellung: Der Leiter der Sitzung (und hier ist, da es inzwischen ja viele Variationen der Methodik gibt, explizit Bert Hellinger gemeint) nutzt die Metasprache so gut wie gar nicht. Stattdessen stellt er die Repräsentanten um, so wie sich ihm die Situation darstellt, sagt, wie es zu sein hat, verordnet rituelle Gesten und Sätze usw. Er ist nicht ein (zirkulär oder sonst irgendwie) Fragender, sondern derjenige, der Antworten gibt. Und diese Antworten haben eine klare normative Orientierung, d. h., der Leiter der Sitzung weiß, was mit dem Heimatsystem des Klienten nicht „in Ordnung" ist – es zeigt sich ihm phänomenologisch –, und er weiß, wie es sein sollte. Er stellt dementsprechend die „Lösung"

13 Siehe die Beispiele und Begründungen in Simon u. Rech-Simon 1999.

auf, lässt „heilende Sätze" (oder „Sätze der Kraft") aussprechen oder gibt andere Anweisungen, vorwiegend an den Klienten.

Wenn wir auf seinen Sprachgebrauch schauen, so wird deutlich, dass es in erster Linie *Bekanntmachungen, Anweisungen* und *Versprechungen* des Leiters sind, durch die Klient und Leiter miteinander gekoppelt sind und die ihre Beziehung und Interaktion strukturieren. Die Versprechungen sind allerdings manchmal eher negativ formuliert im Sinne von Drohungen („Wenn der Sohn nicht zum Vater kommt, wird er schwul!").

Eine ganz wesentliche Rolle spielen bei der Aufstellung die anderen Gruppenmitglieder, die Zeugen des Geschehens. Sie bilden den sozialen Rahmen, eine Art Resonanzkörper, der dafür sorgt, dass die Aufstellung nicht die Privatangelegenheit von Leiter und Klient bleibt, sondern zu einem öffentlichen Ereignis wird. Was sich dort abspielt, ist gewissermaßen sozial validiert. Dementsprechend wendet sich Hellinger immer wieder an die Zuschauer und kommuniziert mit dem Publikum – dies vor allem, wenn der Klient nicht so will, wie er ihm sagt. Zeigt er „Widerstand", so verbündet Hellinger sich mit dem Auditorium und gibt bekannt, was beim Klienten gerade abläuft („Seht ihr, er/sie ...").

Insgesamt gewinnt durch dieses Setting die Aufstellung eine soziale Bedeutung, die weit über die einer schlichten Einzeltherapie hinausgeht.

Bezogen auf das Heimatsystem des Klienten stellen sich mehrere Fragen: Wie ist die Beziehung zwischen dem inneren Bild, das der Klient davon hat und aufstellt, zum inneren Bild, das all die anderen Mitglieder haben bzw. das sie aufstellen würden, oder auch zu dem Bild, das sich einem außen stehenden Beobachter bietet? Und zweitens: Ändert sich das Heimatsystem aufgrund einer Aufstellung, und, wenn ja, wie und warum?

3.5 Zwei unterschiedliche Sprachspiele

Wenn wir das bis hierher Skizzierte zusammenfassen wollen, so können wir Aufstellungen und systemische Therapie als unterschiedliche Sprachspiele[14] charakterisieren. Im Folgenden sollen einige der

14 Im Sinne von Wittgenstein 1952, §§ 30, 43.

wesentliche Unterschiede zwischen ihnen in Form einer Tabelle einander gegenübergestellt werden:

Systemische Therapie à la Heidelberger Schule	*Aufstellung à la Hellinger*
Berater übernimmt direktiv Verantwortung für die Prozesse innerhalb des Beratungssystems, aber nicht innerhalb des Klientensystems.	Berater beansprucht innerhalb des Klientensystems Autorität und verkündet, was für den Klienten bzw. das Klientensystem falsch und richtig ist.
Sprache als Medium der Metakommunikation, d. h., es wird über das Klientensystem und seine Umwelten reflektiert.	Sprache dient als Handlung, d. h., es wird versucht, den Klienten bzw. sein System in der Sitzung zu ändern.
Handlungsleitend sind in der Sitzung die *Erklärungen* des Therapeuten oder Beraters (Systemtheorie); er steuert durch die Fokussierung der Aufmerksamkeit die Beschreibung der gemeinsamen Kommunikation; ihre Bewertung bleibt in der Verantwortung der Klienten (moralfreie Interventionen).	Handlungsleitend sind in der Sitzung die *Bewertungen* des Therapeuten oder Beraters. Sie leiten seine Fokussierung der Aufmerksamkeit, er liefert die Erklärungen (abgeleitet aus Normen und / oder Erfahrung).
Berater orientiert sich an abstrakten / formalen Schemata, Unterscheidungen: System / Umwelt, Teil / Ganzes, Struktur / Funktion, Koevolution, lose / feste Kopplung etc.	Berater orientiert sich an konkreten / inhaltlichen Schemata. Männer / Frauen, Ältere / Jüngere, Hierarchien, Generationsbeziehungen.
Der Weg in die Zukunft kann direkt eingeschlagen werden; der Umweg über die Vergangenheit ist nicht ausgeschlossen, aber auch nicht unabdingbar („radikale Lösungsorientierung").	Der Weg in die Zukunft führt erst einmal in die Vergangenheit, wo alte Verstrickungen gelöst werden müssen („Problemorientierung").
Der Berater / Therapeut geht in die Rolle des Nicht-Wissenden und lädt die Mitglieder des Systems ein, mit ihm gemeinsam in die Außenperspektive gegenüber dem System zu gehen und es zu erforschen (Symmetrie der Perspektive).	Der Berater / Therapeut geht in die Rolle des Wissenden / Heilers / Schamanen, der eine hierarchisch übergeordnete Position gegenüber dem Klientensystem einnimmt (Asymmetrie der Perspektive).
Sitzung ist (zumindest vordergründig) rational, aufklärerisch, prosaisch, nüchtern.	Sitzung ist (ebenfalls vordergründig) emotional, ergreifend, mystifizierend.
Ideale Wirkung der Sitzung: Veränderung der Wirklichkeitskonstruktionen	Ideale Wirkung der Sitzung: Veränderung der Wirklichkeit,

der Beteiligten, Steigerung der Komplexität, Erweiterung von Optionen (Nutzung des Möglichkeitssinnes).	Reduktion von Komplexität, Engführung der Optionen (Akzeptieren von Schicksal).
Es wird mit den Teilnehmern an einem System mit gemeinsamer Geschichte gearbeitet (Familie/Team etc.).	Es wird mit Einzelklienten und einander fremden Gruppenmitgliedern gearbeitet.
Berater/Therapeut ist im Falle eines Konfliktes *neutral* gegenüber (1) den unterschiedlichen Parteien, (2) den konkurrierenden Wirklichkeitskonstruktionen (Beschreibungen, Erklärungen und Bewertungen) und (3) der Frage, ob Veränderung sinnvoll und notwendig ist oder nicht.	Berater/Therapeut ist im Konfliktfall *parteilich* für (1) einzelne Parteien, (2) für spezifische Wirklichkeitskonstruktionen (z. B. vergangenheitsorientierte Erklärungen) und für (3) spezifische Veränderungen (z. B. Verordnung von Ritualen).

3.6 Der Aufstellungsleiter als Zauberer

Wenn man ohne von vornherein entsprechend den Kategorien und Vorstellungen der westlichen Psychotherapie zu folgen, auf die Hellinger'sche Art der Aufstellungsarbeit schaut, dann wird die Parallele zu schamanistischen Heilungsformen offenbar. Die Rolle, die Bert Hellinger (und diejenigen, die ihn imitieren) annimmt, entspricht in vielerlei Hinsicht der des Schamanen. Auch das Setting, in dem ein Einzelner innerhalb einer Zeugenschaft leistenden Gemeinde hoch ritualisierten Prozeduren unterworfen wird, legt diesen Vergleich nahe. Diese Hypothese wird von der Charakterisierung dessen, was Claude Lévi-Strauss „Schamanen-Komplex" nennt, gestützt. Er unterscheidet zwischen der Erfahrung des Schamanen, dem Erleben des Kranken und der Öffentlichkeit, d. h. denselben Akteuren, die auch in einem so genannten Aufstellungsseminar anzutreffen sind.

Der Schamanen-Komplex „setzt auf eine dreifache Erfahrung: die des Schamanen selbst, der, wenn seine Berufung echt ist (und sogar, wenn sie es nicht ist, aufgrund der Ausübung), spezifische Zustände empfindet, die psychosomatischer Natur sind; dann die des Kranken, der eine Besserung verspürt oder auch nicht; und schließlich die der Öffentlichkeit, die auch an der Heilung teilnimmt, wobei das Mitgerissensein, dem sie unterliegt, und die intellektuelle und gefühlsmäßige Befriedigung, die sie selbst daraus zieht, eine kollektive Zustimmung erzeugen ..."[15].

15 Lévi-Strauss 1958, S. 197.

Das gesamte Setting hat hier offenbar eine stark suggestive Wirkung auf alle Beteiligten. Die vollzogenen Prozeduren und ihre Öffentlichkeit können nicht allein mit individualpsychologischen Mechanismen erklärt werden, sondern bedürfen des Blicks auf sozialpsychologische Zusammenhänge.

Wenn wir Hellinger'sche Aufstellungen als Form der Magie betrachten, können wir sie mit anderen Formen der Magie vergleichen und überprüfen, ob sich plausible Erklärungsmuster aus der Magieforschung übernehmen lassen.

Bei magischen Wirkungen lassen sich typische psychische und kommunikative Konstellationen und Bedingungen feststellen, die als Schlüssel zur Wirkung der Magie verstanden werden. In der entsprechenden Fachliteratur werden sie auch als „dreifacher Schlüssel zur Vollkommenheit“ bezeichnet. Es sind auf Seiten des Kranken oder, um die Parallele zur Aufstellungsarbeit zu unterstreichen, des Klienten: „1. eine intensive Sehnsucht nach dem angestrebten Ziel; 2. eine ernsthafte und zuversichtliche Erwartung, dass es zustande kommen wird; 3. die ununterbrochene Konzentration des Willens auf das Ziel.“[16]

Ähnliches wird ja vom Klienten bei der Aufstellung auch gefordert. Wer nicht die nötige „Sammlung“, „Konzentration“ und „Ernsthaftigkeit“ signalisiert, darf nicht aufstellen (zumindest bei Hellinger nicht). Hier findet also eine Vorselektion statt, die dafür sorgt, dass die Magie hervorbringende Beziehung überhaupt entstehen kann: das magische Kommunikationssystem. Der Leiter der Sitzung bietet sich in der zu den Erwartungen des Klienten komplementären Rolle an. Als Magier fokussiert er die Aufmerksamkeit in der Kommunikation mit dem Klienten (und der Gruppe) auf das erwartete und erhoffte Resultat. „Die Idee einer erwartungsvollen Aufmerksamkeit suggeriert, dass ‚die beständige Lenkung der Aufmerksamkeit eine viel größere Wirkung hat, wenn sie mit der Erwartung eines gewissen Resultats in Beziehung steht‘.“[17]

In seinem Rollenverständnis präsentiert sich der aufstellende Heiler als jemand, der Zugang zu einem Wissen oder einer Wahrheit hat, die anderen, vor allem dem Klienten, verborgen ist. Um wieder Hellinger als exemplarisch heranzuziehen: Ihm „zeigt sich“ die

16 Ihavery zit. n. Goudrian 1978, S. 247 f.
17 Yawger 1936, S. 876, zit. n. G. B. Schmid 2000, S. 38.

Wahrheit – deswegen die Bezeichnung phänomenologisch, als ob sich die Wahrheit dem Eingeweihten offenbaren würde. Hier liegt der esoterische Kern, das Versprechen eines geheimen Wissens, das nicht nur Zugang zu den Verstrickungen in der Gegenwart hat, sondern auch noch die Ursachen dafür in der Vergangenheit und die Wege zur Lösung in der Zukunft kennt.

Die Aufstellung selbst wirkt – anders als klassische psychotherapeutische Verfahren, die sich am Modell der Medizin orientieren – als Übergangsritual.[18] Vor einer Gruppe von Zeugen wird eine Phase der Geschichte beendet – die der Problemkonstellation – und eine neue Phase eröffnet – die der Lösung. Um dies zu ermöglichen bedient sich der Leiter magischer Interventionen, durch die soziale Identität verändert wird. Er verkündet die neue Identität, und die Gruppenmitglieder sind die Zeugen, die für die soziale Ratifikation des Übergangs sorgen. Dazu lässt er den Klienten rituell bedeutungsvolle Worte und Sätze sprechen. Es sind Sätze, die J. L. Austin „performative utterances"[19] genannt hat. Sätze, die Handlungen sind und den sozialen Status eines Menschen, seine Beziehungen zu anderen und seine Identität verändern können (Beispiel: das Ja-Wort auf dem Standesamt, ebenfalls vor Zeugen gesprochen; von einem Moment zum anderen verändern die Beteiligten ihre Identität, Rollen, Verantwortung, Rechte, Pflichten, Steuerklasse – nichts als Alltagsmagie!). Wenn der Leiter der Aufstellung den Klienten derartige rituell bedeutungsvolle Sätze sprechen lässt, ist er in einer total anderen Rolle als der auf der Metaebene reflektierende systemische Therapeut.

Evaluiert man die Ergebnisse, so darf in Zweifel gezogen werden, dass das Reflektieren die besseren Resultate hervorbringt. Die Rolle des Schamanen, Magiers und Heilers trifft die Hoffnungen und Erwartungen von kranken und leidenden Menschen sicher weit mehr als das Angebot, in eine reflektierende Außenperspektive zu gehen …

3.7 Die Fernwirkung von Aufstellungen

Magische Vorstellungen dürften es allerdings auch sein, die unterstellen, dass allein die Tatsache der Aufstellung bzw. der Aufstel-

18 Vgl. van Gennep 1909.
19 J. L. Austin 1962.

lung einer „Lösung" das Heimatsystem des Klienten direkt verändern würde. Er kommt nach Hause, und seine Familie hat sich verändert. Wenn dies so wäre, dann müsste – zumindest, wenn man systemtheoretische Erklärungen zugrunde legt – in der Zwischenzeit irgendein kommunikativer Zusammenhang zwischen der Aufstellung und der Familie entstanden sein. Nicht, dass man dies prinzipiell ausschließen könnte, aber viel wahrscheinlicher ist es, dass der Klient nach Hause kommt und er seine Selbstbeschreibung sowie die seiner Familie verändert hat, die Erklärungen und Bewertungen für frühere und gegenwärtige Geschehnisse für ihn in ein neues Licht gerückt sind und er sich in der Konsequenz anders verhält. Das führt dann in vielen Fällen – wenn auch nicht immer, so offenbar doch oft – zu einer Veränderung in der Familie und ihren Spielregeln. Es ist aber sicher ebenso wahrscheinlich, wenn nicht gar wahrscheinlicher, dass sich nicht sehr viel in der Familie verändert, weil die Änderung in einer ihrer Umwelten – der Psyche des aufstellenden Klienten – nicht zwangsläufig als Perturbation oder Irritation des Systems Familie wirkt. Dass der Status quo erhalten bleibt, ist immer erst mal wahrscheinlicher.[20]

Doch werfen wir einen kurzen Blick auf ein bekanntes Beispiel, in dem es vermeintlich zu solchen Fernwirkungen ohne direkte Kommunikation kommt, den Voodoo-Tod.[21] Statt auf die Einzelheiten der verwendeten Rituale detailliert einzugehen (jeder kennt sie aus dem Kino), nur ein kurzes Blitzlicht darauf: Ein mit magischen Kräften begabter Mensch sticht Nadeln in eine Puppe, die einen realen, nicht anwesenden Menschen „repräsentiert", und eine gewisse Zeit später stirbt dieser Mensch. Offenbar ein Beispiel der Fernwirkung ritueller Akte – ohne Kommunikationsmedium. Doch bei näherer Untersuchung zeigt sich, dass es durchaus und zwar in gravierendem Maße zur Kommunikation kommt. Die Angehörigen solch eines repräsentativ genadelten Menschen wissen in der Regel davon. Sie sind von der Wirksamkeit des Zaubers und der Unausweichlichkeit des

20 Vgl. Simon 2004, S. 20 ff.

21 Für diesen Hinweis danke ich Gerhard Stey, der mich eingeladen hat, auf der von ihm (mit)organisierten Tagung „Organisationsaufstellungen und Organisationsentwicklung", Kassel, 23. November 2003, einen Vortrag zum Thema „Voodoo, Zauber oder was? Ein konstruktivistischer Blick auf Organisationsaufstellungen" zu halten. Der Vortrag ist als MP3-Audio-Datei downloadbar unter www.carl-auer.de/downloadbar.

Todes ihres verfluchten Familienmitgliedes so überzeugt, dass sie anfangen, sein Grab auszuschaufeln, die Beerdigung und die Trauerrituale vorzubereiten, die Trauergäste einzuladen usw.

Konfrontiert mit der Tatsache seines sozial schon akzeptierten Todes fügt sich der Betreffende dann offenbar in sein Schicksal und stirbt einen offenbar psychogenen Tod. Aber die Todesursache ist in diesem Fall sicher nicht die direkte Wirkung der Nadelung, sondern der Kommunikation.

So scheint sogar der immer als Beispiel für die Fernwirkung der Hexerei dienende Voodoo-Tod bei näherer Prüfung systemisch erklärbar. Zumindest liefert die Untersuchung der betreffenden Literatur keinen Hinweis auf das Gegenteil: „Trotz des Volksglaubens, dass ein Zauberer seine Kunst aus der Ferne ohne Kenntnis des Opfers ausüben kann, alleine und ohne Unterstützung der Sozialgruppe, habe ich dafür kein einziges Beispiel in der wissenschaftlich referierten Literatur finden können."[22]

3.8 Fazit

Die Aufstellungsarbeit, wie Bert Hellinger sie betreibt, erfüllt viele Kriterien traditioneller Heilungsrituale. Sie werden von der modernen Medizin nicht oder nicht bewusst genutzt (obwohl sie da sicher auch wirksam wären). Daher werden sie dort meist auch nicht reflektiert, nicht gelehrt und auch nicht zielgerichtet verwendet. Das kann und soll aber nicht heißen, dass sie dort nicht wirksam würden oder nicht verwendet werden sollten. Ganz im Gegenteil: Wenn sich hier ein Bereich ergeben sollte, der den systematisierten und lehrbaren Zugang zu wirksamen, alternativen Heilmethoden eröffnet, so wäre das sicher von großem Wert.

Die Risiken und Chancen solcher Methoden und Rituale liegen sicher nah beieinander. Da sie traditionellerweise eher dem Bereich der Religion zugerechnet werden (Hellinger hat nicht zufälligerweise seine seelsorgerische Grundausbildung als Priester bei der katholischen Kirche erhalten), werden sie nicht wissenschaftlich auf ihre Nützlichkeit, Verträglichkeit und Nebenwirkungsarmut hin überprüft. Es gibt keine Fachgesellschaften, die Standesregeln und Qua-

22 G. B. Schmid 2000, S. 27.

litätskriterien für die Arbeit festlegen, und die Gefahr des Machtmissbrauchs und der Bildung von Kulten und Sekten ist groß.[23]

Konsequenz der öffentlichen Aufregung um die Aufstellungsarbeit sollte sein, ihre Grundlagen einer systematischen, wissenschaftlich fundierten Überprüfung zu unterziehen. Was sich dabei als nützlich erweist, kann in die Methoden der klassischen Psychotherapie integriert werden. Was die Integration der Aufstellungsarbeit in die systemische Therapie betrifft, so stellt sich zentral die Frage, wie stark der jeweilige Therapeut die Magierrolle anbietet oder anstrebt, wie viel Verantwortung er für das Klientensystem übernimmt oder inwieweit er sich herauszuhalten versucht. Das ist aber in der Praxis keine Alles-oder-nichts-Entscheidung, sondern eher die Positionierung in einem Feld, einem Koordinatensystem zwischen der Hellinger'schen und der Heidelberger Position, wie sie hier als Beispiel systemischer Therapie verwendet wurde. Jeder einzelne Therapeut muss dabei wohl für sich selbst die richtige Nähe und Distanz zu beiden Polen finden. Das folgende Koordinatensystem mag dazu dienen, jedem Kollegen einen Anhalt zu bieten, wo er sich „aufstellen" will, ob er nun aufstellen will oder nicht:

„hellingerisch":
= „Magier", wissend,
normgeleitet, organisiert
das System

„heidelbergisch"
= „Forscher",
nicht-wissend,
theoriegeleitet,
rechnet mit
Selbstorganisation

23 Vgl. zur Dynamik der Bildung von Kulten Margaret Singer 1997.

4. Die zweite Aufstellung

4.1 Aufstellung über die Beziehungen von Bert Hellinger, Gunther Schmidt, Fritz B. Simon und Gunthard Weber zueinander und zur Aufstellungsarbeit (Aufstellungsleiterin: Ruth Allamand)

G. W.: Wir wollen jetzt wieder in die Anschauung und die Praxis gehen. Die Idee ist, dass wir ein System inklusive jemandem für die Aufstellungsarbeit aufstellen lassen, und zwar Gunther Schmidt, Fritz Simon, Gunthard Weber, die Aufstellungsarbeit und Bert Hellinger. Wenn die Aufstellungsarbeit ein Instrument ist, das wichtige Informationen liefert und wichtige Anregungen zu geben in der Lage ist, müsste interessant sein, was da herauskommt.

Ich habe Ruth Allamand[24] gefragt, ob sie bereit ist, eine solche Aufstellung zu begleiten. Ruth kommt aus der Schweiz. Die Schweiz wird ja von vielen als neutral betrachtet. *(zu Ruth Allamand)* Würdest du das tun? *(Es wird Zustimmung signalisiert.)*

(Gunthard Weber erklärt sich bereit, das System selbst aufzustellen. Ruth Allamand und er setzen sich gegenüber vor die Gruppe.)

R. A.: Zuerst möchte ich wissen, ob ich zu allen du sagen darf. *(Nicken)*

Der Kontext ist ja sehr wichtig, und es ist wichtig zu sagen, was die Vorgeschichte dessen ist, was hier passiert. Ich habe bei Gunthard Weber gelernt, Aufstellungen anzuleiten. Heute morgen kam er zu mir und sagte: Ich habe einen Anschlag auf dich vor! Würdest du in dieser Veranstaltung eine Aufstellung anleiten? Es wäre vielleicht sinnvoll zu sehen, wie Fritz Simon, Gunther Schmidt, Bert Hellinger

24 Im Weiteren als R. A. abgekürzt.

und ich zueinander und zur Aufstellungsarbeit stehen. Dann habe ich oder *(zu G. W.)* du, glaube ich, gesagt: Es wäre besser, wenn jemand von den Teilnehmern das aufstellen würde als jemand von den Referenten! Dann meinte ich, dafür bräuchten wir ein Anliegen. Ich stelle nichts auf, ohne dass es ein Anliegen gibt. Vielleicht könnte man schauen, ob ein Anliegen auf den Plakaten durchschimmert. Mittags bin ich dann zu Gunthard gegangen und habe ihn gefragt: Bist du ganz sicher, dass nicht einer von euch dreien das Anliegen hat?

Daher ist es mir wichtig, noch mal von dir zu hören: Was ist der Auftrag von euch, und was ist dein Anliegen?

G. W.: Es geht in diesem Seminar ja um die Wirkung von Aufstellungen und um die Frage, was in einer Aufstellung abgebildet wird. Bildet sie etwas ab von der Dynamik eines Systems oder wird nur das individuelle Bild einer Einzelperson dargestellt? Ich sehe diese Aufstellung auch zu dieser Frage: Was bildet sich ab? Bildet das etwas ab über die Beziehung von uns in Bezug auf die Aufstellungsarbeit und in Bezug auf Bert Hellinger, und gewinnen wir durch die Stellvertreter noch überraschend neue Informationen und Erkenntnisse?

R. A.: Und wenn ich jetzt ganz klassisch frage: Woran würdest du merken, dass die Aufstellung etwas gebracht hat?

G. W.: Für mich musst du nichts Besonderes machen. Ich brauche kein bestimmtes Ergebnis, bin aber sehr daran interessiert, das Bild zu sehen und zu hören, was die Stellvertreter an ihren Plätzen wahrnehmen.

R. A.: Das entspannt mich. Dann versuche ich, mich davon zu lösen. – Wenn du jetzt die Aufstellung machst, verändert das etwas? Vorher hast du ja einfach gesagt: Ich möchte eine Aufstellung.

G. W.: Wenn ich ehrlich bin, habe ich kein tiefes Anliegen. Wie gesagt: Einmal zu sehen, wie ich uns in Bezug auf die Aufstellungsarbeit und Bert Hellinger sehe, könnte mir ein neues Bild davon geben, wo ich stehe, wo die anderen stehen, und mir vielleicht auch neue Orientierungen für die Zukunft geben. Abgesehen davon, dass mich meine Beziehung zu Bert Hellinger beschäftigt, habe ich keinen Leidensdruck, und ich habe auch nicht das Gefühl, ich müsste jetzt dringend irgendwas in meiner Beziehung zur Aufstellungsarbeit oder zu meinen Kollegen oder zu Bert Hellinger klären oder umgehend verändern. Aber das einmal dargestellt im Raum zu sehen, ob sich die Beziehungen vielleicht ganz anders darstellen, als es meiner Vorstellung entspricht, oder ob dabei neue Informationen entstehen, das wäre mein Anliegen. Vielleicht – ich übertreibe jetzt – machen wir hier ja auch einen großen Harmonie-Zirkus, und es werden Konflikte sichtbar, die im Hintergrund lauern.

Ein gutes Ergebnis wäre ein Hinweis oder eine Information zu der Frage: Stimmt mein inneres Bild bezüglich der Zusammenarbeit?

R. A.: Welche Fragen würden dich da beschäftigen?

G. W.: Wie arbeiten wir im Bereich Aufstellungen weiter zusammen? Führen wir zum Beispiel zusammen ein Forschungsprojekt durch oder schreiben wir gemeinsam einen Artikel oder ein Buch? Wie unterschiedlich sind unsere Konzepte in Bezug auf die Aufstellungsarbeit?

R. A.: Okay, das machen wir. Das hat man auch in gewöhnlichen Aufstellungen, nicht nur in diesem Kontext, dass Leute sagen, wen sie gerne zueinander aufstellen würden in einer Aufstellung. Das hast du ja schon gemacht. Du hast gesagt, du möchtest euch drei sehen und Bert Hellinger, und du möchtest jemanden für die Aufstellungsarbeit aufstellen. Bleibt es dabei? Macht das Sinn, wenn ich das so sage?

G. W.: Wenn ich einen Wunsch äußern dürfte, würde ich gerne erst einmal nur die Personen aufstellen, damit ich einen Eindruck für das Beziehungsgefüge bekomme.

R. A.: Dann stelle erst mal euch drei auf!

G. W. (lächelnd und wie zu sich selbst): So spannend wollte ich es gar nicht machen! *(Er wählt drei Stellvertreter für G. W., F. S. und G. S. aus. Ferner wählt er schon einen Stellvertreter für Bert Hellinger (B. H.) aus und stellt dann das folgende Bild auf).*

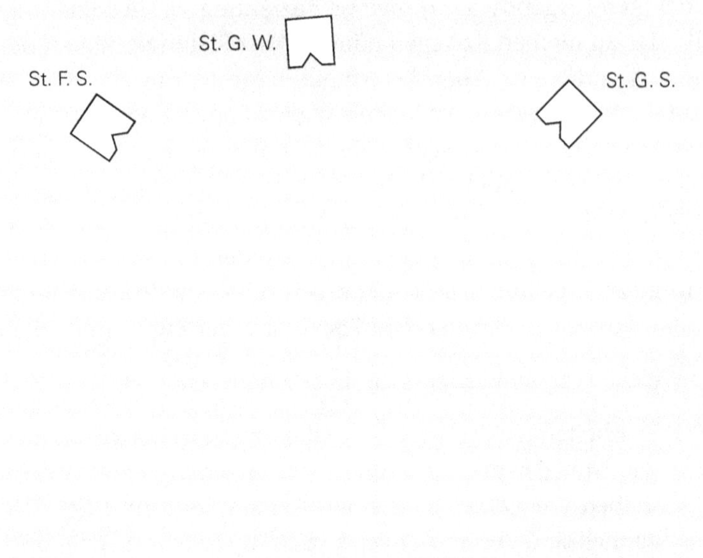

Abb. 3

(R. A. befragt die Stellvertreter.)

St. (Stellvertreter) G. W.: Ich habe eine klare Richtung. Ich weiß, dass es da nach vorne geht *(zeigt nach vorne)*. Ich fand es ganz schön, als er mehr an meine Seite kam *(zeigt zu St. F. S.)*. Ihn nehme ich nicht so wahr *(zeigt auf St. G. S.)*. Er ist weiter weg. Und es gibt so eine Aufgeregtheit. Das kann jetzt damit zu tun haben, dass ich hier stehe. – Ich bin relativ klar, wo es hingeht.

St. G. S.: Mir geht es gut hier. Ich habe eine gute, eigene Ausrichtung. Ich habe den bewussten Impuls, meinen Kopf zum Stellvertreter Gunthard Webers zu drehen, dahin zu schauen. Aber ich habe eine gute, eigene Ausrichtung. Den Stellvertreter von Fritz Simon kann ich etwas deutlicher sehen, bei Gunthard Weber muss ich genauer hinschauen. Die Nähe und Distanz gefällt mir.

St. F. S.: Ich spüre eine gespannte Erwartung. Ein bisschen Kribbeln im Bauch.

R. A.: Erwartest du etwas, oder ist da eine Erwartung an dich?

St. F. S.: Ich denke, hier kann etwas geschehen, und ich empfinde das hier *(zeigt auf den Raum vor sich mit einer kreisenden Bewegung seiner Hand).*

R. A. (zu G. W.): Jetzt stell jemanden für Bert Hellinger dazu!

(G. W. stellt den Stellvertreter Bert Hellingers dazu. Da er mehr Abstand braucht, führt er ihn bis in die Stuhlreihen, die freigeräumt werden. St. F. S. wird von ihm etwas mehr nach links gedreht.)

R. A.: Für wen macht das einen Unterschied?

St. G. W.: Ich gucke ganz gebannt auf ihn (St. B. H.). Sonst habe ich weiter eine klare, eigene Richtung. Jetzt gucke ich ganz gebannt auf ihn wie auf eine, wie soll ich sagen, „moralische Instanz". Es zieht meinen Blick in seine Richtung, und ich komme etwas weg von der eigenen Richtung.

R. A.: Verändert sich etwas zu den beiden *(zeigt zu St. F. S. und St. G. S.)*?

St. G. W.: Ich nehme sie *(St. F. S. und St. G. S.)* viel weniger wahr. Und körperlich kriege ich einen verspannten Hals und Nackenbereich.

St. G. S.: Meine Ausrichtung hat sich überhaupt nicht verändert. Ich sehe immer noch ganz klar hierhin *(zeigt nach vorne).* Es verändert sich nur dann etwas, wenn ich bewusst hinschaue. *(Spricht diese Worte klar getrennt. Schaut zu St. B. H. hinüber.)* In dem Moment verändert sich natürlich meine Wahrnehmung zu meinen Kollegen hier, und ich habe etwas anderes im Blick. Das interessiert mich und auch wieder nicht. *(Murmeln im Publikum)* Ich merke, dass mir die Beziehung zu den beiden Kollegen wichtiger ist. Der Stellvertreter Bert Hellingers verändert nichts an meiner Beziehung zu den beiden.

St. F. S. (blickt zu St. B. H.): Ich finde, er kontrolliert die Szene. Ich empfinde hier *(macht eine kleine Geste mit den Händen zu dem Raum vor sich und schaut noch gebannt zu St. B. H.)* weniger Freiraum, eine Einengung.

R. A. (zu ST. F. S.): Ändert sich etwas zu deinen Kollegen?

St. F. S.: Ich nehme dich *(zeigt zu St. G. S.)* mehr wahr, und die Beziehung zu dir *(zeigt auf St. G. W.)* ist etwas schleierhafter.

R. A. (zu St. B. H.): Wie geht es dir an deinem Platz?

St. B. H.: Nicht gut. Es ist anstrengend. Ich spüre immer noch eine Erwartung von Gunthard Weber und habe das Gefühl, es wird Zeit, in eine andere Form der Beziehung zu treten.

Ich bin alt genug, um auch mal zur Seite zu schauen und zu sehen, da gibt es auch noch andere und anderes *(macht eine Geste zum Publikum um ihn herum)*. Hier *(zeigt vor sich)* gibt es auch noch zu viel Beschäftigung mit mir.

R. A.: Wenn du sagst, du seist alt genug, auch mal zur Seite zu schauen, hast du da auch einen Impuls?

St. B. H.: Ich möchte einen Schritt zur Seite gehen *(macht einen Schritt zur Seite)*. Mich auch mal unterhalten, mich um Privates kümmern. Ich bin ambivalent: Der Blick von Gunthard tut mir gut. Aber es gibt auch einen großen Wunsch, in eine andere Beziehung zu treten.

R. A.: Meinst du das da *(zeigt auf das Publikum)*?

St. B. H.: Nicht nur, aber auch zu denen *(zeigt auf St. F. S. und St. G. S.)*.

R. A. (zu G. W.): Jetzt möchte ich dich fragen: Du hast gesagt, es wäre eine Option, die Aufstellungsarbeit dazuzunehmen. Möchtest du das jetzt tun?

G. W.: Ja, mache ich.

R. A.: Gut, dann suche jemanden aus.

(Er stellt eine Teilnehmerin als Stellvertreterin für die Aufstellungsarbeit hinzu.)

R. A.: Was verändert sich?

St. G. S.: Es macht einen Unterschied. Der Impuls, zum Stellvertreter Bert Hellingers zu gucken, ist weg. Es ist etwas Neues im Blick. Die Aufstellungsarbeit ist eine interessante Frau. (*Lachen im Publikum)* Ich finde sie interessant. Jetzt habe ich Verbindung zu meinen Kollegen. Wir ergänzen uns. Keine Ausschließlichkeit: Es gibt noch viele Themen, die da sitzen und warten, aber etwas bindet uns auch.

St. G. W. (zu St. „Die Aufstellungsarbeit"): Du bist sehr interessant! Und sehr schön. Die Verspannungen sind weg. Mein Wunsch wäre, dass der Stellvertreter Bert Hellingers noch weiter zurücktritt. Dann würde es mir kraftvoller und besser gehen.

St. F. S.: Der Kontrollblick von Bert Hellinger wird durch ihre Gegenwart (St. „Die Aufstellungsarbeit") gebrochen. Das hat etwas Befreiendes.

St. B. H.: Meine Schultern werden entspannt. Ich muss da nicht so präsent sein.

R. A.: Gibt es ein Gefühl zu dem Platz, wo sie steht?

St. B. H.: Sie steht richtig. Aber ich stehe noch nicht richtig.

R. A. (zu St. „Die Aufstellungsarbeit"): Wie geht es dir?

St. „Die Aufstellungsarbeit": Ich habe mich vom Stellvertreter Gunthard Webers freundlich willkommen gefühlt. Bei ihm (St. F. S.) war ich skeptisch, aber je länger er so guckt, wird es zunehmend besser.

R. A. (zu G. W.): Du wolltest das mal sehen? Du wolltest auch wissen, wie ihr zusammenarbeiten könnt. Willst du, dass ich mal schaue, was dein Stellvertreter braucht, damit ihr besser zusammenarbeiten könnt?

G. W.: Ich habe genug Informationen. Und es ist wesentlich spannender geworden, als ich es gedacht hätte. Es hat etwas in mir bewegt. Etwas wird wichtiger für mich. Ich brauche nicht mehr. Das Einzige, was ich mich frage, ist, ob „Die Aufstellungsarbeit" eher die Arbeit ist, die mehr zu mir oder uns gehört und die ich mehr mache. Gibt es noch eine „Aufstellungsarbeit Hellinger"? Ich frage mich, ob ich für Bert Hellingers Aufstellungsarbeit noch jemanden aufstellen sollte.

(Die Stellvertreterin „Aufstellungsarbeit, wie Bert Hellinger sie macht" wird dazugestellt.)

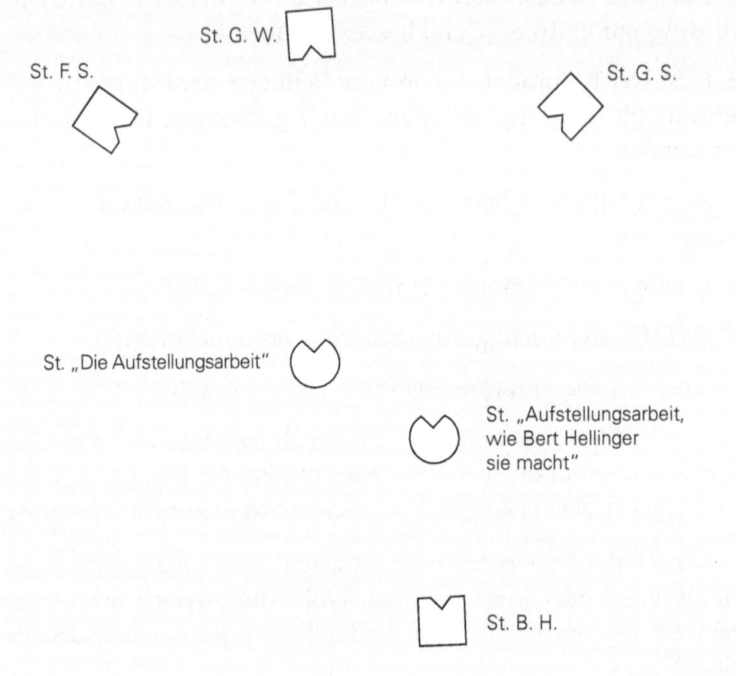

Abb. 4 (Abschlussbild)

R. A.: Macht das einen Unterschied?

St. G. W.: Es geht etwas zu ihr *(zeigt auf St. „Die Aufstellungsarbeit")* verloren, was an Beziehung und Freude da war, und es kommt wieder mehr Verspannung. Ich sehe dann beide Aufstellungsarten. Und die Stellvertreterin „Die Aufstellungsarbeit" geht mir ein Stück aus dem Blick. Dann gucke ich zur Stellvertreterin „Aufstellungsarbeit, wie Bert Hellinger sie macht", und da verkrampfe ich. Als sie vorhin hier durchgelaufen ist, bekam ich ein flaues Gefühl im Magen.

St. G. S.: Es ist mir ähnlich gegangen. Als sie durch das Bild gelaufen ist, fühlte ich mich so schwer. Die Leichtigkeit, die da war, ging verloren. Es ist ernster geworden.

St. F. S.: Gut, dass sie mir aus dem Blick gegangen ist! Jetzt ist sie nur eine kleine Irritation in der Peripherie!

St. „Die Aufstellungsarbeit“: Ich merke, wie Gunthard Weber immer wieder unsicher zurückguckt. Jetzt wird die Beziehung besser. Die Beziehung zur Stellvertreterin „Aufstellungsarbeit, wie Bert Hellinger sie macht“ ist unangenehm, aber mir ziemlich egal.

St. B. H.: Es gab wieder neue Stressgefühle. Mein Herz ist aber viel größer und liebt sie alle auf ihre Weise, auch meine Neffen und alle, die hier sind *(macht eine Geste des Segnens).* Ich fühle mich hier falsch verstanden. Sie nur noch allein als meine Arbeit zu verstehen, dass wäre mir zu wenig.

St. „Aufstellungsarbeit, wie Bert Hellinger sie macht“: Ich bin in meiner eigenen Welt, habe zu niemandem Kontakt. Was es etwas besser macht, ist, dass Gunthard Weber so locker flockig mit mir umgeht. Was mich aufregt, ist das Großtümliche, Aufgeblasene hinter mir.

R. A. (zu G. W.): Das hat eine Erweiterung gebracht. Willst du noch mehr?

G. W.: Für mich ist es so, dass ich mein Eigenes machen will, und es ist gut, wenn das hier so auftaucht. Und ich habe und fühle zu Bert Hellinger eine tiefe Loyalität, weil die Arbeit von ihm kommt. Das darf nicht verloren gehen. Ich will nicht, dass er abgewertet wird, dass seine Arbeit so abgewertet wird, wie es hier und an anderen Orten manchmal gemacht wird. Mit dem gehe ich nicht. Ich weiß nicht, was dazu fällig wäre. Vielleicht, dass sie mit Bert Hellinger zurücktritt. Ich möchte, dass sie gewürdigt wird. Ich habe viel von Bert Hellinger gelernt. In meine Arbeit ist sehr viel von Bert Hellinger eingegangen.

R. A.: Es gäbe die Möglichkeit, das hier in der Aufstellung zu sagen. Möchtest du das? Oder geht dir das zu weit?

G. W.: Das ist gut, das möchte ich aber gerne für mich allein tun.

St. B. H.: Ich würde dir Mut machen, mir einen Platz zu suchen, der mir besser tut, und würde dir das auch zutrauen.

R. A.: Wir lassen es hier.

G. W.: Danke!

4.2 Die Reflexion der zweiten Aufstellung

Aufgestellt wurden das innere Bild, das Gunthard Weber auf die Beziehung zu Fritz Simon und Gunther Schmidt hat, sowie die Beziehung zur Aufstellungsarbeit im Hellinger'schen Sinne, in ihren Variationen (wahrscheinlich, wie Gunthard Weber sie praktiziert), und – last but not least – zu Bert Hellinger. Haben die Beteiligten (F. S und G. S.) aus der Perspektive des außen stehenden Beobachters sich in den gestellten Beziehungen wiedererkannt?

4.2.1 Kommentar Fritz Simons zu der von Ruth Allamand geleiteten Aufstellung

Für mich war es zunächst befremdlich, jemanden zu sehen, der in meinem Namen gesprochen hat. Es war ein bisschen so, als ob man sich selbst im Video sieht. Da wird mir immer bewusst, dass ich mich selbst von innen anders wahrnehme. Zur Positionierung konnte ich durchaus Ja sagen im Sinne von: Den einen konnte ich klar sehen, dem anderen war ich etwas näher. Das war vieldeutig und passend genug. Da habe ich mich nicht zum Widerspruch eingeladen gefühlt.

Was das Kribbeln im Bauch angeht und die Leere davor: Damit konnte ich erst einmal nichts anfangen, außer, dass das ganze Leben eine Leere ist, die vor mir liegt *(lächelt)*. Als jemand für Bert Hellinger aufgestellt wurde, erschien es mir nicht passend, dass mein Stellvertreter sagte, er fühle sich von Hellinger kontrolliert. Das stimmt für mich nicht. Meine Beziehung zu Hellinger ist nicht so, dass ich mich in irgendeiner Form kontrolliert fühle. Ich schaue mit Faszination und einer gewissen Ambivalenz auf das Thema Aufstellungen und Bert Hellinger. Aber Kontrolle ist für mich nicht der richtige Begriff.

Was die Aufstellungsarbeit angeht, wurde von meinem Stellvertreter ein Interesse signalisiert. Ich denke, das ist wahr, das passt. Was für mich von außen nicht stimmig war, ist, dass – nachdem die „Aufstellungsarbeit, wie Bert Hellinger sie macht" ins Bild kam –, die Situation damit komplizierter wurde. Aus meinem eigenen Erleben wird es durch die Differenzierung einfacher. Ich mache diese Unterscheidung auch, und ich empfinde sie eher als erleichternd – auch in Beziehung zu Gunthard Weber und Gunther Schmidt.

Zusammengefasst: Von außen gesehen stimmt manches und manches nicht. Von außen zu gucken, ist sowieso immer spannend. Es ist eine Mischung aus Neugier und Peinlichkeit, wenn man öffentlich präsentiert wird und die Kontrolle über das, was da erlebt wird, aufgibt. Gut, ich habe normalerweise auch keine Kontrolle über das, was ich erlebe, aber ich spreche nicht alles aus *(Lachen im Publikum)*, und hier sprechen die alles aus. Das ist ein gravierender Unterschied und sicher ein sehr machtvolles Instrument.

4.2.2 Kommentar Gunther Schmidts zu der zweiten Aufstellung

Für mich war vieles, was mein Stellvertreter gesagt hat, sehr passend. Also wirklich fast wortwörtlich genau. Manches hat aber auch eine andere Perspektive gezeigt, als ich sie habe. Wenn ich das selbst aufgestellt hätte, hätte ich die beiden (G. W. und F. S.) anders gestellt als mich. Das hat natürlich den Hintergrund, dass ihr (G. W. und F. S.) über die ganzen Jahre im Carl-Auer Verlag zusammengearbeitet habt und ich mich mehr an die Peripherie zurückgezogen habe, um aus der Kussmaulstraße *(Anm.: damalige Institutsadresse der Heidelberger Gruppe)* herauszukommen. Ich erlebe euch teilweise anders in Relation zu mir, als das da gestanden hat. Andererseits, dass du, Gunthard, das so gestellt hast, hat mich auch gefreut. Das ist ja interessant: Die Aufstellungsarbeit hat uns wieder mehr zusammengeführt. Das ist witzig: Das Systemisch-Konstruktivistische, was wir über Jahre zusammen gemacht haben, hat uns überhaupt nicht mehr zusammengeführt, aber die Aufstellungsarbeit! Bert Hellinger war für mich in dieser Konstellation ziemlich irrelevant. Vieles hat mein Stellvertreter schon wiedergegeben.

G. W.: Stimmt es, dass Bert Hellinger irrelevant für dich war?

G. S.: Ich sage gleich noch was dazu. Es ist ein Prozess, der geworden und der noch im Werden ist. Das geht schon ein Jahr oder zwei so, und ich habe das Gefühl, die Stellvertreterin für die Aufstellung drückte das sehr gut aus. Da habe ich das noch einmal deutlicher gespürt: Es hat Auswirkungen auf die Beziehung zwischen uns, und im Speziellen auf die Beziehung zu dir (G. W.), wie Bert Hellinger drin ist. Einerseits fand ich das gut, was die „Aufstellungsarbeit, wie Bert Hellinger sie macht" gesagt hat, nämlich, dass sie mit meinen Despektierlichkeiten leben kann. Das freut mich auch.

Ich habe sogar eine Aktion ins Leben gerufen: Helft Bert! Der Bert Hellinger hat ja in einem Interview zum Thema „Die Frau folgt dem Mann. Der Mann diene dem Weib" auf die Frage, ob es auch anders ginge, gesagt: Nein, das ginge immer schief. Er kenne keine Ausnahme. Ich habe das dann rumgedreht und gesagt: Der Mann sucht nach Information. Er dürstet. Deshalb habe ich die Aktion ins Leben gerufen, um Ausnahmen zu finden. Es wurde mir aber deutlich, dass es meiner Beziehung zum Beispiel zu dir, Gunthard, schadet, wenn ich solche Aktionen mache.

Von Anfang an habe ich mich gefragt, was hätte ich noch gestellt. Ich von meiner Person aus hätte noch die Liebe zu den Menschen gestellt. Ich hatte immer das Gefühl, da geht etwas Kaltes von Bert Hellinger aus, und das ist das Gegenteil von Liebe zu den Menschen.

Während der Aufstellung dachte ich dann: Es ist doch so irrelevant! Was ist denn wichtiger? Und das Wichtigere während der Aufstellung war, dass ich ihm einfach seine Ruhe lasse! Er hat vieles gemacht für das Feld. Und da ist ganz viel auch Wichtiges und Wertvolles. Ich habe mich etwas zu sehr auf die andere Seite geschlagen. Wichtiger ist mir, das wurde mir deutlich, die Zusammenarbeit mit euch (G. W. und F. S.), und dafür ist es wichtig, dass ich der Arbeit von Bert Hellinger einen gewürdigten Platz gebe.

4.3 Diskussion

G. W.: Das gefällt mir. Zu der Fragestellung: Ist es ein individuelles Bild oder ist es etwas Allgemeineres? Es ist meines Erachtens eine Mischung. Hier habe ich das noch einmal gemerkt. Für mich waren sehr viele Dinge sehr stimmig, und für euch waren bestimmte Dinge stimmig und andere nicht. Wir nehmen uns wahrscheinlich aus einer Aufstellung heraus, was für uns passt. Was die für dich nicht stimmigen Äußerungen deines Stellvertreters (F. S.) anging, die waren für mich in der Aufstellung nicht entscheidend. Aber was die relevanten Bereiche angeht: Da waren für mich die Äußerungen der Stellvertreter sehr treffend und hilfreich. Nach der Aufstellungsphilosophie ist das, was wir gerade tun, natürlich zweifelhaft. Verstörend sind ja oft gerade die Äußerungen der Stellvertreter, die nicht Vertrautes – ich sage das jetzt mal bewusst provokativ – ans Licht bringen, und gerade das Nicht-gleich-darüber-Sprechen wirkt oft nachhaltig und eröffnet oft neue Perspektiven. Mit solchen Diskussionen gelingt es uns ja gut, unser gewohntes Bild und unsere gewohnten Weltbilder nahtlos zu reaktivieren und wieder zu besetzen.

Da ich die Beziehungsbilder selbst aufgestellt habe, spreche ich jetzt viel subjektiver, und mich beschäftigen andere und persönlichere Dinge als euch, die ihr aus der Außenperspektive zugeschaut habt. Während der Aufstellung war für mich entlastend, dass der Stellvertreter Bert Hellingers sagte: „Ich schaue jetzt mehr in die Weite", und dass es ihm zu wenig wäre, die Aufstellungsarbeit nur noch allein als seine Arbeit zu verstehen.

Ich habe mich auch darüber gefreut, dass die Aufstellungsarbeit sich so gut mit mir fühlte. Diese Arbeit ist für mich zentraler als für euch *(zeigt auf F. S. und G. S.)*. Ich habe im Grunde genommen das Bild von Anfang an mit dem Fokus auf die Beziehungen zur Aufstellungsarbeit gestellt. Du (R. A.) hast zwar gesagt, ich solle, wie ich es ja auch wollte, erst die Beziehung von uns drei stellen, aber im Grunde war ich von Anfang an schon mit der Beziehung aller zur Aufstellungsarbeit beschäftigt. Insofern war es anfangs nicht ein reines Bild unserer Beziehungen. Sonst hätte ich zum Beispiel Fritz Simon auch etwas näher zu mir gestellt als Gunther Schmidt.

Ich finde es schön und gut, dass ich das Bild gesehen und etwas über die Tendenzen der Stellvertreter gehört habe. Es tut mir gut, und ich weiß mehr, was für mich ansteht. Insofern war es für mich eine gute Aufstellung. Wie sich die Aufstellung konkret auswirken wird, weiß ich jetzt noch nicht.

F. S.: Ich würde gerne noch einmal auf die Sachfrage eingehen: Was zeigt sich? Es zeigt sich, wie Gunthard Webers Bild dieser Beziehungen ist. Und das ist natürlich nicht vollkommen anders als das, was wir sehen. Wir sind ja auch beteiligt und tragen in dem, was wir tun, zu seinem Bild bei. Das ist eine tolle Methode, um an relevante Punkte der Wirklichkeitskonstruktionen des Einzelnen heranzukommen und um Ideen für Veränderungen zu gewinnen, weil man die Fähigkeit und Bereitschaft der Stellvertreter nutzt, die Emotionen, die sich mit einem Platz aller Wahrscheinlichkeit nach verbinden oder entwickeln, als durchschnittlicher, nicht emotionsphobischer Mensch auch auszusprechen. Es ist eine experimentelle Situation, die einen Weg eröffnet, an das Seelenleben des Einzelnen heranzukommen, d. h. sein (wahrscheinliches) Erleben in die Kommunikation zu bringen. Das ist, glaube ich, die große Chance dieser Methode.

Ob es sich dabei um eine höhere Wahrheit handelt, ist aus therapeutischer oder beraterischer Sicht letztlich vollkommen egal. Und es hat offensichtlich auch noch bei anderen, die von außen schauen, gute Prozesse ausgelöst. Bei dir (G. S.) war das offensichtlich der Fall.

Dazu braucht man aber überhaupt keine Wahrheit. Du hast gesehen, wie Gunthard das sieht und welche Wirkung deine Verhaltensweisen haben. Ich bin da *(lächelnd)* zum Glück nicht so entwertend wie du. Ich kann also so bleiben, wie ich bin … Oder?

Wir haben ja immer diskutiert: Kann man Aufstellungen auch mit realen Systemen machen? Das war ja hier der Fall, mehr oder weniger. Ich fand es zum Beispiel sehr hilfreich, sagen zu können, wo ich mich nicht wiedererkannt gefühlt habe. Wenn jetzt irgendwo im Raum die Idee geschwebt hätte, dass die Aufstellung die absolute Wahrheit zeigt, hätte ich wahrscheinlich auch nicht widersprochen, aber innerlich gedacht: So ein Schmarrn! Daher muss die Frage, wie man damit umgeht, wenn die Beteiligten mit im Raum sind, wohl anders beantwortet werden, als wenn man es mit einem einzelnen Klienten zu tun hat. Dann muss man Differenzierungsmöglichkeiten und Gelegenheiten zur Abweichung geben. Die Frage „wahr oder nicht wahr" ist eigentlich nicht relevant. Es geht eher um die Neutralität gegenüber unterschiedlichen Wirklichkeitskonstruktionen.

G. W.: Ich stimme dir nur halb zu. Die realen Personen, das reale System, wurden nicht aufgestellt, sondern Stellvertreter. Ich bin auch eher dagegen, sich anschließend an eine Aufstellung über das Geschehene auszutauschen, wenn die realen Personen anwesend sind. Recht gebe ich dir insofern, dass es nicht sinnvoll ist, den Anwesenden das in der Aufstellung Geschehene als die eigentliche Wahrheit oder wirkliche Wirklichkeit zu verkaufen.

Aus der anschließenden Fragerunde

Teilnehmer: Mir kommt die Position von Fritz Simon sehr schlüssig vor. Auf der anderen Seite bin ich Psychotherapeut und kenne mich in dem Feld nicht besonders aus: Man stellt auf, und dann gibt es die repräsentierende Wahrnehmung. Die kann ich mir nicht erklären. Und da gibt es etwas Rätselhaftes.

G. W.: Es handelt sich bei der repräsentierenden Wahrnehmung – Matthias Varga von Kibéd und Insa Sparrer haben sehr differenziert darüber geschrieben – um Phänomene, zu denen wir bisher wenig befriedigende Erklärungen haben. Es bleibt für mich eine spannende und unbeantwortete Frage: Wie kommen oft sehr spezifische Informationen selbst über Geschehnisse aus der Vergangenheit zu dem, der an einem Platz steht. *(zu F. S.)* Das kann man meines Erachtens auch nicht allein mit der Fähigkeit der Einfühlung oder … erklären.

Ich erzähle ein kurzes Beispiel dazu:

In der Aufstellung eines Freiberuflers habe ich vor etwa einem Jahr als Stellvertreter seines Vaters in seiner Aufstellung gestanden. An dem mir zugewiesenen Platz bin ich in einen Zustand geraten, der mir völlig fremd war: Ich bin plötzlich ganz müde geworden, habe mich zusammengekrümmt. Meine Muskeln hat es wie in Wellen zusammengezogen, und ich bin langsam zusammengesackt und weggedriftet. Ich war wie weg von der Welt. Ich kann es gar nicht beschreiben. Ich war wie in einem anderen Bewusstseinszustand. Als mir welche helfen wollten und an mir schüttelten, sagte ich: „Fasst mich nur nicht an! Lasst mich nur allein und in Ruhe! Das geht wieder vorüber." Und dann bin ich nach einer Weile wie aufgewacht und war völlig präsent, ausgeruht, hellwach. So farbig und konturiert hatte ich die Welt lange Zeit nicht mehr gesehen. Was um mich war, habe ich sehr nah erlebt, und ich war wie fassungslos über das, was da mit mir passiert war. So etwas hatte ich noch nie in meinem Leben erlebt.

Die Kollegin, die die Aufstellung anleitete, fragte den Klienten, der seine Herkunftsfamilie aufgestellt hatte: Kannst du was damit anfangen? Er antwortete: „Sofort – mein Vater leidet an einer Narkolepsie." Das ist ein bestimmtes Anfallsleiden, das akut und mit einem unwiderstehlichen Schlafbedürfnis einsetzt. Ich hatte genau so einen Anfall durchgemacht. Und da frage ich mich: Wie kommt es zu einer solchen Besetzung? Mit Konstruktion schien mir das wenig zu tun zu haben. So etwas hätte ich mir nicht ausdenken können, und wie sollte das über Einfühlung oder Kommunikation funktionieren?

Vielleicht ist es auch zu früh, gleich Erklärungen für diese Phänomene haben und sich ihrer so bemächtigen zu wollen.

Zurück aus der Magie zur Praxis: Den ersten Abschnitt einer Aufstellung, bis alle oder einige Stellvertreter nach ihren Wahrnehmungen an den ihnen zugewiesenen Plätzen gefragt wurden, verstehe ich in der ersten Phase als einen sich verdichtenden Wahrnehmungs- und Hypothesenbildungsprozess (auch in dieser Zeit entstehen simultan natürlich schon viele Veränderungsanstöße) und die zweite Phase (nach der Befragung der Stellvertreter) als einen Prozess, der der gemeinsamen Erzeugung von nützlichen Unterschieden dient. Ich möchte in der Lage sein, möglichst jeden Schritt, den ich in einer Aufstellung tue, unter dem Gesichtspunkt beschreiben zu können, welchen passenden und annehmbaren Unterschied ich jeweils anregen möchte, um bei dem Aufstellenden und in seinem System nützliche Veränderungen anzustoßen. Ich möchte anschließend erklären können, warum sage ich in dieser Situation gerade diesen Satz, warum biete ich jene Platzveränderung an und nicht einen anderen Satz oder einen anderen Platz? Das, was Hunter Beaumont „den Bewegungen der Seele folgen lassen" genannt hat, also die Vorgehensweise, die Bert Hellinger in den letzten Jahren zunehmend häufiger anwendet, bei der die Stellvertreter aufgefordert werden, langsam ihren inneren Impulsen, Tendenzen und Gefühlen zu folgen, lasse ich hier einmal unberücksichtigt. Das hat zwar die Fülle der Vorgehensmöglichkeiten erweitert, würde uns hier aber sicher in ganz neue Auseinandersetzungen führen. Und es ist meines Erachtens eine Vorgehensweise, mit der sehr vorsichtig umgegangen werden muss, solange wir keine differenzierte Weise haben, sie differenziert zu lehren.

5. Ausflug auf die Metaebene II: Aufstellung und Aufmerksamkeitsfokussierung – Einige grundsätzliche Anmerkungen zur Aufstellungsarbeit aus hypnotherapeutischer Perspektive (Gunther Schmidt)

5.1 Vorbemerkung

Die in Aufstellungen auftretenden Phänomene sind meines Erachtens immer unterschiedlich zu erklären. Beispielsweise das, was Gunthard Weber von der Narkolepsie berichtet hat. Ich kenne selbst solche Symptomwahrnehmungen bei mir. Aber nicht nur in Aufstellungen. In der Psychodramaausbildung zum Beispiel stand ich in einer Szene, die wir da gespielt haben, als Sohn von zwei Eltern, die sich nicht einigen konnten. Hinterher, beim Sharing, erfasste mich eine Angst, wie ich sie in meinem Leben noch nicht erlebt hatte, und ich hatte koinästhetische Halluzinationen. Von den Zehen an hatte ich ein Gefühl wie vertrockneter Hefeteig. Das war nicht wie bei einer üblichen Imagination. Es war so intensiv, wie ich es sonst nur von äußerst intensiven Tranceerfahrungen kenne. Dann nutzte ich alle Atemtechniken, die mir zur Verfügung standen. So konnte ich den Hefeteig-Prozess auf Oberschenkelhöhe abstoppen. Es war letztlich eine gute Lernerfahrung. Sie wurde offensichtlich dadurch ausgelöst, dass die Besprechung über die gerade im Psychodrama abgebildete Dynamik zwischen Mutter, Vater und Sohn in mir unbewusste Fantasien aktiviert hatte, welche dann als Ergebnis in diese Körpererfahrungen einmündeten. Ich würde solche Erfahrungen also nicht auf die Aufstellungsarbeit begrenzen. Aufstellungen sind für mich zunächst einfach eine Interventionsform wie viele andere auch, die aber – wie manche andere auch – mit ziemlicher Wahrscheinlichkeit intensive Erfahrungen auf allen Sinnesebenen schnell aktivieren kann. Sie können sehr intensiv die zentrale Aufgabe von Interventionen bewirken, nämlich wirksame Unterschiede in bisherige Erlebnis- und Interaktionsmuster einzuführen. Allerdings habe ich auch schon häufiger Aufstellungen miterlebt, die mir – auch was ihre längerfristige Wirkung angeht (geprüft durch Rückfragen bei Beteiligten) – ganz und gar nicht den Eindruck machten, dass sie solche bedeutsamen Unterschiede angeregt haben, weder im emotionalen Reagieren im weiteren Verlauf noch im Verhalten. Das gilt aber natürlich für andere Interventionsversuche ebenso, das sollte also keineswegs ein einseitiges Argument gegen Aufstellungen sein; nur sollte man auch nicht davon ausgehen, dass Aufstellungen an sich immer wirksam und sinnvoll sein müssen.

Aus hypnotherapeutischer Sicht werden alle Bewusstseinsprozesse als Fokussierungen von Aufmerksamkeit beschrieben. Das wird übrigens von der modernen Priming-Forschung bestätigt. Das gilt nicht nur für willkürliche, bewusste Prozesse, sondern auch für unwillkürliche und unbewusste Prozesse. Die zentralen Prozesse, welche zum Beispiel physiologisches Erleben, Stimmungen, Emotionen, aber auch Entscheidungs-, Bewertungs- und Erinnerungsprozesse besonders wirksam beeinflussen, laufen „unterhalb" der Großhirnrinde ab[25].

Das gilt auch für Sehprozesse: So sind zum Beispiel nur 17 Prozent aller mit Sehvorgängen verknüpfte Gehirnprozesse direkte Verbindungen von der Netzhaut zur Sehrinde. Alle anderen sind interne Rückkopplungsschleifen. Das heißt, was wir sehen, hat nicht so viel mit dem zu tun, was draußen ist, sondern mit internen Hochrechnungsprozessen. In Aufstellungen wirkt meiner Ansicht nach daher nicht das Bild selbst, sondern der innere Verrechungsprozess im Verhältnis zu den Bildern, also in entscheidender Weise die Art, wie sich der Wahrnehmende in einer (oder bei einer) Aufstellung zu den Bildern in Beziehung setzt. Aus dieser Sicht ist ein Aufstellungsbild eine massive, auf allen Sinneskanälen laufende Einladung zur Aufmerksamkeitsfokussierung, und der größte Teil der Vorgänge ist nicht auf bewusster Ebene wahrnehmbar.

In der Hypnotherapie gibt es diverse Methoden, mit denen man versucht, Zugang zu den internen Hochrechnungsprozessen zu bekommen, zum Beispiel über Ideomotorik, also spontane Bewegung, und über Ideosensorik. Diese Versuche, dazu Zugang zu finden, zie-

25 Siehe Roth 1996, 2001, Damasio 1994, 2001.

len in der Hypnotherapie immer darauf, besonders gewünschte Erlebnisprozesse auf der unwillkürlichen Ebene des Erlebens anzuregen, denn Unwillkürliches wirkt immer schneller, effektiver, nachhaltiger und auch ökonomischer, d. h. mit weniger Energiebedarf als alles Willkürliche. So genannte „Trance-Induktionen" sind immer als kommunikative Rituale aufgebaut, bei denen man durch die Art der sprachlichen Angebote, aber auch durch nonverbale Angebote wie Gesten etc. Aufmerksamkeitsfokussierung auf allen Sinnesebenen anbietet, mit dem Ziel, gewünschte unwillkürliche Erlebnispotenziale anzuregen und zu unterstützen, dass diese auch mit den gewohnten willkürlichen Wahrnehmungsmustern in eine gute Koordination und Kooperation gebracht werden können.

Unter „Trance" (dies ist oft das Ziel einer hypnotischen Induktion) wird ja in unserer Kultur landläufig meist verstanden, dass jemand dabei ganz passiv-rezeptiv, am besten auch sehr entspannt, kataleptisch (also ziemlich bewegungslos), mit geschlossenen Augen und ganz nach innen gerichteter Aufmerksamkeit quasi vor sich hinträumt oder gar Schlafähnliches erlebt (griech. *hypnos* = Schlaf) und dabei womöglich den Anweisungen eines Hypnotiseurs folgt, mehr oder weniger willenlos. Dies ist ein krasses Missverständnis. Unter „Trance" wird in der modernen Hypnotherapie allgemein jedes Erleben verstanden, welches qualitativ dadurch gekennzeichnet wird, dass dabei unwillkürliches Erleben vorherrscht, etwas also erlebt wird im Sinne von „Es passiert ganz unwillkürlich", auch wenn „ich" (mein willkürliches Ich) nichts dazu willkürlich beitrage. Aus dieser Perspektive sind kataleptische Entspannungs-Trancen mit geschlossenen Augen nur ein Sonderfall, der auch jeweils sehr kritisch auf Nützlichkeit geprüft werden muss, denn solche Trancen sind therapeutisch oft keineswegs nützlich. Dann kann man auch von vielen diversen Trance-Möglichkeiten sprechen, zum Beispiel erleben viele Menschen dies beim Jogging, Musizieren, Tanzen etc. und bei all den Erlebnissen, die man heute oft als „Flow"-Erlebnis[26] bezeichnet. Viele Erlebnisse von Beteiligten in Aufstellungen können dann klar als Trance-Phänomene beschrieben werden, denn kaum steht jemand in einer Position als Stellvertreter, entwickelt er/sie oft unwillkürlich beeindruckende Erlebnisphänomene, ohne bewusst/willkürlich irgendetwas dazu zu tun. Symptome können so

26 Czikszentmihaly 1996.

auch verstanden und sehr wirksam behandelt werden als Ausdruck von Trance-Erleben, denn jeder an Symptomen Leidende erlebt und beschreibt seine Symptome nach dem Muster „Ich will es nicht, aber es geschieht gegen meinen Willen einfach unwillkürlich mit der Folge von Leid“. Wir müssen also noch die Unterscheidung machen: gewünschte unwillkürliche Prozesse und deren Kooperation mit dem zustimmenden Willkürlichen (= Wunsch- oder Lösungstrance) und ungewünschte unwillkürliche Prozesse mit heftigen Gegenreaktionen des willkürlichen Ichs, das sich dabei als ausgeliefertes Opfer dieser unwillkürlichen Prozesse erlebt (= Problem- oder Symptomtrance). Man geht dabei davon aus, dass solche „Symptomtrancen“ selbst gemacht sind, also autonome *Leistungen,* allerdings auf dissoziierter, unwillkürlicher Ebene, ohne dass man dies bewusst und willkürlich will.

Sehr kurz gesagt: Ideomotorik und Ideosensorik nutzen wir als eine Art Zugang zu unwillkürlichen Prozessen, d. h., man betrachtet die jeweils spontanen, unwillkürlichen Körpersignale, zum Beispiel minimale Bewegungen oder auch spontane Empfindungen, als wertvolle Feedbackinstrumente aus dem autonom funktionierenden unbewussten, unwillkürlichen, intuitiven Bereich des Erlebens. So kann man zum Beispiel spontane Fingersignale als Zeichen für Zustimmung oder Ablehnung für bestimmte Fragestellungen an die unbewussten Wissensbereiche codieren und nutzen. Dies kann ein sehr wertvoller Interventionsbereich sein[27].

Auch in der kinesiologischen Arbeit können Sie ähnliche Prozesse beobachten, zum Beispiel mit Muskeltests. Das sind nichts weiter als ideomotorische und ideosensorische Rückkopplungsverfahren. Man testet zum Beispiel, ob der Muskel steif oder entspannt ist, je nachdem, was für ein Gedanke angeboten wird. Mit Teams mache ich manchmal solche kinesiologischen Grundexperimente: Man führt jemanden raus aus dem Team und lässt den Rest des Teams auf den Gedanken fokussieren: Du bist nicht willkommen! Dann macht man noch mal einen Muskeltest mit dem Hinausgeführten, und die Muskeln reagieren regelmäßig schwächer.

Dann macht man das Gleiche noch einmal und lässt das ganze Team auf „Du bist herzlich willkommen!“ fokussieren. Und es ist unglaublich, wie, ohne dem Hinausgeführten ein Wort darüber zu

27 Cheek a. LeCron 1968, Rossi a. Cheek 1988.

sagen, die Muskeltests dann sofort stärker ausfallen. Es gibt also eine unendliche Zahl von intuitiven Wahrnehmungskompetenzen, die entsprechend verarbeitet werden.

Eine Aufstellung ist für mich ein komplexes Geschehen, in dem solche Rückkopplungschancen aufgebaut werden. Es ist quasi eine hypnotische Induktion, und zwar nicht in dem Sinne „Sie schließen jetzt die Augen!". Das ist ja das dümmlichste Vorgehen. Wenn man weltweit Tranceinduktionen anschaut, laufen die wenigsten so ab. Bei erfolgreichen schamanischen Heilungsritualen wird zum Beispiel auch die soziale Gemeinschaft einbezogen und viel Bewegung inszeniert.

Während einer Hypnose laufen nur völlig natürliche Prozesse ab, die nur in intensivierter, konzentrierter Form das wiederholen, was auch im Alltag ständig geschieht. Mit Schlaf hat das nicht das Geringste zu tun. Ein hypnotisches Kommunikationsritual zielt letztlich immer darauf ab, Imaginationen auf allen Sinnesebenen (visuell, auditiv, kinästhetisch, olfaktorisch, gustatorisch) anzuregen. Man geht dabei davon aus, dass die Art und der Inhalt der Imaginationen sich dann mit großer Wahrscheinlichkeit jeweils psychophysiologisch manifestieren. Dies geschieht auch sonst im Leben permanent.

Wenn man zum Beispiel einen Traum hat, wobei man auf die übliche, quasi die natürliche Art träumt, wird körperlich und seelisch exakt das abgebildet, was man als Bilder oder besser gesagt als inneren Film (als Inhalt des Traums) gehabt hat. Hat man einen Albtraum, wird der Körper des Träumenden meist mit sehr hohem Blutdruck, schnellem Herzschlag, Schweißausbruch, Todesangst und entsprechenden hormonellen Ausschüttungen reagieren. Dies läuft völlig autonom, unwillkürlich ab, stellt also einen Teil unserer unwillkürlichen Erlebnispotenziale dar. Ändert man seinen Traum oder besser gesagt ändert sich die Traum-Imagination (denn nichts anderes als eine ganzheitliche Imagination ist ja ein Traum), hat man sofort eine veränderte psychophysiologische Reaktion. Das zeigt auch, dass wir ein enormes Potenzial an Erlebnismöglichkeiten besitzen. Alle diese Prozesse sind ja von uns selbst gemacht, allerdings auf unwillkürlicher Ebene. Leider wird dies von den meisten Menschen viel zu wenig genutzt. Wenn man bedenkt, was für eine hervorragende Kompetenz darin liegt, in einem Traum in kürzester Zeit den hohen Blutdruck und die Tachykardie, die mit dem Albtraum-„Film" einhergehen, nur durch spontane Umfokussierung auf angenehmere Traumszenen wieder drastisch auf ein gesundes Niveau zu bringen (was ja sehr oft einfach spontan in Träumen geschieht), ohne jede Medikation, erahnt man, was durch systematische Nutzung dieser Prozesse zum Beispiel im Bereich der Psychosomatik erreicht werden kann. Wir nutzen genau dies in unserer psychosomatischen Arbeit an der Fachklinik am Hardberg und der SysTelos-Klinik in Bad Hersfeld sehr zielgerichtet.

Dabei wird ja meist davon ausgegangen, auch in vielen Arbeiten zum Träumen, dass die Traumbilder an sich es wären, die da wirken. Dies ist ein klarer Irrtum. Alle Forschungen zum luziden Träumen beweisen, dass nicht die Bilder selbst wirken, sondern die Art, wie sich der jeweilige Beobachter auf sie bezieht. Etabliert man, was durch einige Übung relativ leicht geht, eine Beobachterposition im Traum, kann man die vorher schlimmsten Albträume quasi aus sicherer Distanz wahrnehmen, während sie weiter ablaufen, und je nach Wunsch auch direkt hilfreich in das Geschehen eingreifen und den Traum und damit auch das ganze psychophysiologische Erleben wirksam verändern.[28] Aber auch viele Forschungsergebnisse der Hypnotherapie belegen, dass sich zum Beispiel sofort Ihr Blutbild verändert, wenn Sie entsprechend imaginieren. So kann man sein Immunsystem stärken oder schwächen, je nach Imagination.[29] Der Bereich der Psychoneuroimmunologie liefert dafür ja auch viele Belege.

Alle hypnotischen Prozesse versuchen nur, diese natürlichen Phänomene systematisch nachzubilden und zu nutzen, um insbesondere mit unseren unwillkürlichen Potenzialen hilfreich zu arbeiten. Dabei wird klar davon ausgegangen, dass dies alles von uns selbst autonom gemachte Prozesse auf unwillkürlicher Ebene sind. Die Grunderkenntnisse der Autopoiese, zum Beispiel der Satz „Alles, was gesagt wird, wird von einem Beobachter gesagt“[30], wird hier immer so umgesetzt mit dem äquivalenten Satz: „Jede Fremdsuggestion (besser ‚Fremd-Einladung‘) kann nur wirken, wenn sie zu einer autonomen Selbstsuggestion wird.“ Alle unwillkürlichen Prozesse sind also Ausdruck von Eigenkompetenzen autonomer Sub-

28 La Berge 1991, Tholey u. Utech 2000.

29 Vgl. z. B. Bongartz u. Bogartz 2000.

30 Maturana u. Varela 1994.

jekte. Wie geschieht es also, wenn sie aus einem Traum wieder herausgehen? Ist es der Traum, der wirkt? Oder ist es die Beziehung des Träumenden zum Traum, die wirkt?

Nicht das Bild selbst wirkt, auch kein Aufstellungsbild, sondern immer das, was der Beteiligte autonom daraus macht. Eine Aufstellung kann in vielen Fällen als eine sehr starke Einladung zur Aufmerksamkeitsfokussierung wirken. Aus den Beschreibungen zum Thema „Trance" kann man klar ableiten, dass man eine Aufstellung auch als eine intensiv wirkende Form der Trance-Induktion (im Sinne von „anregen von unwillkürlichen Prozessen") verstehen kann. Aus meiner Sicht wirken Aufstellungen, wenn sie entsprechend rituell vorbereitet, eingeführt und begleitet werden, wie intensive Formen ganzkörperlicher Imaginationen mit den entsprechenden Wirkungen auf allen Sinnesebenen (also ähnlich wie sehr intensive Tagträume zu bestimmten Themen).

Ich habe aber sehr wohl auch schon erlebt, dass eine Aufstellung kaum Wirkkraft bekam. Das liegt zum Beispiel sehr stark auch daran, wie die ganze Aufstellungs-„Veranstaltung" rituell aufgebaut wird, insbesondere von den LeiterInnen. Je nachdem, wie diese dem Ereignis „Aufstellung" (suggestiv) Bedeutung geben, bewirkt das gleiche Bild völlig unterschiedliche Erfahrungen.

Dann stellt sich auch nicht die Frage, wie bewirkt die Aufstellung in Gunthards Beispiel ein quasi narkoleptisches Erleben, das zugegebenermaßen sehr spektakulär Eindruck machen kann. Aus hypnotherapeutischer Sicht würde man fragen: Wie bekommt man es selbsthypnotisch hin, so blitzschnell auf unwillkürlicher Ebene eine narkolepsieähnliche Erfahrung zu machen und wieder herauszukommen? Auch hierbei zeigt sich, dass wir offenbar alle Kompetenzen haben, um psychosomatische Prozesse zu erzeugen und auch wieder aufzulösen.

Und weiter wird dies verbunden mit der systemischen Perspektive: Wie wirken die diversen Kommunikations- und Interaktionsangebote verschiedener Beteiligter und sonstiger Kontextfaktoren als wechselseitige Einladungen zur Aufmerksamkeitsfokussierung aufeinander ein, so dass sie wirksame soziale Realitäten „weben"? Wobei dies ein permanentes und ständig sich veränderndes Wechselspiel zwischen innen und außen darstellt, denn niemand und kein Kontext kann ein autonomes lebendes System zu einer bestimmten Erfahrung zwingen, sondern immer nur als mehr oder weniger kräftige Einladung wirken. Was die Einzelnen dann aus den interaktionellen Einladungen autonom machen, wirkt sofort wieder auf den Kontext ein, wir sind also alle permanent einladende Umwelten füreinander, uns ständig so zwar beeinflussend, aber niemand hat dabei die Kontrolle und schon gar nicht das Wissen, „wie es wirklich ist, womöglich sogar noch für andere".

Mit der gleichen Perspektive wird hier herangegangen an alle Themen, die die Vergangenheit betreffen: Die These, die ich nutze, ist: Nicht die Vergangenheit bestimmt die Gegenwart. So auch nicht die ungewürdigte Urgroßmutter, wegen der jemand angeblich Magenschmerzen haben *musste*, linear-kausal ausgedrückt. Die Beziehung, die ich in der jeweiligen Gegenwart zur Vergangenheit herstelle, bestimmt die Bedeutung der Vergangenheit. Wenn wir an der Fachklinik am Hardberg mit als traumatisiert eingestuften Leuten arbeiten, glauben diese zunächst, dass die Vergangenheit sie ursächlich zu Opfern macht. In relativ kurzer Zeit kann man ihnen aber zeigen: Je nachdem, wie sie zur Vergangenheit in Beziehung treten – und sie haben nicht eine Vergangenheit, sondern viele Vergangenheiten (im Sinne davon, dass sie viele sehr unterschiedliche Erlebnisepisoden mit jeweils sehr unterschiedlicher Wirkung in der so genannten Vergangenheit haben) –, entsteht ein völlig anderes Wirkungsfeld. Welche Position in der Gegenwart wäre dann eine gute Beobachtungsposition, um sich mit allen diesen Prozessen zu beschäftigen? Solche Überlegungen drücken sich in unserer Arbeit so aus, dass wir, bevor wir uns mit der Vergangenheit unserer KlientInnen beschäftigen, zunächst erst einmal sehr sorgfältig mit ihnen die Wahrnehmung einer sicheren Beobachterposition aufbauen (Dissoziation), aus der heraus sie geschützt und mit Überblick und kognitiven neuen Wahlmöglichkeiten diverse Episoden aus ihrer Vergangenheit anschauen können. Sonst könnten sie in gefährdender Weise von der Betrachtung überflutet werden und dekompensieren. Solche gefährlichen Entwicklungen, die bis in psychotische Episoden oder auch massive Suizidalität eskalieren können, habe ich schon oft gesehen, wenn danach solche KlientInnen zu mir zu Kriseninterventionen geschickt wurden, übrigens auch nach Aufstellungen, auch solchen von Bert Hellinger selbst, aber auch von anderen Aufstellern. Daher achte ich auch immer sehr darauf: Was ist eine optimale Wahrnehmungsposition, um die Dinge anzuschauen. Dieses

Vorgehen, schützende, dissoziierende Beobachterpositionen als erste Intervention aufzubauen, haben übrigens viele Trauma-Therapeuten wie z. B. Luise Reddemann[31] übernommen.

Der zweite wichtige Punkt ist der, dass jede Aufstellung für mich immer nur ein Mittel zum Zweck ist. Wie etwas wirkt und ob es überhaupt irgendetwas Relevantes bewirkt, hängt stark auch vom Sinnkontext ab, in dem es abläuft, also davon, *wofür* man es tut. Wenn alles Erleben ein Ergebnis der Aufmerksamkeitsfokussierung ist, wird es von entscheidender Bedeutung, wohin ich fokussiere während einer Aufstellung. Der Sinn einer Aufstellung und ihre Wirkung werden weitgehend davon bestimmt, mit welchen Fragestellungen, mit welchen Anliegen sie gemacht wird.

Nun kann ich ja auch sagen: Das organisieren die Leute selbst. Zu meinem Selbstverständnis als Therapeut gehört es aber, dass ich einen Auftrag und ein Ziel habe, wenn ich mit Klienten arbeite. Ich will nicht mehr implizit denken, das und das wäre gut für jemanden.

Ich habe natürlich immer Hypothesen dazu, was ein sinnvoller Fokus sein könnte, auch dazu, was vielleicht eine sinnvolle Entwicklung (Zielvorstellung) sein könnte. Man kann gar nicht vermeiden, Hypothesen zu entwickeln. Dies läuft automatisch und unwillkürlich ab. So schaffen sich und finden Menschen grundsätzlich Orientierung. Diese Hypothesen biete ich auch oft transparent an, aber eben immer nur als Hypothesen in einer fragenden Haltung. Daraufhin biete ich Rückkopplungsschleifen durch Fragen an, zum Beispiel indem ich die KlientInnen bitte, auf die intuitiven, auch körperlichen Rückmeldungen zu achten (Wohlgefühl, Anspannung etc.), welche durch meine Angebote auf unwillkürlicher Ebene ausgelöst werden, immer mit dem Angebot, dass diese Rückmeldungen als Ausdruck ihrer intuitiven Wissenskompetenz über Stimmigkeit für sich gewertet werden können (Kompetenz-Fokus). Diese Rückmeldungen werden dann als die entscheidende Information genutzt, nicht meine Hypothesen. Ich gehe also, anders als Bert Hellinger, davon aus, dass ich niemals sehen kann, „was ist", sondern davon, dass ich eben nur sehe, was ich in meiner eigenen „Wahrgebung"[32],

31 Reddemann 2001.
32 Siehe Schmidt 2004, S. 179 ff.

also in meiner autopoietischen Realitätskonstruktion als Bild entwerfe. Dies kann, wie viele KlientInnen immer wieder sagen, eine sehr hilfreiche Anregung zu eigenständigen Such- und Findeprozessen werden, aber letztlich wählen die Ziele dann die Klienten selbst aus.

Eine Aufstellung dient also bestimmten Funktionen. Diese sind jeweils aus den definierten Zielen und Aufträgen abzuleiten. Macht man dies mit Achtung für diese Aufträge, dann macht man keine Aufstellung, die beschreibt, „wie das System ‚war' oder ‚ist'". Die Aufstellung wird viel mehr zur ganzheitlichen Imagination, die als Mittel für die gewünschten Aufträge dient. Sie wird zum fokussierenden Ritual, welches hilft, die Aufmerksamkeit aller Beteiligter intensiv entsprechend der Fragestellungen und der gewünschten Ergebnisse zu fokussieren. Anders formuliert: Die Aufstellung beschreibt so gesehen eigentlich nie das System, mit dem sie sich beschäftigt, schon gar nicht im Sinne „wie es ist", sondern sie drückt eine vieldimensionale Beschreibungschance für die eingebrachten Anliegen aus. Dies betone ich deshalb so deutlich, damit dem entgegengewirkt wird, dass die Aufstellung verstanden wird als eine Aussage über das System an sich, mit dem sie sich beschäftigt. Dies wäre aus meiner Sicht ein Missverständnis. Würden wir mehrere Beteiligte aus dem „gleichen" System nach ihrem Aufstellungsbild fragen, ist nach meiner Erfahrung die Wahrscheinlichkeit hoch, dass wir unterschiedliche Bilder erhalten würden. Also ist jedes Aufstellungsbild letztlich Ausdruck der Wahrnehmungen und, was mir besonders wichtig ist, der anerkennenswerten Bedürfnisse desjenigen, der die Aufstellung will.

In diesem Sinne können Aufstellungen für typische Funktionen dienen, z. B.:

a) Erklärende Funktionen

Wenn jemand immer wieder bestimmte Erlebnismuster wahrnimmt, entweder (was meistens zu einem Auftrag führt) leidvolle, belastende oder aber auch sehr schöne, als hilfreich erlebte (woraus sehr viel seltener ein Auftrag abgeleitet wird, aus meiner Sicht leider), kann es sehr hilfreich sein, eine Aufstellung als Hilfe dafür zu nutzen, sinnstiftende Erklärungsmuster aus ihr abzuleiten darüber, wie man sich eben diese Erlebnisse aus der Betrachtung zum Beispiel dieses Bildes des Herkunftsfamiliensystems (oder eines anderen als relevant definierten Systems) „erklären" kann. Natürlich wäre auch diese Erklärung aus hypnosystemischer Sicht nicht die Wahrheit, die können wir einfach nicht „dingfest" machen, aber sehr wohl ein hilfreiches Musterelement, welches Orientierung und damit auch für heute und die Zukunft hilfreiche Handlungsmöglichkeiten eröffnen kann. Dabei kann manches, was bisher als Defizit beschrieben war, als Kompetenz erlebbar gemacht werden. Dies bewirkt wieder eine andere, mehr auf Kompetenzen fokussierende Aufmerksamkeit, die wieder eine kraftvollere Bewusstseinsdynamik auslöst. Aufstellungen wirken so wie Orientierung und Kraft gebende Trance-Induktionen (im Sinne des oben beschrieben Trance-Begriffs). In oft direktem Zusammenhang mit diesen Erklärungsfunktionen ergeben sich aus Aufstellungen auch:

b) Das bisherige Erleben würdigende Funktionen

Diese sind besonders günstig dann, wenn das zur Aufstellung führende Erleben der AuftraggeberInnen (oder auch anderer Systemmitglieder, die mit aufgestellt werden) bisher nicht gewürdigt wurde und/oder sehr abgewertet worden ist. Oft haben AufstellungskundInnen in ihren Systemen als Kinder erlebt, dass ihr Erleben tabuisiert und exkommuniziert war (sehr häufig dann, wenn jemand Missbrauchserlebnisse in seiner Herkunftsfamilie erleiden musste). Dann kann eine Aufstellung, wenn sie das bisherige Erleben als angemessen, verstehbar oder sogar als wertvolle Loyalitätsleistung würdigt, als intensive positive Konnotations-Intervention wirken. Auch dies hat meist sofort eine direkte Wirkung auf die Verbesserung des Selbstbildes der aufstellenden Person, bewirkt also schnell eine „Kompetenz-Trance" (Aufstellung als Reframing- und Self-Empowerment-Trance).

c) Bedürfniserkennende Funktion

Wenn man während einer Aufstellung darauf fokussiert, was die Protagonisten jeweils in ihrer Position für eine gesunde Entwicklung brauchen können, ergeben sich durch deren Rückmeldungen dazu sehr wertvolle Informationen über die diversen Bedürfnisse der Beteiligten, meist viel schneller und reichhaltiger, als man das mit kognitiveren Methoden erreichen könnte (Aufstellung als Trance und als Kontakt zum intuitiven Wissen über Bedürfnisse).

d) Funktion der Ankerung von Problem-Muster-Unterbrechungen oder Problem-Trance-Exduktion

(also das Gegenteil einer üblichen Trance-Induktion)

Wenn jemand Symptome (oder allgemein unerwünschtes Erleben) erleidet, ist dies ja Ergebnis von vorherrschenden ungewünschten, unwillkürlichen Prozessen. Diese zu unterbrechen und/oder außer Kraft zu setzen, wird von den meisten Menschen als außerordentlich schwer oder gar fast unmöglich erlebt, einfach schon deshalb, weil Unwillkürliches eben immer schneller und stärker wirkt als alles Willkürliche. Nach dem Gesetz der Hebb'schen Plastizität („cells that fire together wire together")[33] ergibt sich dies schon deshalb, weil die ungewünschten Muster mit vielen Kontextfaktoren vernetzt („verdrahtet"/verkoppelt) sind und außerdem meist schon so oft abgelaufen sind, dass sie quasi automatisiert sind. Dann genügt es, dass selbst wenn man im inneren Prozess schon sehr gut Muster der gewünschten Art aktiviert hat, nur wenige typische Reize im systemischen Kontext auftreten müssen, um die alten ungewünschten Muster zu aktivieren, die sich dann wieder schneller durchsetzen, als man (bewusst) denkt. Das entspricht dem, was Pawlow schon bestätigt hat für seinen berühmten Hund mit der Glocke, die Speichelfluss auslöst auch ohne angebotenes Fressen. Da muss nur jemand auf eine bestimmte altgewohnte Art schauen, etwas sagen, oder auch nur ein Geruch im Kontext wahrgenommen werden, der mit ungewünschten Mustern oft einherging, und schon sind wir davon wieder hypnotisiert. Meist werden dann solche Reaktionen von den Beteiligten als Unfähigkeit, Versagen etc. abgewertet. Dies wieder hilft nicht, sondern verstärkt oft das Problem.

Hier können Aufstellungen als sehr hilfreiche Chance genutzt werden, um nun gewünschtere Muster anzukoppeln (zu vernetzen) an diese alten Reize, die man ja oft nicht vermeiden oder direkt ändern kann. So können dann sogar solche Musterelemente oder probleminduzierende Beiträge im systemischen Kontext, die bisher als Bedrohung erlebt wurden, weil man sich ihnen ausgeliefert fühlte, für gewünschte Lösungen genutzt werden. Ich habe das „die Problem-Anker als Lösungs-Wecker nutzen" genannt.[34] Besonders hilfreich wird dies dann, wenn man auch hier eine Aufstellung nicht

33 Hebb 1949.
34 Schmidt 2004, S. 57.

statisch durchführt, sondern mit einem sehr langsamen rituellen Ausdruck der Interaktionsbeiträge. Dazu führt jede beteiligte Person im Problemmuster genau die Beiträge auch mimisch und gestisch symbolisiert aus, welche vom Auftraggeber der Aufstellung als Teil des Problemmusters angesehen werden. Dann macht die Person, die alternative Lösungen sucht, zunächst auch den Beitrag, der bisher ihre Problemreaktion symbolisiert. Da sie dies nun willkürlich macht (wie eine symbolisierende Symptom-Verschreibung), wird die Kraft des Unwillkürlichen in mehr Willkürliches überführt (Exduktion aus der Problem-Trance). Die so ritualisierten alten Problembeiträge werden nun verknüpft mit Körperkoordination und sonstigen Beiträgen der Person, die als Ausdruck gewünschten Reagierens von ihr erlebt werden. Wenn man dies rituell einige Male durchspielt, etabliert sich oft sehr schnell und nachhaltig wirksam ein neues gewünschtes Muster auch auf unwillkürlicher Ebene. Dann wirken in Zukunft die alten Problemauslöser nun wie eine unwillkürliche Erinnerungshilfe für das neue Muster. Aufstellungen können so zu enorm guten und schnellen Hilfen werden, welche zu viel größerer Unabhängigkeit von ungewünschten Außenreizen beitragen.

Aufstellungen können dabei auch eine große Chance darstellen dafür zu üben, wie man mit intensiven inneren Bildern hilfreich umgehen kann. Dafür ist es aber notwendig, dass wir nicht nur die Aufstellung selbst ins Licht der Aufmerksamkeit bringen, sondern gerade auch den Prozess, wie wir mit diesen Bildern umgehen, insbesondere auch, wie wir uns in unserer Wahrnehmung auf sie beziehen, ob wir sie zum Beispiel sehr nahe an uns herankommen lassen (Assoziation) oder eher die Position, an die wir sie autonom in unserer Wahrnehmung setzen, in Distanz und Richtung verändern. Wenn ich ein Systembild meiner Herkunftsfamilie, was mich bisher sehr belastet hat, von dem ich bisher angenommen habe, es würde widerspiegeln, wie meine Herkunftsfamilie war, so dass es eben belastende Wirkung in meinem Leben für mich hatte, nun daraufhin anschaue, wo in meinen inneren Wahrnehmungsprozessen dieses Bild von mir positioniert wurde, wenn es sehr belastend wirkte (z. B. rechts von mir, links von mir etc., sehr nahe oder weit weg etc.), und ich verändere imaginativ nur diese Koordinaten, wird sich in Sekunden erweisen, dass sich meine Befindlichkeit sofort mit dieser Änderung ebenfalls verändert. Damit kann ich aber auch verstehen, dass es nicht die Herkunftsfamilie an sich war, die so wirkte, sondern meine Art, wie ich sie innerlich verarbeitet habe. Verstehe ich das einmal, kann ich sofort bisherige Opferpositionen in meinem Erleben verändern, wieder autonomer gestalten, mehr Wahlmöglichkeiten erleben und so freier mit den Beziehungen zu dem jeweils betrachteten System umgehen. Diese Art des Vorgehens entspricht aus meiner Sicht sehr viel besser den Metazielen systemischer Arbeit, zum Beispiel Wahlmöglichkeiten erhöhen, als wenn eine Aufstellung angewendet wird mit Beschreibungen oder Fragen wie „Wie war deine Herkunftsfamilie?", „Wie ging es dir in ihr?". Dies ist zwar gut gemeint und kann auch ein gutes Pacing darstellen (Abholen des Klienten in seinem bisherigen Erleben), aber implizit stellen solche Fragen für mich auch Verdinglichungen dar, die eine ungünstige Aufmerksamkeitsfokussierung ergeben können.

e) Funktion wertvoller Suchhilfe für aktuell optimal passende Lösungsinteraktionen

Eine Aufstellung wird in aller Regel dann gemacht, wenn damit jemand etwas erreichen will. Sie dient also als Mittel für gewünschte Lösungen und hätte ihren Zweck immer dann optimal erfüllt, wenn sie in das Ergebnis eines gewünschten Erlebens einmünden würde. Da, wie dargelegt, alles Erleben immer Ergebnis von Aufmerksamkeitsfokussierung ist, wäre, würde man nur diesen Aspekt konsequent umsetzen, letztlich nur eine Lösungsaufstellung sinnvoll, alles andere wäre überflüssig. Im Konzept von de Shazer wird zum Beispiel „problem talk" – also eine Gesprächsfokussierung auf das Problemerleben – eher so weit es geht vermieden, mit der Überlegung, dass sonst das Problemerleben wieder mehr induziert werden könnte. Deshalb versucht man dort, so schnell als möglich, zum Beispiel mit „Wunderfragen" (d. h. mit Fokussierungen auf die gewünschte Zukunft), dieses Lösungserleben zu aktivieren. Wie Steve de Shazer mir gegenüber in vielen Diskussionen immer wieder betonte, haben aus dieser Sicht die Welt des Problems und die Welt der Lösung nichts miteinander zu tun. Hirnphysiologisch würde man sagen, sie repräsentieren jeweils völlig unterschiedliche neuronale Netzwerke. So könnte dann schon schnell nach Beginn einer Aufstellung der Leiter dazu einladen, als Verkörperung der „Wunderfrage" gleich die gewünschte Lösung im dargestellten System zu stellen (Aufstellung als „solution talk"). In einigen Fällen habe ich die Erfahrung gemacht, dass dies durchaus sehr wirksam sein kann. Dies hängt aber sehr davon ab, wie die Erwartungshaltung der KlientInnen ist. In den meisten Fällen sind diese zu Beginn so sehr in das Problemerleben absorbiert und glauben so intensiv daran, dass man zunächst das Problem verstehen müsse, um dann zu einer Lösung zu kommen, dass es die Beziehung sehr belasten würde, wenn man nur die Stellung eines Lösungsbildes vornehmen würde. Außerdem erleben die meisten KlientInnen ein starkes Bedürfnis danach, zunächst darzustellen, wie es bisher war (Funktion der Würdigung des Bisherigen); dieses würde dann sehr frustriert, die Motivation für lösungsorientiertes Handeln meist drastisch reduziert. Deshalb erweist es sich meist als viel hilfreicher, zunächst eine Problem-Aufstellung zu machen, dies aber nur als Start dafür zu nutzen, dann schnell alle Beteiligten einzuladen, nach einem Platz und einer Haltung zu suchen, die ihr Befinden optimal werden lassen. So wird sie zur wertvollen Suchhilfe für die Lösung und stellt dann eine intensive Imaginations-Chance dar, um sich dieses Lösungsbild immer wieder auch im Alltag danach zu vergegenwärtigen, wodurch der Transfer in den Alltag sehr unterstützt wird.

Diese Art der Aufstellung, also sie zu nutzen als Suchhilfe für passende Lösungsmuster, ist wahrscheinlich die am häufigsten angewandte. Sie ist ja meist assoziiert mit Fragen der KlientInnen wie: „Wie war meine Familie, dass sie dieses Leid bei mir verursacht hat?" (oder Ähnliches). Aus meiner Sicht enthält sie aber schwer wiegende Tücken, wenn KlientInnen bisher ein eher linear-kausales Erklärungsmodell für ihr Erleben pflegten (was leider in den meisten Fällen zu finden ist). Stellt man dann das Problembild, kann der Glaube verstärkt werden, es wäre einem bisher so oder so gegangen, *weil* die Familie so gewesen sei, wie man es nun stellt. Die Familie wird so als Täter und Ursache des Erlebens beschrieben, was Opfererleben und ein Bild eigener Ausgeliefertheit und Inkompetenz verstärken kann. Dann bewirkt die Aufstellung auch sehr oft eine generalisierende Beschreibung über die Vergangenheit, als ob es immer so gewesen wäre und immer das beschriebene Erleben bewirkt hätte. So kann aber der Blick wegfokussiert werden von vielen wertvollen Informationen über Lösungserleben und Kompetenzgestaltung im bisherigen Leben. Wenn in einer Aufstellung Zusammenhänge so konstruiert oder hergestellt werden, dass sie einmünden in Aussagen wie „Da ist eine wichtige Großtante nicht gewürdigt, sondern massiv abgewertet (oder ausgestoßen) worden, *und deshalb wirkt das noch destruktiv für dich nach"* (Ähnliches habe ich schon oft von Bert Hellinger und Aufstellern in seiner Nachfolge gehört), dann werden damit linear-kausale Verknüpfungen konstruiert, welche die Adressaten solcher Aussagen als potenzielle Opfer definieren. Es wird konstruiert, dass das eventuelle „Nicht-Würdigen" dieser Großtante (oder wem auch immer sonst) an sich die so definierte (oder auch so erlebte) destruktive Wirkung erzeugt hätte. Damit wird potenziell die Kompetenz für Wirksamkeit in die Vergangenheit und das „Nicht-Würdigen" hineindefiniert. Genau das widerspricht nicht nur allen Erkenntnissen der Autopoiese-Forschung (Selbstorganisation autonomer lebender Systeme), sondern auch den Ergebnissen der Salutogenese- und der Resilienz-Forschung.[35] Diese belegen klar, dass selbst bei noch so schlimmen Erlebnissen in der Vergangenheit sehr viele Menschen in der Folge daraus hervorragende, gesunde und hochkompetente autonome Entwicklungen machen. Nicht die Vergangenheit an sich wirkt also, sondern das, was in der jeweiligen Gegenwart von den autonomen Subjekten gemacht wird, und dabei sind sie durch keinen Kontext grundsätzlich zu irgendeiner Art der Verarbeitung gezwungen. Dies kann man als klar belegt ansehen.

Eine Aufstellung sollte immer ein Ritual sein, welches Eigenkompetenz und Wahlmöglichkeiten intensiv erlebbar macht. Dies wird viel mehr gewährleistet, wenn man Aufstellungen mit einfachen Grundinterventionen der Lösungsorientierung verbindet. Wenn ein Klient ein Problemerleben präsentiert, für das er eine Aufstellung will, schlage ich zunächst vor, dass wir (nach einer Klärung der Zielvisionen) seine bisherigen Erfahrungen auf Variationen prüfen, zum Beispiel mit Hilfe von Skalierungen. Dann findet man immer Muster von leidvollerem, aber auch von gewünschtem Erleben. Diese „Ausnahmen vom Problem" beweisen eindeutig, dass es nicht die (in einer Aufstellung sonst als Anfangsbild gestellte) Systemorganisation an sich gewesen sein kann, die das Erleben verursachte. Denn wir finden ja nun ganz unterschiedliches Erleben auf dem Hintergrund eines Systems, das ja bisher beschrieben wurde als „So ist es ..." oder „So war meine Familie, und deshalb ging es mir so ...".

Um die gerade dargelegten Gefahren solcher linear-kausal wirkenden Fragen zu vermeiden, finde ich es als Auftragnehmer sehr

35 vgl. Antonovsky 1993 bzw. Gerspach 1999; Fachhochschule Darmstadt 1999.

wichtig, zunächst mit den KlientInnen durchzusprechen, dass man aus hypnosystemischer Sicht nicht so oder so „ist", sondern von einem Bewusstseinszustand zum nächsten driftet. Wenn es einem schlecht geht, ist man in einer entsprechenden „Trance", geht es einem gut, ist man in einer anderen Trance mit einer anderen Wahrnehmung und mit einer anderen Physiologie („Trance" hier wie beschrieben verstanden als das Vorherrschen von unwillkürlichem Erleben, s. o.). Wir sind multiple Persönlichkeiten mit hunderten von Mustern. Wir sehen immer ähnlich aus, sind aber immer anders. So ist es auch mit Familien. Meine Hypothese ist: Ich habe nicht nur eine Familie. Ich habe hunderte von Familien. Wer schon pubertierende Kinder in seiner Familie hatte, der weiß, wovon ich rede: Familie vor der Pubertätszeit der Kinder, Familie in der Pubertätszeit, und dazwischen gibt es mindestens 80 weitere. Jeder dieser Zustände geht mit bestimmten Organisationsformen einher. Und jeder geht mit bestimmten Bewusstheitszuständen einher, die in bestimmter Form vernetzt sind mit bestimmten Erlebniszuständen. Ich bilde mit einer Aufstellung nicht ab, wie die Familie war. Ich bilde noch nicht einmal ab, wie die Familie für diesen Menschen war. Sondern nur, wie diese Familie verbunden mit dem momentanen Bewusstseinszustand erscheint. Hat er einen anderen Zustand, hat er andere Beziehungen. Wenn das stimmt, hat die Aufstellungsarbeit auch einen anderen Rückkopplungsaspekt zu beachten. Die Bilder, die wir in Aufstellungen entwerfen, haben natürlich Rückwirkungen auf den Befindlichkeitszustand. Wenn ich davon ausgehe, dass das Bild die eine Familie darstellt, heißt es für mich, die Wahlmöglichkeiten des Klienten zu reduzieren.

f) Funktion der antizipierenden Feedbackhilfe

Nachdem durch Aufstellungen (aber auch durch andere Interventionen) jemand wieder Zugang zu den Potenzialen gefunden hat, die er/sie für eine gewünschte Lösung leben könnte, wird oft in einer lösungsorientierten Vorgehensweise, wie z. B. nach dem Modell von de Shazer, von den TherapeutInnen vorgeschlagen, dass man diese Muster nun auch anwendet. Dies entspricht ja auch meist dem definierten Auftrag. Auch die KlientInnen selbst erwarten das von sich. So wird man aber schnell zum einseitig parteiischen Agenten einer Veränderung. Da aber ja die Kompetenzen, die nun der Lösung dienen, praktisch immer durchaus als Potenziale auch schon im bisherigen Erlebnisspektrum der KlientInnen vorhanden waren, also eigentlich gar nichts ganz Neues darstellen, sollte man sich fragen, ob es nicht sinnvolle, anerkennenswerte Motive gegeben haben könnte, sich diese Potenziale bisher noch nicht so wirksam zu erlauben. Aus dieser Perspektive wird auch das bisher Erlittene eben oft als Loyalitätsleistung deutlich (s. o.). Dass man die Potenziale nicht genutzt hat, obwohl sie das gewünschte Erleben gebracht hätten, hat oft damit zu tun, dass man unbewusst befürchtet hatte, sie zu nutzen würde im System Belastungen bringen. Dann stellt sich aber die wichtige Frage danach, welche Auswirkungen es hätte im System, wenn man sie nun nutzen würde. Gerade hierfür kann eine Aufstellung hervorragende Hilfe bieten, besonders dann, wenn man die zu erwartenden Reaktionen im System durch sehr langsame Bewegungen darstellen lässt. Wenn jemand sich im Rahmen einer Beratung entschließt, seine bisherigen internalen und interaktionellen Muster zu verändern, kann eine Aufstellung schnell und wirksam Informationen darüber ergeben, wie sich dies wahrscheinlich in seinem jeweiligen Heimatsystem auswirken würde. Gerade dafür sind Choreografien, d. h. Aufstellungen, welche die Reaktionen in Bewegungsimpulse übersetzen, sehr hilfreich, denn sie ermöglichen, sofort sichtbar zu machen, wie andere im System (hier zunächst eben die Stellvertreter) auf die Änderungen reagieren würden.

g) Problematische Funktionen (im Sinne von Auswirkungen) von Aufstellungen

Da die Bedeutung einer Botschaft niemals der Sender bestimmt, auch wenn er noch so gute Absichten haben sollte, sondern immer autonom der Empfänger, sollten wir uns jeweils sehr genau fragen, was wir mit unseren Angeboten auslösen könnten. Natürlich kann dies kein Aufsteller kontrollieren, und kein kommunikatives Angebot von Aufstellern ist linear-kausal die „Ursache" eines ausgelösten Erlebens bei den Empfängern dieser Botschaften. Diese bleiben immer verantwortlich für ihre eigenen „Antworten" auf die Aufsteller. Aber je nachdem, was wir anbieten, tragen wir dazu bei, dass bestimmte Reaktionen, Lernprozesse etc. mit höherer oder niedriger Wahrscheinlichkeit ausgelöst werden. Fritz Simon hat vorhin darauf hingewiesen, dass in einem Aufstellungsseminar im Hellinger'schen Sinne auf der Metaebene nur wenig über das Klientensystem gesprochen wird, es wird stattdessen durch die Inszenierung der räumlichen Metapher *gezeigt*. Das Sprechen reduziert sich auf die Äußerung der Befindlichkeiten der Repräsentanten und die Interventionen des Leiters. Der kommuniziert aber nicht auf der Metaebene mit dem Klienten, sondern er gibt ihm *Anweisungen*, macht ihm *Versprechungen* und macht bestimmte „Wahrheiten" *bekannt* (zumindest Bert Hellinger tut dies).

Hier stimme ich Fritz Simon vollkommen zu. Das heißt für mich aber auch, dass jemand, der sich so verhält wie Hellinger, auch zu einem Kontext beiträgt, in dem den Beteiligten suggeriert wird, dass der Aufstellungsleiter eben besser als die anderen die „Wahrheit" weiß, dass er, wie Bert Hellinger das oft betont hat, „sieht, was ist", während die anderen dies offenbar oft nicht oder so lange nicht sehen, wie sie sich nicht der Sicht des Aufstellungsleiters anschließen. Solche Suggestionen muss zwar niemand annehmen, aber im Kontext eines oft riesengroßen Aufstellungsevents, bei dem die meisten Beteiligten sich darauf geeinigt haben, dass eben dieser Aufstellungsleiter tatsächlich die behauptete „Seher"-Kompetenz habe, fällt es offensichtlich vielen TeilnehmerInnen sehr schwer, sich gegen solche Behauptungen abzugrenzen und ihre davon abweichende Erlebnisweise weiter zu würdigen, denn dann wird oft Ausgrenzung und massive Gruppenkritik befürchtet.

Oft habe ich beobachtet, dass Bert Hellinger oder einige seiner Schüler Interventionen oder Vorschläge gemacht haben, die von den KlientInnen nicht angenommen wurden, weil sie ihnen offenbar nicht plausibel oder einfach nicht passend erschienen. Aus meiner Sicht sollten solche Rückmeldungen sehr ernst genommen und als kompetente Wahrnehmung der KlientInnen geachtet werden. Das Mindeste, um darauf in einer die Menschen würdigenden Art zu reagieren, wäre, sie nach ihren Bedenken zu fragen. Man könnte sogar daraus wieder eine kompetenzstärkende Feedbackschleife machen, indem man die Reaktion der KlientInnen definiert und behandelt als Ausdruck ihres wertvollen und klugen intuitiven Wissens darüber, was stimmig für sie ist und was nicht. Wenn dann aber, was ich bei Hellinger öfter erlebt habe, dieser sich zum Beispiel auf eine nicht zustimmende Reaktion von KlientInnen in einer Veranstaltung mit über 800 Teilnehmern an diese Großgruppe wendet und fragt: „Hört ihr, wie er es kaputtmacht?" (womit das Angebot von Hellinger gemeint ist), dann missachtet und wertet er die Reaktion des Klienten massiv ab. Gleichzeitig trianguliert er die Großgruppe und trägt zu einer Koalition von sich mit dieser bei, die der Klient aber meist als gegen sich gerichtet erlebt, dadurch unter extremen Druck und in eine extreme Zwickmühle gerät. Natürlich kann man auch in solchen Situationen loyal zu seiner eigenen Wahrnehmung und Meinung weiter stehen, aber die meisten Menschen, die in solche Veranstaltungen gehen, geben der Position des Aufstellers große Bedeutung, zumal dann, wenn sie selbst um eine Aufstellung nachsuchen. Vielfach unterwerfen sich die Klienten dann der Position des Aufstellers, was meist mit massiver Selbstentwertung einhergeht und entsprechende negative Folgen für sie hat. Dann lernen Klienten durch Aufstellungen nicht eine Stärkung ihrer Eigenkompetenz, sondern Muster, welche schon bisher zu Problemen beigetragen haben, werden meist noch verstärkt.

In den letzten Jahren hatte ich ambulant bei mir am Milton-Erickson-Institut, aber auch mehrfach stationär in der Fachklinik am Hardberg Kriseninterventionen bei KlientInnen zu machen, die eine Aufstellung bei Hellinger oder einem seiner Schüler gemacht hatten. Eine Frau zum Beispiel, die ab ihrem 8. Lebensjahr von ihrem Vater sexuell missbraucht worden war, bis sie 15 oder 16 war, und deren Mutter dies wusste und ihr nicht zu Hilfe gekommen war, sollte in einer Aufstellung zur Stellvertreterin der Mutter sagen: „Mutter, ich habe es auch für dich getan." Sie hatte sich während der Aufstellung mehrfach geweigert, das zu sagen, worauf aber der Leiter die Gruppe triangulierte, dies als Zeichen der pathologischen Abwehr der Klientin definierte und ihr prophezeite, dass sie schwere psychische und körperliche Probleme bekommen könne. Daraufhin rang sich die Klientin schließlich zu diesem Satz durch, der aus hypnosystemischer Sicht übrigens auch die implizite Suggestion enthält, dass sie während des Missbrauchs etwas getan habe, also zu diesem beigetragen habe. Danach reagierte sie präpsychotisch, sie traute ihrer Wahrnehmung nicht mehr (die ja mit Recht bisher immer gewesen war, dass mit ihr etwas getan wurde, sie aber selbst nichts getan hatte). Außerdem wurde sie auch schwer suizidal.

Solche Aufforderungen und Stellungnahmen von Aufstellern und solche Reaktionen von KlientInnen sind natürlich nicht die Regel. Sie haben mit dem wertvollen Mittel der Aufstellungen direkt gar nichts zu tun. Wenn aber jemand sich an den von Bert Hellinger oft propagierten normativen Vorstellungen und damit verbundenen Vorgehensweisen orientiert, sind solche Prozesse nicht so selten.

Dann lernen KlientInnen aber mit dem an sich wertvollen Mittel der Aufstellungen das Gegenteil von Eigenkompetenz-Aktivierung.

5.2 Ein Bild in Bewegung versetzen

Ich arbeite gerne mit Bewegungen. Wertvolle Anregungen habe ich dafür im Rahmen meiner früheren Psychodramaausbildung bekommen, aber auch durch viele Körpertherapie-Erfahrungen wie zum Beispiel mit Hakomi, Alexander-Technik, den für das Verständnis von Aufstellungen sehr interessanten Arbeiten von Felicitas Goodman[36] (Körperhaltungen als Trance-Basis in vielen Religionen und Heilungstraditionen) und auch durch tanztherapeutische Erfahrungen. Wie wir von Konrad Lorenz wissen, wird, wie ich auf eine andere Person wirke, vor allem über Bewegungsmuster wahrgenommen. Wenn jemand steht, ist das eine wertvolle Information. Häufig habe ich die Erfahrung gemacht, dass es, nachdem aufgestellt wurde, sinnvoll sein kann, die Stellvertreter aufzufordern, Tai-Chi-artige Bewegungen auszuführen. Dies meint, dass jede Person ihre typischen Interaktionsbeiträge, die sie ja in die Richtung verschiedener Personen im System macht, in sehr langsamer, ritualisierter, symbolischer Form auch mimisch und gestisch ausdrückt. Dadurch werden für die Beteiligten die permanent wirkenden Rückkopplungsschleifen im System deutlich, und es wird auch deutlicher, was der hilfreichste nächste Schritt wäre. Um dies zu klären, wird vorgeschlagen, zunächst die Position und die Bewegungen auszudrücken, die zum Bild gehören, welches als Darstellung des Bisherigen gestellt wurde. Dann werden z. B. alle gleichzeitig gefragt: „Was wäre die Bewegung, die dir jetzt gut tun würde?", und alle drücken dies dann aus, bis es für jeden Beteiligten stimmt. So wird ein synchroner Suchprozess erfolgreich durchgeführt. Weiter kann so schnell erlebt werden, welche Rückwirkungen eine bestimmte Veränderung, die der Aufstellungsklient in Zukunft vielleicht machen will, im System auslösen könnte. Dazu werden alle eingeladen, zunächst wieder das Bisherige darzustellen, dann verändert der Klient seine bisherigen Beiträge in die von ihm gewünschte neue, als optimaler Ressourcenzustand erlebte Richtung, und alle anderen werden eingeladen, nun

36 Goodman 2000, 2003.

die spontanen Impulse auszudrücken, die durch die Änderung des Klienten in ihnen ausgelöst werden.

Teilnehmerin: Arbeiten Sie dann mit dem Repräsentanten oder dem Klienten selbst?

G. S.: Ich arbeite dann gerne mit Repräsentanten. Aber für mich ist es ganz wichtig, den Klienten am Ende einer Aufstellung selbst hineinzustellen, um zu prüfen, wie der Platz für ihn ist. Dann kann er direkt noch einmal nachspüren, wie besonders die dargestellte Lösung sich auf ihn auswirkt, und vor allem auch wie es auf ihn wirkt, wenn im System Reaktionen auf seine neuen Beiträge kämen, die dagegensteuernd wirken für ihn. Dann kann er noch deutlich wahrnehmen, was hilfreich wäre, das Gewünschte umzusetzen, auch wenn „Gegenwind" da ist. In Teams arbeite ich mit den realen Personen. Viele Organisationsaufsteller betonen, dass sie nicht mit den direkten Teammitgliedern arbeiten, und zwar deshalb nicht, weil die aktuellen Beziehungen im Team zu stark das beeinflussen würden, was sich die Einzelnen an ihren jeweiligen Plätzen zu fühlen und allgemein zu erleben gestatten. Ich bin in dieser allgemeinen Form nicht dieser Meinung. Ob das so wirkt, hängt sehr stark davon ab, wie man es macht und wie der Kontext des Teams gestaltet ist. Außerdem fände ich es sehr schade, wenn ein so wertvolles Interventionsmittel wie Aufstellungen oder, in meiner Art der Anwendung, System-Choreografien nur mit einzelnen Leuten aus einem Team stattfinden könnte, die dann ihr Team eben mit vielen Stellvertretern stellen. Ich habe auch schon gesehen, dass jemand eine ganze Truppe von Stellvertretern mit in eine Teamsupervision genommen hat, um ja nicht mit den direkten Teammitgliedern zu stellen. Das ist aus meiner Sicht ein viel zu hoher Aufwand, der es sehr unrealistisch werden lässt, dass Auftraggeber das bezahlen.

Stellt man mit den Teams selbst auf, ist es sehr wichtig, zunächst miteinander daran zu arbeiten, welcher Umgang mit Unterschieden im Erleben, in den Meinungen und Wünschen der Beteiligten für das Team die erfolgreichsten Ergebnisse bringen würde. Das ist schon eine Phase der Intervention, die ohnehin weit über die Aufstellung hinaus zu „multikultureller Kooperation" oder „optimaler Orchestrierung" der unterschiedlichen Team-„Instrumenten-Virtuosen" beiträgt. So werden schon typische wechselseitige Abwertungen von Unterschieden etc. verändert.

Dann ist es wichtig, gleich am Anfang klarzustellen, dass es nicht darum geht, darauf zu fokussieren: Was ist schief gelaufen? Viele Teams machen viel bessere Arbeit, als sie von sich selbst glauben. Man fragt also zuerst: Was ist gut gelaufen? Dann macht man eine kleine Choreografie, so nenne ich Aufstellungen. Jeder aus dem Team macht dann eine Bewegung, aber seine ganz persönliche. Unterschiede sind wie gesagt in Ordnung. Jeder wird eingeladen, seine persönliche Skalierung zu bilden für die von ihm erlebten besten und als Vergleich schlechten Episoden der Kooperation (wenn diese das Thema ist), beschrieben in Werten auf seiner persönlichen Skala. Dabei wird deutlich gemacht, dass die persönlichen Skalenwerte unterschiedlich sein können und dürfen. Dann wird jeder eingeladen, gleichzeitig mit den anderen im Team auszudrücken, welche eigenen Beiträge mit diesen diversen Skalenwert-Situationen einhergegangen sind, immer mit der Betonung, dass dabei kein einzelner Beitrag die „Ursache" ist, sondern alles eben gleichzeitig aufeinander einwirkt und selbst bei bester Absicht und bestem Bemühen niemand allein die Entwicklung dabei einseitig steuert. Dann bringen wir das in Wechselwirkung. Dann kommt ein Bild zustande, in dem eine gute Zusammenarbeit im Team dargestellt wird. Dabei wird auch für alle deutlich, welche typischen Wechselwirkungen auch im Alltag des Teams sonst wahrscheinlich aufeinander einwirken, diese werden jetzt aber deutlicher sichtbar gemacht. Gerade der Vergleich der Wechselwirkungen, die mit weniger gewünschten Abläufen im Team einhergehen, und der Wechselwirkungen, die als gewünschte Zielkooperation im Team definiert werden, ist nach meiner Erfahrung dann sehr eindrücklich für die Beteiligten und wirkt meist sehr nachhaltig, wie ich aus vielen Rückmeldungen aus Teams auch noch nach Jahren weiß. Das können die Teilnehmer dann mit nach Hause nehmen, der Transfer in den Teamalltag wird dadurch sehr gefördert, wie ich immer wieder höre. Dass dabei die Beteiligten nicht zeigen würden, was sie wirklich fühlen, erlebe ich nicht so. Natürlich kann ich das nicht klar wissen. Allerdings frage ich mich aber auch, in welcher Weise es unbedingt nötig sein müsste, dass alle sich „ehrlich" zeigen oder auch nur sich selbst wahrzunehmen gestatten. Stellt man ein Team mit Stellvertretern, wird dabei ja das Bild eines Einzelnen im Team gestellt. Dies ist aber ein Mittel zum Zweck. Dient es nur dazu, ein Anliegen dieses Einzelnen einer Lösung zuzuführen, dann ist es sinnvoll. Soll eine Aufstellung aber als Mittel für ein ganzes Team dienen, dann muss ja ohnehin noch der Transfer ins ganze Team gewährleistet werden. Sollte es dort so ablaufen, wie es manche Aufsteller befürchten, nämlich dass man sich dort nicht erlaubt, das zu fühlen, was man „tatsächlich" fühlt, dann werden die Anregungen, die der Einzelne aus der Aufstellung mitbringt, dadurch genauso beeinflusst, die Wirkung der Aufstellung aber auch. Dann kann ich ja gleich mit dem ganzen Team arbeiten. Ich habe damit sehr gute Erfahrungen gemacht, die durch die sehr zufriedenen Rückmeldungen der Teams auch bestätigt werden, mit denen ich das schon angewendet habe.

5.3 Psi-Erfahrungen

Oft werde ich gefragt, wie ich mir die Wirkung von Aufstellungen erkläre, denn wie auch Gunthards Narkolepsie-Beispiel in beeindruckender Weise zeigt, können da sehr tief gehende Erfahrungen ausgelöst werden. Manche sprechen dabei gar von Psi-Phänomenen. Sheldrakes Theorie der morphogenetischen Felder[37] wird auch häufig als Hypothese angeführt. Diese Hypothese klingt auch für mich sehr interessant, allerdings gibt es bisher wie bei vielen anderen Erklärungsversuchen, die für die Wirkung von Aufstellungen angeführt werden, keine Möglichkeit, das klar zu belegen oder zu widerlegen.

Für mich sind das deshalb alles unentscheidbare Fragen, ähnlich wie die Frage: „Gibt es ein Leben nach dem Tod?" Eine Konsequenz ist für mich, dass ich überprüfe, welche Wirkung eine Hypothese auf mein alltägliches Leben hat. Wenn ich mich frage: Gibt es ein Leben nach dem Tod?, und fühle mich ein, dann macht mir die Hypothese „Es gibt ein Leben nach dem Tod" ein sehr gutes Gefühl, und die Variante „Es gibt kein Leben nach dem Tod" macht mir ein sehr unangenehmes Gefühl.

Wenn ich dann die für mich Worst-Case-Variante durchdenke: „Es gibt tatsächlich kein Leben nach dem Tod", und ich hätte vorher jeden Tag mit der Variante gelebt, die mir ein gutes Gefühl macht, und ich hätte die Wahl zwischen der Variante, die mir ein gutes Gefühl schenkt, und der, die mir jeden Tag das Leben schwerer macht,

37 Sheldrake 1993.

und gleichzeitig kann ich ohnehin von keiner wissen, welche „wirklich wahr" ist, dann wähle ich klar nach Wirkung aus. Also ich wüsste, was ich wähle. Auf Aufstellungen bezogen heißt das für mich, ich sollte jeweils die Hypothese über die Wirkung wählen, die meinen Anliegen (bei Klienten-Aufträgen natürlich dann deren Anliegen) am wirkungsvollsten und stimmigsten dient.

Ich gehe zurzeit davon aus (diese Hypothesen können sich weiter verändern, eben deshalb, weil es noch keine letztliche Klarheit über die Zusammenhänge gibt), dass sich in den Aufstellungen das allgemeine menschliche Potenzial zur Perspektivenübernahme und Identifikation manifestiert. Wenn eine Aufstellung aufgebaut wird als hochkonzentriertes Ritual, wird die Aufmerksamkeitsfokussierung sehr schnell auf allen Sinneskanälen so intensiv aktiviert wie in einer tief gehenden, alle Sinneskanäle wirksam erfassenden Imagination, manchmal allerdings schneller und ganzheitlicher wirksam als sogar in solchen Imaginationen. Seit der Entdeckung der „Spiegelneurone" in der modernen Hirnforschung, von denen angenommen wird, dass sie in besonderer Weise Menschen befähigen, sich in andere einzufühlen, könnte man auch sagen, gute Aufstellungen aktivieren diese Spiegelneurone auf intensive Weise, repräsentieren also im Grunde einen ganz normalen, natürlichen Vorgang, nur in konzentrierterer, rituell mehr verdichteter Form, als dies sonst oft geschieht.

Phänomene wie bei Aufstellungen findet man auch in vielen anderen Verfahren. Viele schamanistische Vorgehensweisen nutzen zum Beispiel gezielt solche Phänomene, wie sie Stellvertreter in Aufstellungen oft erleben. Damit wird durch den Schamanen auf seiner Reise in die „Oberwelt" oder „Unterwelt", für die er in spezifische Trancezustände gegangen ist, nach „verlorenen" oder „geraubten" Seelenanteilen gesucht, diese werden typischerweise in „der Höhle der verlorenen Seelen" gefunden. Dann befragen die Schamanen diese Seelenanteile danach, was geschehen ist, so dass sie in dieser Höhle gelandet sind. Ohne dass der Klient vorher direkte Informationen dazu gegeben hat (oft sind sie ihm selbst nicht klar oder völlig amnesiert), erzählen dann (in der Darstellung der Schamanen) diese Anteile den Schamanen manchmal sehr detailliert Geschichten aus dem Leben des Klienten, die mit dem „Seelenraub" einhergegangen sind. Diese Geschichten, die ja eigentlich nach westlich-rationaler Vorstellung ausschließlich Ausdruck des subjektiven Trance-Prozesses des Schamanen sind, erweisen sich häufig als überraschend zutreffend, sogar im Detail, obwohl sie vorher nie explizit mit dem Schamanen besprochen worden sind, dieser sie eigentlich also gar nicht wissen konnte.[38]

Während einer Trance-Erfahrung, die aber so ausgerichtet ist, dass die ganze Aufmerksamkeit auf jemand anderen gerichtet ist und der sich in Trance bewegende Beobachter die dabei in ihm aufsteigenden Bilder „fließen“ lässt und kommuniziert, kann man oft ähnliche, enorm „treffsichere“ Wahrnehmungen erleben (external fokussierende Trance). Genau diese Art von Prozessen spielt sich auch in gut gelingenden therapeutischen Begegnungen ab, was ich TeilnehmerInnen meiner Weiterbildungsgruppen in Hypnotherapie und auch in systemischer Therapie systematisch als Übung anbiete. Dies ist gut lernbar (oder besser: Es ist gut lernbar, die ohnehin schon immer ablaufenden Fähigkeiten dieser Art wieder bewusster und nutzbar wahrzunehmen). Furrer hat schon in den 1960er Jahren dies detailliert für psychoanalytische Settings dargelegt.[39]

Andererseits klingt es natürlich auch sehr interessant, wenn manche sagen, Aufstellungen würden magisch wirken. Das Wort „magisch“ wirkt in jedem Fall als gute Marketingstrategie, selbst wenn dies nicht die Absicht dabei war, wenn man es wählt. Ich selbst nutze auch nicht den Begriff „das wissende Feld“. Dieser beschreibt die wertvollen Wahrnehmungsprozesse der Beteiligten einer Aufstellung für mich zu außenorientiert, so als ob das „Feld“ „wissend“ wäre. Ich kann keine Aussage darüber machen, ob Felder wissend sind oder nicht; selbst wenn sie das wären, so glaube ich, kann niemand klar erkennen und wissen, ob das so ist (möglicherweise nicht einmal jemand, der „sieht, was ist“). Aber sehr wohl können wir alle sehen und wissen, ob und wie Menschen solches „Wissen“ lebendig werden lassen. Dies stellt aber streng genommen auch nur Hypothesen für andere auf, die erst durch deren Bestätigung zum „Wissen“ werden können, also auch Ausdruck eines von Menschen gemachten interaktionellen Prozesses sind und somit deren Leistung, nicht die des „Feldes“.

Und noch einmal möchte ich betonen: Ob sich dabei hilfreiches und Kompetenz stärkendes Wissen wirksam entwickelt, hängt in-

38 Siehe z. B. Ingermann 2003.
39 Furrer 1969.

tensiv auch mit den Beiträgen gerade des Leiters einer Aufstellung zusammen. Dieser kann sehr dazu beitragen, dass die Aufstellung zu einem Kontext wird, in dem sich diese wertvollen Fähigkeiten der TeilnehmerInnen manifestieren können (oder aber zum Gegenteil). Wenn der Leiter sich so präsentiert, dass er sehen würde, was wirklich ist, und jeden, der dem nicht zustimmt, als jemanden definiert und behandelt, der das „Wirkliche" und „Gute" kaputtmacht, und sich dabei koalitionsheischend an Zuschauer wendet, dann schafft er eher Kontexte der Entwertung von Eigenkompetenz. Solche Auswüchse stellen aber keinerlei Aussage über das Mittel von Aufstellungen an sich dar, sehr wohl aber über die Qualität und professionelle Seriosität einiger AnwenderInnen, ob prominent oder nicht. Gerade weil Aufstellungen ein so intensive Prozesse anregendes Mittel sein können, sollte jeder Anwender sich seine intensive Verantwortung für seine Beiträge dabei immer wieder vergegenwärtigen, sonst trägt er vielleicht dazu bei, dass dieses wertvolle Mittel entwertet und missverstanden wird, was ja in den letzten Jahren nicht selten so geschehen ist.

5.4 Unmögliche Anliegen

Manchmal erzeugt schon das eingebrachte Anliegen bei einer Aufstellung in mir eine Zwickmühle. Bevor ich eine Aufstellung dann nutzen kann, sollte ich zunächst sehr sorgfältig eine hilfreiche Auftragsklärung anbieten. Vielfach drücken die eingebrachten Anliegen von KlientInnen schon Zielvorstellungen aus, die so, wie sie eingebracht werden, mir kaum oder gar nicht lösbar erscheinen. Für mich ist es sehr wesentlich zu prüfen, aus welchem Bewusstseinszustand heraus jemand sein Anliegen einbringt. Wenn sich jemand gerade intensiv in einer „Leidenstrance" oder „Problemtrance" erlebt, beeinflusst dies massiv seine Wahrnehmung; sie wird meist viel eingeengter, und damit geht eine starke Dissoziation von hilfreichen Kompetenzen, von Flexibilität und Differenzierungsfähigkeit einher. In meinem Denken bekomme ich gar nicht den Auftrag von der ganzen Person, sondern quasi von der gerade vorherrschenden leidenden „Seite" (Modell der Multiplizität der Person). Daher schaue ich, in welchem Bewusstseinszustand die Person ist. Ich frage mich nicht: Was ist das Anliegen, sondern wer in der Person stellt das Anliegen? Und, ebenso wichtig, aus welcher Wahrnehmungshaltung heraus würde die einbringende Person dann die Aufstellung betrachten. Denn gerade dies ist wieder entscheidend dafür, wie die Person die Prozesse der Aufstellung verarbeiten und integrieren kann. Wenn ich Anliegen angeboten bekomme nach dem Muster: „Weil meine Familie so ist, habe ich immer so gelitten. Ich möchte wissen, was meine Familie tun muss, damit es mir besser gehen kann"; oder: „Ich möchte aus der Aufstellung erkennen, wie ich meine Mutter endlich dazu bringen kann, dass sie X macht …" (ein typischer Auftrag der Kategorie „Sich-Beklagender", wenn sich jemand selbst als Opfer beschreibt und andere als die definiert, die Lösungsbeiträge bringen müssten), sollte ich dieses Anliegen so nicht annehmen, denn dann kann ich dem Klienten nicht helfen. Wenn ich es aber nicht annehme, besteht die Gefahr, dass sich der Betreffende verprellt fühlt.

Ich löse das Problem dann durch Metakommunikation. Transparent, nicht strategisch: Ich erkläre ganz offen, dass ich jetzt diese Zwickmühle erlebe (durch Metakommunikation kann ich das Doublebind lösen). Dann kann es sein, dass ich vorschlage, zunächst eine Aufstellung vom Klienten und seinem Anliegen und der Beziehung zwischen beiden zu machen. Dann zeigt sich in solchen Situationen meist, dass die Person dabei sehr klein, schwach und eingeengt erscheint, das Anliegen und auch das angestrebte Ziel aber riesengroß. Der Größenunterschied ist oft derart riesig, dass die Person selbst dabei völlig eingeschüchtert wird und sich bedroht fühlt, gerade durch ihr eigenes Anliegen. Das bisher so formulierte Anliegen und das Ziel erweisen sich dabei meist in ihrer Auswirkung als intensiv wirkende Induktionen von Stress, Angst, Selbstzweifeln und Abhängigkeitserleben. Nach dieser Erfahrung kann man meist schnell herausarbeiten, wie und wo sich die Person (die das Anliegen/Ziel einbringt) positionieren kann und wie und wo das Anliegen und das Ziel hingestellt werden sollten, so dass dies die Basis für eine stärkende und Kompetenz aktivierende Erlebnisweise des Betrachters der Aufstellung wird. Wenn die Aufstellung mit Stellvertretern gemacht wird, beobachtet ja die Person, welche das Anliegen für die Aufstellung einbringt, den ganzen Prozess. Es kann einen sehr entscheidenden Unterschied machen, aus welcher Beobachterposition sie das tut. Deshalb schlage ich vor, dass wir zunächst die optimale Beobachter-Bewusstseinslage (optimale Beobachter-„Trance") für die Person aufbauen. Dazu gehört, wie sie ihre Körperkoordination gestaltet, ihre Atmung, wie sie sich eben insgesamt innerlich und in ihrer Fokussierung nach außen organisiert. Dafür kann man die Modelle der so genannten „Arbeit mit Submodalitäten" aus der Erickson'schen Hypnotherapie und dem NLP sehr gut nutzen.[40] Und ich lade die Person ein, sich auch den optimalen Platz mit der besten Distanz für sich zu suchen und von dort aus, von der geschützten Beobachterposition, die Aufstellung zu beobachten. So ist sie gut vorbereitet. Dadurch wird außerdem ihr Beobachten in den Bedeutungsrahmen gestellt, dass gerade so zu beobachten besonders hilfreich sein kann.

G. W.: Ich teile deine Einschätzung, dass der Anregung anderer Bewusstseinszustände in der Therapie besondere Bedeutung zukommt, dass in Aufstellungen viele hypnotherapeutische Prozesse ablaufen, und mir ist auch bewusst, in welchem Ausmaß unser Bild der Vergangenheit durch gegenwärtige Sicht- und Erlebnisweisen geprägt wird. Ich messe aber dem Einfluss der einen Familie, in der wir aufgewachsen sind, der in ihr geltenden Werte und Überzeugungen, und den oft unbewussten Auswirkungen der Ereignisse in den Herkunftsfamilien eine wesentlich größere Bedeutung zu als du. Hier hat meines Erachtens Bert Hellinger durch die Fokussierung auf einschränkende „Schicksalsbindungen" und generationenübergreifende Verstrickungen und deren Lösung einen seiner wichtigsten Beiträge geleistet, der allerdings gegen den gegenwärtigen Trend steht.

Die Anregung neuer Bewusstseinszustände kann meiner Meinung nach viel spezifischer erfolgen, wenn wir die existenziell wichtigen Dynamiken und Geschehnisse in den Herkunftsfamilien kennen und berücksichtigen. Hierzu geben uns die Stellvertreter in Aufstellungen oft erstaunliche entscheidende Hinweise über für die Familie zentrale Ereignisse, über Tabus und Geheimnisse.

Ein Entweder-oder der Vorgehensweisen ist hier meines Erachtens nicht nützlich. Je nach Situation und Anliegen kann der Entstrickung/Versöhnung oder der Anregung neuer Möglichkeiten eine größere Bedeutung zukommen, und oft kann man beides nacheinander tun. Die Aufstellungsarbeit und der lösungsfokussierte Ansatz ergänzen sich meines Erachtens auf eine sehr Gewinn bringende Weise. Mich interessiert, was du (G. S.) dazu denkst.

40 Bandler 1987; Bandler u. Grinder 1985, 1996; Bandler u. MacDonald 1990.

G. S.: Ich stimme dir ganz zu, dass die Einflüsse der Herkunftsfamilie fast immer äußerst wichtig und stark sind. Ich stimme dir auch ganz zu, dass ein Entweder-oder, ein Schwarz-Weiß-Denken hier nur schädlich wäre. Für mich ergänzen sich Aufstellungen und Lösungsfokussierungen ideal, Aufstellungen können geradezu ein Prototyp lösungsfokussierender Arbeit sein. Ich weiß gar nicht, ob du dem Einfluss der Herkunftsfamilie größere Bedeutung zumisst als ich. Worum es mir geht, ist keineswegs, diesen Einfluss herunterzuspielen oder gar zu bagatellisieren. Ich wünsche mir oft sogar, dass wir alle den bewusst wichtiger nehmen, denn gerade die Orientierung auf unsere Herkunft kann sehr konstruktive Prozesse bewirken, sie kann Sinn, Orientierung und auch ethische Verantwortlichkeit und mitmenschliche Empathie stärken. Mir geht es vor allem darum, dass unsere Beschreibungen dann nicht zu Opfererlebnissen beitragen, sondern bei allem Einfluss der Herkunftsfamilie unsere Wahlmöglichkeiten, unsere eigene Gestaltungsfähigkeit und auch unsere Eigenverantwortung in den Fokus rücken. Wir wissen doch heute auch aus der Salutogenese- und der Resilienz-Forschung, dass selbst schlimmste, auch lange währende Erfahrungen (wie z. B. KZ-Qualen, Folterungen, schreckliche Erfahrungen von Straßenkindern etc.) nicht zwangsläufig zu schlimmen Störungen führen müssen. Diese Forschungsergebnisse bagatellisieren doch nicht das Leid und die schrecklichen Traumatisierungen (auch nicht die dafür verantwortlichen Verbrecher und Verbrechen), zeigen aber auch klar, dass Menschen eben autopoietische lebende Systeme sind und autonome Antworten auf diese Kontexte entwickeln können. Deshalb möchte ich nicht von Schicksalsbindungen sprechen, denn Begriffe wie dieser verdinglichen lebendige Prozesse und implizieren massive, wirksame suggestive Einladungen, sich als Opfer zu erleben. Milton Erickson hat mich gelehrt, großen Respekt vor der verführerischen Kraft von solchen Implikationen zu entwickeln, wofür ich ihm sehr dankbar bin. Ich spreche lieber davon und frage danach, wie wir solche Bindungseinladungen angenommen haben oder auch von uns aus uns gebunden haben, denn niemand kann einen Menschen auf diese Art binden, er bindet sich aus meiner Sicht selbst als Ausdruck seiner inneren Selbstorganisation. Dies soll aber nicht ausdrücken: „Selbst schuld!", sondern gerade die Loyalitätsleistung würdigen, die jemand erbringt, wenn er/sie sich bindet und damit auch auf anderes verzichtet, und ebenso das Wertvolle an einem Familiensystem, welches solche Bindungsprozesse ermöglicht. In diesem Zusammenhang bin ich (mal wieder, was nicht überraschen dürfte) auch völlig anderer Meinung als Bert Hellinger. Er hat ja oft betont, dass Eltern Kindern gegenüber offenbar keine Verpflichtungen haben; indem sie sie auf die Welt gebracht haben, sind deren Ansprüche an die Eltern schon erfüllt. Das sehe ich ganz anders, und aus meiner Sicht sieht dies auch zum Glück unsere Gesetzgebung anders (Stichwort „Kindeswohl"). Wenn ich ein Kind gezeugt habe, dann gehe ich als Vater meiner Ansicht nach sehr wohl diesem Kind gegenüber viele Verpflichtungen ein, gerade für die Zeit nach der Geburt und über viele Jahre, und ich will das auch so. Sonst, so sehe ich das, habe ich Wesentliches in meinem Leben verfehlt. Und ich finde es sehr berechtigt, wenn meine Kinder, sollte ich nicht für sie da sein, mich dafür auch zur Rechenschaft ziehen und mich fragen, wo ich war. Und ich fände es auch angebracht, wenn ich ein Schulderleben entwickeln würde, wenn ich sie „hängen gelassen" hätte. Vielleicht hängt ja Hellingers Position damit zusammen, dass er eben selbst keine Kinder hat.

Wenn Kinder selbst solche Dynamik dann womöglich mit Hass, Hader und lang währenden Vorwurfshaltungen beantworten würden, kann ihnen das natürlich auch wieder sehr schaden. Dann wäre es gut, mit ihnen daran zu arbeiten, wie sie sich davon wieder lösen können. Dabei hilft es aber meiner Erfahrung nach gerade sehr oft, dass auch gewürdigt wird, dass ihre Erwartungen, ja, auch Ansprüche an ihre Eltern, durchaus auch berechtigt sein können.

6. Die dritte Aufstellung – Angeleitet von Gunther Schmidt

6.1 Eine Vater-Sohn-Beziehung

Gunther Schmidt wählt aus denen, die gerne ein Anliegen aufstellen wollen, einen Teilnehmer (hier Friedrich genannt) aus. Er kennt den Teilnehmer aus einem seiner früheren Seminare. Sie setzen sich einander gegenüber.

G. S.: Was ist dein Anliegen?

Friedrich: Es geht mir darum, dass ich gerne etwas besser verstehen möchte. Ich habe einen Sohn, der 18 Jahre alt ist, ein Jahr lang so gut wie nicht mehr gesehen. Vor ein paar Tagen habe ich über einen Rechtsanwalt einen Brief von meinem Sohn, Johann heißt er, bekommen, in dem er den Rechtsanwalt beauftragt hat, gegen mich auf Unterhalt zu klagen. Damit habe ich nicht gerechnet. Seine Mutter, meine erste Frau, hat vor einem halben Jahr ein ähnliches Schreiben über einen Rechtsanwalt an mich geschickt. Es gibt aber eine „Eltern-Vereinbarung“, dass erst Gespräche anstehen vor rechtlichen Schritten. Das ist dann zustande gekommen. Die heißen offiziell Mediationsgespräche.

G. S.: Du lebst in einer neuen Beziehung?

Friedrich: Ich bin das zweite Mal verheiratet. Ich habe zwei Söhne, beide hatten nach der Grundschule ihren Lebensmittelpunkt bei mir. Der ältere ist 22, der ist jetzt auch ausgezogen. Johann ist vor einem Jahr weggegangen. Auf dem Papier zu seiner Mutter, aber er war in Wirklichkeit bei Freunden und ist derzeit bei seiner Freundin. Ihm geht es nicht schlecht. Er hat sich ein Auto gekauft.

G. S.: Zahlst du Unterhalt?

Friedrich: Nein, von meiner ersten Frau habe ich keinen Unterhalt für die Kinder bekommen. Als Johann weggegangen ist, sang- und klanglos, habe ich gar nichts gemacht. Ich hätte gerne erst mal eine menschliche Basis, dann können wir das ja verhandeln, habe ich ihm gesagt. Wobei ich immer großzügig war. Er verdient sich auch was dazu. Also, es geht ihm materiell nicht schlecht.

G. S.: Also wäre deine eigene Idee, dass seine Mutter jetzt mit dem Zahlen dran ist?

Friedrich: Ich kann das theoretisch so sagen. Ich weiß aber: So ganz gerecht ist das nicht.

G. S.: Mein Vorschlag wäre: Wir gucken jetzt mal nach vorne. Wenn wir das jetzt machen, wollen wir, dass sich etwas Gewünschtes daraus entwickelt. Darauf würde ich das gerne abstimmen: Auch, was du für Fragen hast, und was du dir als Ergebnis wünschen würdest.

Friedrich: Da will ich nicht widersprechen. Mein Anliegen ist zu sehen, was da eigentlich vor sich geht. Als ich Johann das letzte Mal sah, war es eigentlich sehr positiv. Er sagte, er hätte Interesse, mit mir zu reden, und wir könnten uns einmal im Monat treffen. Aber das war so lax gesagt, dass ich mich nicht darauf eingelassen habe.

G. S.: Gut, dann ist es dein vorrangiges Anliegen zu verstehen. Woran würdest du das denn ablesen, du hättest jetzt verstanden?

Friedrich: Es wäre erleichternd. Ich hätte ein Spiel verstanden und könnte mich besser orientieren.

G. S.: Was hieße „besser orientieren"? Mit dem, was du als „verstehen" umschreibst, geht ja ein gewisser Erlebniszustand von dir einher. Was geht damit einher?

Friedrich: Ich hätte eine einleuchtende Idee. Vielleicht kann ich ja nicht über meinen Tellerrand gucken. Ich hatte damit nicht gerechnet. Ich dachte: Gut, er kriegt sich jetzt wieder ein; wir werden eine Basis finden.

G. S.: Was wäre deine Erwartung gewesen?

Friedrich: Dass sich das Verhältnis zwischen uns einigermaßen normalisiert. Normalisieren heißt: Mit ihm reden können, nicht so in der Kontaktlosigkeit bleiben.

G. S.: Wen bräuchten wir denn aus deiner Sicht, um das darzustellen?

Friedrich: Mich und meine jetzige Ehefrau. Wir sind seit zehn Jahren zusammen. Dann Moritz, Johann, meine erste Ehefrau und ihren jetzigen Mann.

G. S.: Ich habe vorhin ja erklärt: Je nachdem, aus welcher Position du dir das Ganze anguckst, macht es einen anderen Eindruck. Wie geht es dir denn im Moment, wenn du dir das so anschaust?

Friedrich: An der Oberfläche nervös, darunter Spannung, und wenn ich an Johann denke, dann bin ich traurig.

G. S.: Das merkt man auch und das zeigt auch, dass es ein wichtiges Thema für dich ist. Das auch mit Bedürfnissen verbunden ist.

Es könnte natürlich sein, dass es dir aus der einen Position heraus besser geht als aus der anderen. Deshalb möchte ich dich gerne einladen: Du hast bestimmt selbst schon Situationen erlebt, die dich traurig gemacht haben, und dann hast du etwas verstehen können. Wie wäre denn deine körperliche Empfindung, wenn du das alles aus einer Position betrachten könntest, die nach deiner Erfahrung das Verstehen am ehesten ermöglicht, denn das soll ja rauskommen.

Friedrich: Ich vermute, dass ich aufrecht sitze und aufrecht stehe. *(Richtet sich auf seinem Stuhl auf.)*

G. S.: Und aus welcher Entfernung müsstest du dir das Ganze angucken, damit du das Ganze mit Überblick sehen kannst? *(Friedrich nickt.)*

Friedrich: Ich habe noch nie eine Familienaufstellung gemacht. Ich bin ein Frischling.

G. S.: Macht ja nichts. Umso besser. Ich schlage vor, dass du jetzt Stellvertreter aussuchst. Und ich schlage dir außerdem vor, dass du danach im Raum diese begünstigende Position suchst und sie einnimmst.

(Friedrich sucht die Stellvertreter für die von ihm genannten Personen aus. Seinen Platz sucht er auf der Tribüne, d. h. etwas höher als der Aufstellungsplatz.)

G. S.: Jetzt will ich an dieser Stelle noch eine Vorbemerkung machen, die mir wichtig erscheint. Dein Anliegen bezieht sich auf Beziehung, auf Interaktion. Damit das Gewünschte nachher auch umgesetzt werden kann, benötigt es nicht nur dich, sondern auch einen Zweiten. Das können wir hier nicht erzwingen. Das ist eine vorgegebene Situation, wo wir höchstens Wahrscheinlichkeiten erhöhen können. Das finde ich wichtig. Das ist trivial, aber man sollte es im Hinterkopf behalten: Du kannst dich noch so gut verhalten – das garantiert dir gar nichts. Dein Sohn ist ein selbstständiges Wesen, er kann machen, was er will. Wir können das hier als eine Möglichkeit aufbauen, um Wahrscheinlichkeiten zu erhöhen. Mehr nicht.

Jetzt würde ich dir vorschlagen, nicht damit anzufangen, wie die Situation jetzt ist und wie es dich auch traurig macht. Aber möglicherweise gibt es auch Situationen im Beziehungsmuster, in denen es schon so war, wie du es gerne hättest. Ich würde vorschlagen, du stellst erst einmal auf, wie es damals war, als es lief. Ich gebe dir mal ein Muster: Null ist ganz schlecht und zehn ist hervorragend. Wann war eine Situation, wo es richtig gut lief?

Friedrich: In der Zeit vor der Pubertät, da lief es optimal, aber immer noch nicht gut genug für mich.

G. S.: Und in der Zeit nach der Pubertät?

Friedrich: Ich merke, bei Johann ist irgendwas, aber er spricht nicht darüber.

G. S.: Nach der Pubertät, gab es da Begegnungen, die mehr in die gewünschte Richtung gingen? Oder war es immer gleich schlecht?

Friedrich: Im Grunde war es schwankend.

G. S.: Ich schlage vor, wir nehmen jetzt mal eine der besseren.

Friedrich: Die gab es immer wieder mal, und ich denke jetzt konkret an Weihnachten.

G. S.: Es muss nicht konkret eine detaillierte Episode sein. Kannst du dir ein Aufstellungsbild dazu vorstellen? O. k. Mit wem willst du anfangen? Wir probieren das jetzt einfach mal aus.

(Friedrich stellt die Stellvertreter der Familienmitglieder auf und nimmt die Beobachterposition ein. Die Söhne stehen erst mehr in der Mitte zwischen Mutter und Vater. Friedrich stellt in der Korrektur die Söhne dann näher an seinen Stellvertreter und die Stellvertreterin seiner 2. Frau.)

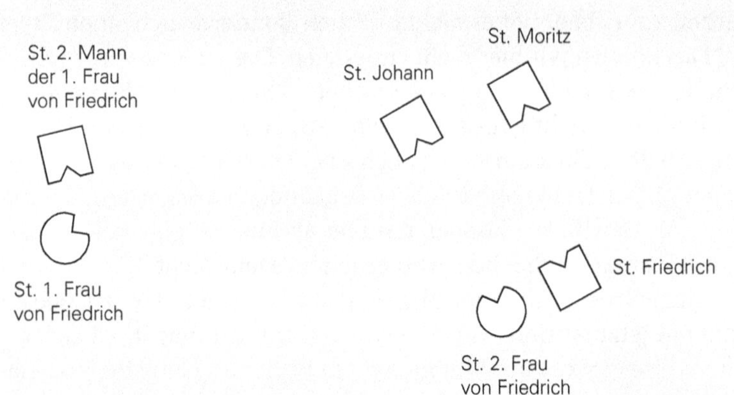

Abb. 1

G. S.: Das wäre das Bild, wie es ist, wenn es einigermaßen gewünscht läuft.

Jetzt würde ich vorschlagen, dass die Stellvertreter sich einfühlen. Welche Assoziationen macht das? Welche Handlungsimpulse entstehen?

St. Johann: Ich wippe unruhig hin und her, merke ich. Mit Sympathie zur zweiten Frau meines Vaters. Die Beziehung zur zweiten Frau meines Vaters ist stärker als zu meinem Vater. Das da hinten (*zeigt zur St. der Mutter, der 1. Frau von Friedrich*) ist völlig weg. Da fehlt mir was. Zu meinem Bruder ist es o. k. Das hat etwas Lausbübisches.

St. Friedrich: Nach der Korrektur ist der Abstand unangenehmer als vorher. Ich bin fixiert auf Johann. Ich will Kontakt zu ihm, er nicht zu mir. Ich spüre meine Frau, das ist auch gut, aber ich bin so fixiert auf Johann. Zum Bruder ist es schön und warm, und es kommt was Trauriges, wenn ich ihn angucke. Die beiden da hinten (St. 1. Frau von Friedrich und St. 2. Mann der Mutter) nehme ich kaum wahr. Ich stehe eigentlich ganz gut.

St. Moritz: Ich habe mich vor der Korrektur alleine gefühlt. Nach der Korrektur spürte ich die Tendenz, ein Stück zurückzugehen und mich mehr meinem Bruder zuzuwenden. Zum Bruder habe ich ein warmes Gefühl. Zu denen da hinten (St. 1. Frau von Friedrich und

St. 2. Mann der Mutter) – ist gut, dass sie da sind, aber es interessiert mich auch nicht.

St. 2. Frau von Friedrich: Ich hatte erst einen Blick auf alle. Dann war ich auf meinen Mann fixiert, und es war teils einfacher, aber es fehlte dann auch etwas.

St. 1. Frau von Friedrich: Ich fühle mich hier abgestellt. Die Korrektur hat mich traurig gemacht. Vorher konnte mich der Johann noch angucken und danach nicht mehr. Und ich weiß überhaupt nicht, was ich mit diesem Mann (St. 2. Mann der Mutter) zu tun habe. Der guckt mich die ganze Zeit an, als ob er sich auch fragt, was er mit mir zu tun hat. Was mich interessiert, sind die Söhne, vor allem Johann.

St. 2. Mann der Mutter: Ich habe ziemliche Stressgefühle, feuchte Hände etc. Der Blick geht auf meine Frau. Ich vermute, der Stress kommt aus der Befürchtung, dass sie dahin laufen könnte *(zeigt zu den St. der Söhne).*

G. S.: Das war ja mal so. Heute ist es ja anders geworden. *(Zu Friedrich)* Wie würdest du denn sagen, wie du es jetzt erlebst?

(Friedrich stellt das Bild auf.)

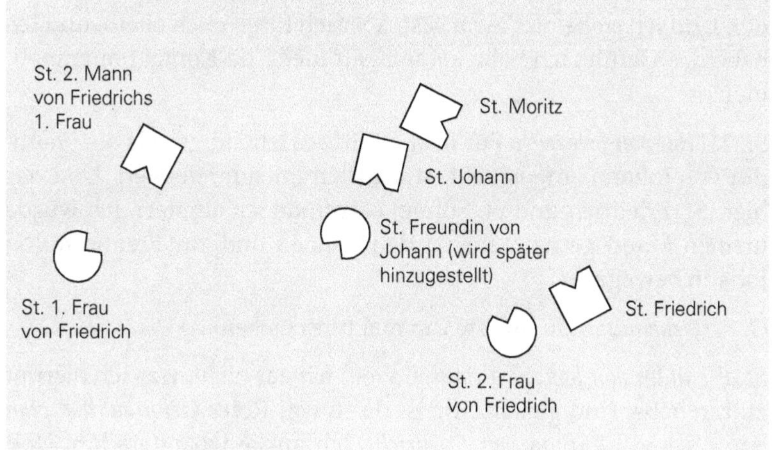

Abb. 2

G. S. (zu St. Johann): Wie geht es dir hier?

St. Johann: Ich stand am Anfang an meinen Bruder gelehnt, das tat mir gut, jetzt bin ich wieder ein bisschen weg. Ich hatte so eine Art Wallmauer.

G. S.: Gegen wen?

St. Johann: Das ist sozusagen die Front *(zeigt einen weiten Bogen, alle von der Mutter bis zum Vater umfassend).*
Zum Vater und seiner Frau ist noch was da, zur Mutter ist es weniger geworden.

G. S.: Und zum Vater selbst?

St. Johann: Ich habe weniger Stress mit ihm, weil ich eine eigene Ausrichtung habe. Die jetzige Frau des Vaters ist noch im Blick, ganz gut.

St. Moritz: Die Berührung mit dem Bruder war sehr intensiv, etwas sehr Warmes, und gleichzeitig habe ich das Gefühl, ich muss einen Schritt zur Seite gehen, um den Weg freizumachen für dich *(zeigt zum Bruder).* Und die Beziehung zum Vater: Ich nehme ihn wahr, aber ich würde gerne noch einen Schritt zur Seite gehen.

St. Friedrich: Ich habe den Impuls, auf den Boden zu gucken und keinen Kontakt mehr zu machen. Johann ist weiter weg als sein Bruder. Und ich stehe hier zwar fest, aber ich fühle mich allein, und ich habe das Gefühl, ich habe keine Kraft mehr, da Kontakt aufzunehmen.

St. 2. Frau von Friedrich: Für mich wurde es lebendiger, als die Freundin von Johann aufgetaucht ist. Das hat mich interessiert. Und das hier (St. Friedrich und St. Söhne) empfinde ich als starr. Ich würde meinen Mann gerne mehr zu den Söhnen und zur Freundin von Johann bewegen.

G. S. (lächelnd): Man müsste ihn mal hinschicken!

St. Freundin von Johann: Erst mal weiß ich gar nicht, was ich hiermit zu tun habe. Und gleichzeitig ist da so was Rotes *(zeigt auf die roten Ärmel von St. 2. Frau von Friedrich).* Ich gucke woanders hin. Und wenn das mein Freund sein soll, weiß ich nicht, wie das funktionieren soll. Ich spüre da nichts.

St. 1. Frau von Friedrich (hinsichtlich St. ihres 2. Mannes): Er stört mich am meisten! Als er dahingestellt wurde, dachte ich: Er steht mir im

Weg. Als die Freundin bei Johann stand, dachte ich: Ach, schön für ihn! Aber auch sie und mein jetziger Mann versperren den Weg zu Johann.

St. 2. Mann der Mutter: Mir geht es deutlich besser. Das kommt daher, das ich nicht nur auf meine Frau gucke, sondern den Blick frei habe auf andere Dinge in meinem Leben. Mir tut es gut, dass bei den Söhnen eine Bewegung nach vorne ist und wenn das noch weitergeht.

G. S. (zu Friedrich): Das Bild im Moment zeigt ja eine Wechselwirkung, die dir verständlicherweise Schmerz und Trauer macht. Mein Vorschlag ist, das jetzt in ganz einfachen Bewegungen darzustellen, um deutlicher zu kriegen, welche Wechselwirkungen das vielleicht sogar verstärken. *(zu den Stellvertretern)* Ihr könnt ja für euch mal spüren, was bei euch für Bewegungen kommen. *(zu St. Johann)* Du fügst von außen mal Bewegungen dazu, die diesen traurigen Zustand für dich weiter ausdrücken, und später stellen wir den Rechtsanwalt mit hinein.

Friedrich: Die Freundin von Johann ist bei sich zu Hause rausgeworfen worden. Johann hat dann gefragt, ob sie mit bei uns wohnen kann. Sie war drei Monate bei uns. Dann haben die Eltern gesagt: Wir sind jetzt vier Wochen im Urlaub. Du musst nach Hause kommen. Da ist noch eine jüngere Schwester, auf die du aufpassen musst. Und mit ihr ist Johann dann weggegangen, und die waren dann weg. Und es ist tatsächlich so, dass Johann ihr hinterherläuft, aber sie hat auch zwischendurch mal einen anderen. Mich interessiert, was da vorgeht.

G. S.: Was interessiert dich am meisten?

Friedrich lässt seinen Stellvertreter und die Stellvertreterin seiner 2. Frau die Arme umeinander legen. Bei seinem Stellvertreter hebt er das Knie in Richtung des Stellvertreters von Johann an, als wollte er losgehen und geht doch nicht los.

Der Stellvertreter Johanns zeigt mit dem Finger auf den Rechtsanwalt. Er soll auf den Stellvertreter Friedrichs schießen, weil er selbst es nicht tut. Die Stellvertreterin der 1. Frau von Friedrich macht eine Armbewegung, den Stellvertreter Johanns im Vorhaben mit dem Rechtsanwalt zu unterstützen. Der Stellvertreter des 2. Mannes der Mutter legt seinen Arm um die Stellvertreterin von Friedrichs 2. Frau. Friedrich stellt ihn ein Stück weg.

Der Stellvertreter von Moritz winkt dem Stellvertreter des Vaters zu.

G. S. (zu St. Johann): Und du drückst noch die Bewegung aus, auf deinen Vater zu schießen. Das war ja die Metapher.

St. Johann: Ich muss hier raus, ich muss hier raus, ich krieg hier keine Luft mehr! Ich krieg Schweißausbrüche! Ich hänge auf der einen Seite fest. Dahinten ist Platz für mich. Das bedrängt mich da alles.

St. Friedrich: Eigentlich hatte ich einen anderen Impuls. Ich beginne, das hier auch als lustvoll zu empfinden. Der (St. Johann) hängt da fest. Ich beginne, das auch als lustvoll zu empfinden, der kommt da nämlich nicht raus. Es hat auch was Mächtiges.

G. S.: Da ist auch eine Macht drin. Johann empfindet sich als ohnmächtig. Was wäre der andere Impuls?

St. Friedrich: Zurück.

St. 2. Frau von Friedrich: Ich habe einen klaren Impuls, meinen Mann zu Johann zu stellen.

St. 1. Frau von Friedrich: Als er diese Bewegung gemacht hat, dachte ich: Was maßt der sich an? Als ich die Bewegung dann gemacht habe, dachte ich: Ja! Gib es ihm! Als der Mann (St. 2. Mann der Mutter) sich neben mich stellte, dachte ich: Ja, das täte dir gefallen! Als er dann von Friedrich wieder weggestellt wurde, dachte ich: Du gemeines Stück! Das gönnst du mir nicht!

St. 2. Mann der Mutter: Ich habe meinen Kontakt zur Frau verloren.

G. S.: Jetzt weiß man nicht, ob die Umstellung nicht nur das Wunschbild von Friedrich war.

St. Moritz: Ich muss mich etwas verrenken. Der Impuls zu winken war nicht stimmig. Mein Impuls war ein anderer: *(wendet sich zu St. Johann)* Hey, Kumpel, geh deinen Weg! Ihm also Mut zu machen. Und zum Vater auch eher etwas Spielerisches und auch Aggressives: Hey, du schlaffer Sack, komm doch mal in die Gänge!

St. Freundin von Johann: Das hat mich hier alles amüsiert wie Kasperletheater. Und mich nicht interessiert. Dass Johann seine Hand auf meiner Schulter hatte, hat mich erst gestört. Dann fand ich es aber warm und dachte mir, lass uns das alles von da hinten angucken.

G. S. (zu den Stellvertretern): Ich lade euch jetzt ein, euren Impulsen zu folgen, die euch sehr gut täten. Schaut dabei, dass das Gespräch zwischen Johann und seinem Vater am ehesten möglich wäre.

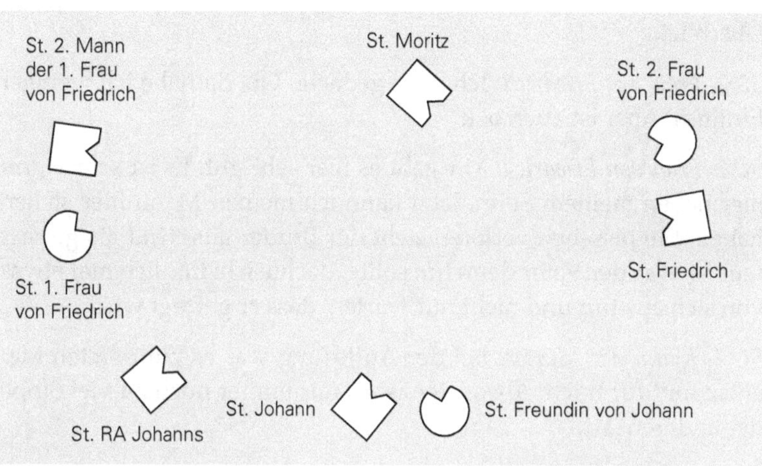

Abb. 3: Abschlussbild

G. S. (zu St. Johann): Noch eine Frage an dich: Welches Verhalten vom Vater würde die Wahrscheinlichkeit eines Gesprächs am meisten erhöhen?

St. Johann: Mich einfach nur machen lassen, mich meines machen lassen. Da ist ein Erwartungsdruck da, irgendwie zu sein. Jetzt habe ich mehr Lust im Raum.

G. S.: Und in Bezug auf die Unterhaltsfrage, was wäre da ein Betrag für dich von deinem Vater?

St. Johann: Ich hatte irgendwas vor. Dass ich mit ihm in Kontakt treten kann, um rauszufinden, was mein Weg ist. Ich habe Ideen, wie mein Leben laufen soll. Das sind andere als die meines Vater. Er soll mich einfach machen lassen.

G. S.: Das heißt, dein Vater würde dich fragen, was du machen willst, wofür du das Geld haben willst etc.

St. Johann: Zum Beispiel.

G. S.: Wie ist es beim Vater?

St. Friedrich: Ist ein bisschen weit weg, aber passt so irgendwie ganz gut. Wir haben getauscht *(zeigt zu seiner 2. Frau, er steht jetzt links)*. Ich fühle mich auch nicht mehr so gedrängt von meiner Frau. Ich muss nicht mehr so sehr auf Johann gucken, sondern habe die Dinge im Überblick.

St. 2. Frau von Friedrich: Ich habe gedacht: Oh, da habe ich weniger Einfluss! Aber ist auch o. k.

St. 1. Frau von Friedrich: Mir geht es hier sehr gut. Es ist sehr warm hier neben meinem Sohn. Jetzt kann ich meinen Mann hier stehen haben. Ein bisschen verloren sieht der Bruder aus. Und als gefragt wurde, was der Vater denn tun sollte, dachte ich: Endlich mal etwas von sich aus tun und nicht nur warten, dass er gefragt wird.

St. 2. Mann der Mutter: Bei der Auflösung war es zum ersten Mal entspannt für mich. Ansonsten ist es mir immer noch zu viel Sippe der anderen Art.

St. Freundin von Johann: Mir geht es gut. Es ist ganz neu und interessant. Mein Blick geht in den Spiegel, und da sind viele Facetten. Also, was mich noch stört, ist der Bruder. Da stimmt was nicht.

G. S. (zu St. Johann): Ja, ich hätte nur noch einen kleinen Vorschlag. Finde eine Metapher, wie die Beziehung zwischen dir und deinem Vater aussehen würde, wenn du in das Gespräch einsteigst.

St. Johann: Ich würde ihm die Möglichkeit geben wollen, sich zu zeigen, eine Kompetenz zu zeigen. Ich hatte gerade die Idee, eine Wanderung zu machen. Vielleicht auch angeln zu gehen.

G. S.: Hätte der Unterhalt eine Relevanz? *(Stille)* Wenn er nicht zahlen würde, hätte das eine Relevanz?

St. Johann: Ja!

G. S.: Wenn er viel kämpfen würde, mit Rechtsanwalt und so, wie wäre das?

St. Johann: Also, ich denke mal, das Mindeste an Interesse ist da.

G. S.: Was würde das auslösen in dir?

St. Johann: Ablehnung.

St. Moritz: Traurigkeit.

G. S.: Und wenn er sagen würde: Ja!

St. Johann: Energieschub. Dann können wir den zweiten Schritt gehen, zusammen angeln oder so.

G. S.: Vielen Dank. Jetzt entrollen!
(nach einer Weile zu Friedrich) Wie geht es dir mit dem, was du gesehen hast?

Friedrich: Die durchgreifende Erleuchtung habe ich nicht. Was der Stellvertreter von Johann gesagt hat, geht mir natürlich jetzt durch den Kopf. Irgendwie habe ich den Eindruck: Ich kann das verstehen, was er sagt. Finde das auch richtig. Ein bisschen tat mir der Moritz leid, obwohl der stark ist und für sich sorgt. Aber trotzdem. Was für mich ein wenig zu kurz gekommen ist, ist die Exfrau, weil sie tatsächlich ein aktiver Teil darin ist. Wenn ich das Bild mit den Figuren jetzt noch mal vor Augen habe: Diese verfluchte Verstrickung!

G. S.: Lass es noch wirken. Persönlich habe ich noch das Bedürfnis, ein, zwei Sachen zu sagen. Ob das für dich Relevanz hat, weiß ich nicht. Meine Assoziation war: Mensch, das wäre toll, wenn du einen Schritt machen würdest. Okay, das hinterfragen wir nicht, sondern nehmen Position ein. Und die Exfrau hat da wenig mitzureden, da es eure Beziehung ist unter Männern. Zwischen Vater und Sohn und dem anderen Sohn. Und es hat mich bewegt zu sehen, dass du sogar für den anderen Sohn was tun kannst, wenn du etwas für Johann tust. Ich habe dich nicken sehen, als dein Stellvertreter gesagt hat, da ist auch Macht drin. Und da würde ich dir wünschen, das wäre sozusagen ein Verkaufsantrag dieser Idee von mir an dich, wenn du dich da durchringen könntest, die männliche Kraft zum Sohn als nächsten Schritt zu gehen. Mein nächster Schritt wäre sowieso gewesen, euch da rauszustellen und nur dich und deinen Sohn und deinen Vater und deinen Großvater zu stellen. Dazu würde ich dich gerne einladen. Es ist eine Einladung!

6.2 Kommentar Gunthard Webers zu der von Gunther Schmidt angeleiteten Aufstellung

Als Erstes: Das Ergebnis der Aufstellung wirkt, was die erste Reaktion des aufstellenden Kollegen betrifft, begrenzt! Wenn ich aber darauf fokussiere, wie viele Anregungen Gunther Schmidt indirekt und direkt gegeben und möglich gemacht hat, bin ich damit sehr zufrieden. Zu diesem Zeitpunkt können wir noch gar nicht voraussagen, wie sie sich für Friedrich auswirken werden.

Auch wenn ich an mehreren Punkten ein anderes Vorgehen gewählt hätte, konnte ich sehr gut nachverfolgen, was Gunther Schmidt beabsichtigte und was er auf welche Weise lösungsorientiert anregen wollte. Das war für mich eine Mischung aus einer Aufstellungsarbeit mit vielen lösungsorientierten und psychodramatisch getönten Vorgehensweisen und gleichzeitiger Beratung oder Therapie. Ja, ich hatte sogar den Eindruck, dass die Aufstellung, die räumlichen Bilder von Gunther Schmidt eher als Elemente und Ausgangspunkte der Beratung oder Therapie und weniger das unmittelbare Geschehen der Aufstellung als Wirkfaktor genutzt wurde.

Die konstruktivistisch-lösungsorientierten Elemente und Interventionen standen im Vordergrund und weniger die phänomenologischen. Das entspricht ja ganz Gunther Schmidts Konzept, und dieses Konzept sah ich hier realisiert.

Die Kontextklärung war sehr sorgfältig und ausführlich. Nicht sicher war ich mir gewesen, ob ich das Anliegen so angenommen hätte. Es war mir noch etwas zu vage, aber da warst du in meinen Augen großzügig und bist mit ihm gegangen. Woran Friedrich merken würde, wenn er verstanden hätte, und was dann die Konsequenzen seines „Verstehens" hätten sein können, wurde mir nicht ganz klar. Es wäre meines Erachtens aber auch nicht gut gewesen, Friedrich an dieser Stelle mit vielen konkretisierenden Fragen zu „quälen". Da schien mir im Hintergrund eine Vorsicht oder sogar ein Vorbehalt seinerseits zu bestehen, was in diesem Kontext ja auch ein ganz angemessenes Verhalten ist.

Nach der Aufstellung äußerte er erst, dass nicht so viel Neues für ihn herausgekommen ist, keine durchgreifende Erleuchtung. Durfte etwas Neues herauskommen, was vielleicht neue Verhaltensweisen von ihm erfordert hätte?

Am Schluss hast du ihn ja gefragt: Hast du jetzt mehr verstanden? Friedrich verhielt sich hier sehr autonom und zugleich skeptisch. Er hat nicht bestätigt, dass es eine gute Aufstellung für ihn war, sondern eher ausgedrückt: Das muss ich mir noch sorgfältig überlegen. Sein gutes Recht. Dabei enthielt der Aufstellungsprozess meines Erachtens viele Sinn stiftende, nützliche und Unterschiede anregende Elemente, die wichtige Hinweise für ein Verstehen und neue Verhaltensoptionen für ihn hätten werden können. Aber so schnell billigt Friedrich einem anderen Therapeuten offensichtlich nicht so viel Einfluss zu. Das ist sein Recht, und das ist jetzt ganz meine Interpretation.

Erstaunlich fand ich, wie viele familiendynamische Informationen schon das erste Aufstellungsbild, das ja das von ihm angestrebte Bild sein sollte, zutage förderte, zum Beispiel über die Beziehung der beiden Söhne zu den Eltern, zu der Beziehung der Söhne untereinander, zu den zweiten Ehen der Eltern und über Veränderungstendenzen im System. Es kam mir so vor, als hätte er da schon weitgehend sein inneres Bild des Systems aufgestellt. Zu diesem Zeitpunkt hätte ich wahrscheinlich mit diesem Bild weitergearbeitet. Das Bild hatte meines Erachtens schon Zentrales aufgezeigt. Ich verzichte hier darauf, auf viele mögliche Einzelheiten einzugehen.

Ich finde, du hast einen sehr guten Zeitpunkt für das Ende der Aufstellung gewählt. Nach Friedrichs Rückmeldung nach der Aufstellung hatte ich aber das Gefühl, du warst mit seinem Resümee nicht ganz zufrieden. Dann hast du noch einige kleine Interventionen angehängt. Geht man von seinem Auftrag aus, hätte man es auch ohne den Abschlusskommentar stehen lassen können? Die frühzeitig beendeten Aufstellungen, bei denen auch noch etwas offen bleibt, führen meiner Erfahrung nach, auch wenn sie erst einmal leichte Irritierungen auslösen, zu oft erstaunlichen Veränderungen, weil sie vielfältigere Suchprozesse auslösen. Von deinem Auftrag her wäre es etwas konsistenter gewesen, wenn du gesagt hättest: „Ja, so war es jetzt." Oft erweitert sich das Verstehen noch einmal wesentlich in der Zeit nach einer Aufstellung. Doch hat dich am Ende noch ein therapeutischer Drang überkommen. Auch zwischendurch hast du meines Erachtens den Stellvertreter von Johann eine Weile genutzt, um über Fragen an ihn über Geld etc. Friedrich Informationen zu geben.

Die Wahl der aufzustellenden Stellvertreter hätte ich ähnlich getroffen. Überlegt hätte ich mir, ob ich mit den Stellvertretern für den Vater und Johann begonnen hätte, um gleich etwas über deren Beziehung zu erfahren.

Das Hinzunehmen der Freundin des Sohnes in das Bild hat für mich etwas ablenkend gewirkt. Es wurde ja deutlich, dass der eine Sohn eher auf der Vaterseite stand und der Stellvertreter von Johann in einer Dilemmasituation zwischen Vater und Mutter. Meine Hypothese war, dass dieser Sohn die Mutter als die Schwächere erfährt und er deshalb deren Interessen gegenüber dem Vater vertritt, auch was die Klage betrifft. Die Äußerungen der Stellvertreter von Vater und Mutter zeigten ja, dass beide Eltern an Johann sehr interessiert waren und wie um ihn rivalisierten. Das muss Johann in einen Loyalitätskonflikt bringen. Die Beziehung Vater – Johann kann man meines Erachtens erst in dem Beziehungsdreieck: Vater, Mutter, Sohn verstehen. Das war für mich eine zentrale Information der Aufstellung, und meine Hypothese war: Wenn Johann in diesem Alter noch so wichtig für die Eltern ist, wen soll er bei beiden ersetzen?

Jetzt kommen wir wieder an den Punkt, wo ich Vergangenem eine andere Bedeutung zumesse.

Relativ wenig berücksichtigt worden ist für mich in der Aufstellung die Beziehung von Friedrich zu seiner ersten Frau. Für mich bietet sich die Hypothese an: Würde Friedrich seine erste Frau achten, mit ihr ins Reine kommen und ihr einen guten Platz geben (die Stellvertreter beider standen ja weit voneinander entfernt und wollten nichts mehr miteinander zu tun haben) und würde er sie als die Mutter der Kinder achten, würde das die Söhne in ihren Loyalitätskonflikten voraussichtlich sehr entlasten. Dann müsste die erste Frau den Sohn (Johann) vielleicht auch nicht mehr so für ihre Bestrebungen gegen Friedrich einspannen. Aber jetzt spekuliere ich zu viel über die Familiendynamik und fokussiere zu wenig auf die Aufstellungsprozesse und die Vorgehensweisen.

Eine zweite Bewegung, die ich vielleicht gemacht hätte, wäre gewesen, den Vater zu fragen: Wie war Ihre Beziehung zu Ihrem eigenen Vater, als Sie so alt waren, wie Johann jetzt ist? Da ahne ich etwas. Das ist aber auch wieder nur eine Hypothese, basierend auf dem Verhalten des Vaters und der Stellung der Männer in dieser Familie. Die standen alle links von ihren Frauen, was nach der Aufstellungserfahrung oft heißt, dass die Frauen eher die stärkere Position in den Ehen übernahmen. Du (G. S.) hast ja am Schluss auch nicht umsonst versucht, die Männerbeziehungen zu stärken.

Das Element mit den Bewegungen und Gesten, die du angeregt hast, fand ich interessant. Hier zeigten sich für mich wieder deine psychodramatischen Vorerfahrungen. Diese Vorgehensweise trifft sich mit meinen Vorstellungen der Bedeutung der repräsentierenden Wahrnehmung der Stellvertreter an ihren Plätzen, und es geschah für mich nicht unerwartet, dass zwei Stellvertreter andere Tendenzen äußerten als die, die ihnen von Friedrich angetragen wurden. Wenn Stellvertreter gut an ihren Plätzen stehen, stimme ich meine Vorgehensweisen fortwährend mit ihnen ab und schaue, ob wir im Einklang handeln. Inszenierte Bewegungen, die der Therapeut mitbestimmt, lenken meines Erachtens von der Platzwahrnehmung ab. Etwas erstaunt habe ich zur Kenntnis genommen, wie ernst auch du die Aussagen der Repräsentanten an ihren Plätzen nimmst (beinahe als wären ihre Äußerungen „Ist-Aussagen") und wie intensiv du mit den Stellvertretern gearbeitet hast. Das hatte ich nicht erwartet.

6.3 Kommentar Fritz Simons zu der von Gunther Schmidt angeleiteten Aufstellung

Ja, war das eine Aufstellung oder keine? Ich denke, es war keine. Nicht, weil nicht aufgestellt wurde. Aber nicht alles, was aufgestellt wird, ist eine Aufstellung. Das hat Gunther auch so deklariert, dass er eine Methode im Rahmen dessen einsetzt, was er sonst auch macht, nämlich hypnosystemische, konstruktivistisch motivierte Arbeit. Damit bin ich auch ganz einverstanden. Da gibt es für mich aber viele Unterschiede zur Aufstellungsarbeit.

Ich bin, um das vorweg zu nehmen, mit dem Ergebnis auch einverstanden – Kontextklärung und Auftragsklärung lassen sich sehr gut im Rahmen hypnosystemischer Methodik begründen. Ob ich da weiter eingestiegen wäre, weiß ich auch nicht. Wenn jemand sagt, er wolle etwas verstehen, dann heißt das für mich immer: Er will nichts ändern. Das ist ja das Problem der Psychoanalyse: Da versteht man alles, kann nach Hause gehen, ändert nichts! Und das war für mich hier auch so: Es ging nicht um Veränderung.

Auch das Beziehungsangebot war für mich richtig: Es wurde ein asymmetrisches Beziehungsangebot im Sinne von „Ich bin der Leiter der Sitzung" gemacht, aber inhaltlich ist keine Asymmetrie angeboten worden, im Sinne von: Etwas ist richtig oder falsch. Was die Leitung der Sitzung angeht, würde ich es auch so machen: Ganz klar direktiv. Das sind zwei verschiedene Dinge; deshalb kommen ja die Leute zu uns, damit sie nicht die Sitzung leiten müssen. Deshalb kriegen wir ja auch Geld und nicht die Klienten.

Was die Aufstellung angeht, glaube ich auch, dass du deinem Bestreben, das zu machen, was du vorher angekündigt hast, gefolgt bist. Das, was du vorher theoretisch ausgeführt hattest, wolltest du auch praktisch tun. Das war hier meines Erachtens aber kein Gewinn.

Ich will nicht das Verfahren in Frage stellen. Es ist sinnvoll, aber nicht alles, was sinnvoll ist, muss man auch immer machen. Dann diese Bewegungen, die haben mir persönlich jetzt auch keinen zusätzlichen Gewinn gebracht.

Das Wesentliche für mich an der Aufstellungsarbeit sind die Positionen und das, was auf oder in ihnen erlebt wird. Offenkundig ist das Geschmackssache, denn es hat das Endergebnis nicht beeinflusst. Anscheinend ist das Verfahren mächtig genug, um auch Variationen auszuhalten, bei denen trotzdem etwas Sinnvolles herauskommt.

Das Ergebnis war ja, dass sich der Sohn befreit geäußert hat, etwas mehr Abstand da war und beide, Vater und Sohn, sich wieder ansehen konnten.

Warum war es meiner Einschätzung nach keine Aufstellung? Ich denke, in einer Aufstellung würde etwas anderes passieren. Hier war es ein Verfahren unter vielen. Aber die Potenz der Aufstellungsarbeit – und das macht auch meine Ambivalenz ihr gegenüber aus – ist, dass sie meines Erachtens ein bedeutungsvolles Heilungsritual darstellt. So wie Gunther Schmidt die Aufstellung gehandhabt hat, hat er sie in ihrer Bedeutung nach unten gehängt. Ein Verfahren unter vielen heißt: Man hätte meines Erachtens ebenso gut auch Fragen stellen können. Allerdings ist das Verfahren des Aufstellens sehr ökonomisch und führt rasch zur Erhebung von Daten.

Was ich unter Aufstellungsarbeit verstehe, und damit meine ich jetzt die so genannte „phänomenologische“ Form (das ist der von den Aufstellern selbst genutzte Begriff), ist ein inszeniertes Ritual. In diesem Ritual wird die Gemeinde anders genutzt, nämlich wie bei einer Eheschließung. Da sind Zeugen dabei, da geschieht etwas und der Leiter bietet nicht ein Verfahren unter vielen an, sondern es ist ein unverwechselbares Ritual. In diesem Ritual wird auch inhaltlich Asymmetrie angeboten im Sinne von: So ist es. Da werden Sätze gesprochen, um es auch zu Ende zu bringen. Hier hätte der Vater zum Sohn vielleicht sagen müssen: „Ich entlasse dich aus meiner Kontrolle“, um zu signalisieren und öffentlich anzuerkennen, dass es nun darum geht, eine neue Beziehung zu finden. Dann hätte man den Betreffenden noch einmal reinstellen können und fragen: „Wie ist das für dich?“

Das wäre eine ganz andere Form der Arbeit gewesen. Da wäre etwas Bedeutungsvolleres passiert und nicht etwas, wo einfach nur wie in der klassischen systemischen Therapie Ideen gesponnen wurden.

Heilung passiert offensichtlich nicht immer auf gleicher Augenhöhe. Wahrscheinlich braucht man schamanische Augen. Die Frage ist nur: Wer will Schamane sein?

6.4 Entgegnung Gunther Schmidts

Das ist interessant für mich, weil es viele Situationen gibt, in denen ich dieses Mittel anwende, rituelle Sätze oder „weihevolle" Inszenierungen. Warum ich das heute so gemacht habe und nicht anders, hat für mich sehr viel mit dem Auftrag zu tun, wie ich ihn verstanden habe. Für mich ist es ein legitimer Auftrag, wenn er nichts ändern, aber sich etwas anschauen und etwas verstehen will. Das hat aber für meine Art des Arbeitens sehr wohl Implikationen. Ich habe zusätzlich versucht, einen weiteren Auftrag zu akquirieren. Zu mehr habe ich gar kein Recht. Dementsprechend habe ich das dann eher so angelegt, dass er vielleicht ein bisschen besser verstehen kann, warum sich das Verhältnis zu seinem Sohn verändert hat. Ich habe Friedrich ein bisschen traurig erlebt, fast bitter, als er seine Situation schilderte. Eine Hoffnung war, aus diesem Verständnis heraus etwas von der Entwicklung des Sohns zu verstehen, ohne das jetzt gleich verändern zu wollen.

Ja, und der Rest, ich weiß nicht, wie es für ihn war, diese spielerischen Bewegungen zu machen, für mich hat es einen Gewinn gebracht. Aber das kann nur er sagen.

Auf die Sätze zu den Söhnen habe ich verzichtet. Ich dachte, dann kommt er vielleicht doch unter Druck, er müsse etwas ändern.

Zum Schluss will ich etwas Grundsätzliches sagen: Ich gehe von einer bestimmten Sichtweise der Kybernetik zweiter Ordnung aus. In diesem pragmatischen Verständnis muss das Beratungssystem als optimales, zielorientiertes und sinnvoll erlebtes Verstehen aufgebaut werden. Dazu gehören die Kunden, aber auch der Berater. Und wenn etwas für den Berater nicht stimmt, ist das auch wichtig. Für mich hat etwas noch nicht gestimmt. Das heißt aber nicht, dass ich es ihm aufoktroyieren sollte. Friedrichs Antwort am Ende fand ich sehr schön: Sofort hatte sich seine Physiologie verändert. Das war ein schönes Dessert.

Zu den Bewegungen der Stellvertreter: Hier war das jetzt nicht so intensiv, aber manchmal habe ich die Wahrnehmung, dass es, wenn ich sie langsam geschehen lasse wie im Tai Chi, eine Intensivierung bringt und Ideen generiert, was man tun könnte.

6.5 Kommentar von Friedrich (dem Klienten) zu den Kommentaren

Für mich war es so, dass das mit den Bewegungen kein befremdendes Element war, weil ich aus der Ecke komme. Es war nichts Störendes. So, wie die Familienaufstellung für mich lief, war es für mich schon sehr einleuchtend, und ich habe irgendwas verstanden. Ich habe jetzt nicht die Zauberidee, das ist sowieso Quatsch. Die Schlussbemerkung zum Thema Vater und eigener Vater war für mich ausgesprochen wichtig. Und es geht darum, was gebe ich weiter.

Jetzt nach all dem konzentriert es sich mehr auf die Frage: Warum mache ich das eigentlich so? Das ist mehr ein Sein mit mir, und es ist für mich eine sehr produktive Frage.

7. Ausflug auf die Metaebene III: Zwischen „phänomenologisch“ und „konstruktivistisch“ – Einige grundsätzliche Anmerkungen zur Aufstellungsarbeit (Gunthard Weber)

7.1 Vorbemerkung und Standort

Ich muss mich nun entscheiden, ob ich jetzt nach Gunther Schmidts eher hypnosysthemischen und lösungsorientierten Beschreibungen und Konzepten eher mehr auf die phänomenologischen oder die systemisch-konstruktivistischen Elemente der Aufstellungsarbeit fokussiere. Von meiner therapeutischen Grundorientierung komme ich ja aus demselben „Stall“ wie Gunther Schmidt und Fritz Simon, nämlich dem der Neuen Heidelberger Schule der systemischen Therapie. Die ist auch heute noch ein wichtiges Standbein und die theoretische Basis meiner Arbeit.

Das phänomenologische Wahrnehmen, das Sich-der-Wirklichkeit-unvoreingenommen-Aussetzen nimmt in meiner Aufstellungsarbeit aber einen zunehmend größeren Raum ein, und der Aspekt des Intervenierens, wie er sich besonders in den Vorgehensweisen des Mailänder Familientherapieansatzes zeigt, nimmt immer mehr ab. Damit meine ich, dass ich im Kontakt mit den Klienten in der Aufstellungsarbeit heute weniger intervenierend und absichtsvoll vorgehe als zu der Zeit, als ich begeisterter zirkulärer Frager war, mich heute unmittelbarer dem auszusetzen versuche und mehr von dem aufzunehmen versuche, was mir entgegenkommt, und für subtile Hinweise und neue mögliche Zusammenhänge offener bin. Wenn ich mich möglichst unvoreingenommen hinschauend einlasse und den Blick weite und von meinen Vorurteilen und Unterstellungen Abstand nehme, kann ich leichter Unerwartetes wahrnehmen und hafte weniger an meinen vorgefassten Hypothesen. Das Geschaute ist natürlich seinerseits auch nicht unabhängig von mir, meiner Geschichte, meiner Beobachtung. Sanfter Intervenieren meine ich in dem Sinne, dass ich während des Aufstellens weit mehr als früher versuche, im Einklang mit den Klienten zu sein. Wenn das gelingt, geschehen die Veränderungen eher wie unmerklich, und die Klienten erleben weniger Brüche oder Überforderungen.

Von den Anteilen meiner Arbeit nimmt heute die Aufstellungsarbeit einen wesentlich größeren Raum ein als die Systemtherapie. Dabei leiten mich auf der grundsätzlichen Ebene weiterhin die Prämissen, Orientierungen und Haltungen der systemisch-konstruktivistischen Therapie, während die Vorgehensweisen sich überwiegend an der Aufstellungsarbeit orientieren, wie sie Bert Hellinger in den 80er und 90er Jahren entwickelt hat.

Was aussieht wie ein Platz zwischen den Stühlen, hat sich für mich als eine nicht immer leichte, aber sehr produktive Position erwiesen, auch wenn es dazu führte, dass KollegInnen mit einer klassisch systemisch-konstruktivistischen Orientierung mich, nicht ausführlich genug hinschauend, als zu hellingerisch betrachten und Kollegen, die sich vor allem der phänomenologischen Haltung und Sichtweise verbunden fühlen, mich zu konstruktivistisch vorgehend erleben. Unter Systemtherapeuten fühle ich öfter die Tendenz, Bert Hellinger verteidigen zu sollen – ich komme gleich ausführlicher darauf zurück –, und bekomme dort „Haue" dafür, und auf der anderen Seite werde ich unter klassischen Hellinger-Aufstellern – und ich nehme an: auch von Bert Hellinger – skeptisch beäugt, wenn ich manche seiner Positionen, Erklärungen und Vorgehensweisen kritisiere.

In diesem Seminar spüre ich eher die Tendenz, Bert Hellinger vor allem gegenüber Gunther Schmidt zu verteidigen und ihn in Schutz zu nehmen (was er wahrscheinlich aber gar nicht will). Diese Tendenz verstärkt sich in dem Maße, dass die Kritik einseitig, abwertend und pauschal wird und die Einzelbeispiele, die ich schon hundertfach hörte, noch einmal aus dem Kontext gerissen wiederholt werden (wie z. B. das „Ich habe es gern gemacht für dich, Mutter"). Um vielleicht dazu beizutragen, das in den oft polarisierten und generalisierten Auseinandersetzungen über Bert Hellinger so oft blühende Entweder-oder-Muster der Auseinandersetzung in eine Sowohl-als-auch-Haltung überzuführen, will ich kurz zu der Kritik an Bert Hellingers Konzepten und Vorgehensweisen Stellung nehmen.

7.2 Zur Kritik an Bert Hellinger: ein nachträglicher, kurzer Ausflug

Die Systemische Gesellschaft, einer der deutschen Fachverbände für systemische (Familien)Therapie, hat kürzlich nach einem Jahr harter, aber letztlich fruchtbarer und überwiegend fairer Auseinandersetzungen das Wieslocher Institut für systemische Lösungen aufgenommen, obwohl es sich die Integration der systemisch-konstruktivistischen Therapie und der Aufstellungsarbeit auf die Fahnen geschrieben hat. Gleichzeitig gibt es aber eine sich klar von Bert Hellinger und seiner Art der Aufstellungsarbeit distanzierende Stellungnahme der Systemischen Gesellschaft, und seit Juli 2004 liegt seitens der Systemischen Gesellschaft nun folgende *„Potsdamer Erklärung zur systemischen Aufstellungsarbeit"* mit der Aufforderung oder Bitte vor, sie zu unterschreiben und so zu unterstützen:

> „Die Arbeit mit szenischen Darstellungen und Aufstellungen hat in der Familientherapie und der systemischen Therapie eine lange Tradition. Sie wurzelt u. a. in therapeutischen Techniken, wie sie in der Familienskulpturarbeit oder im Psychodrama entwickelt wurden. In der von Bert Hellinger praktizierten Form ist sie in breiteren Kreisen als jemals zuvor bekannt geworden. Bedauerlicherweise hat sich Hellinger dabei immer mehr von der originär systemischen Arbeit entfernt. Hellingers Verdienst bleibt es, dazu beigetragen zu haben, die Aufstellungsarbeit zu verdichten. Vor allem was die mögliche Auflösung von Verstrickungsdynamiken anbetrifft, hat er neue und innovative Vorgehensweisen entwickelt. Heute sehen wir jedoch den Punkt gekommen, an dem nicht nur wesentliche Teile der Praxis von Bert Hellinger – und vieler seiner Anhänger –, sondern auch viele seiner Aussagen und Vorgehensweisen explizit als unvereinbar mit grundlegenden Prämissen systemischer Therapie anzusehen sind, etwa
>
> - die Vernachlässigung jeder Form von Auftragsklärung und Anliegenorientierung
> - die Verwendung mystifizierender und selbstimmunisierender Beschreibungen („etwas Größeres", „in den Dienst genommen" u. Ä.)
> - die Nutzung uneingeschränkt generalisierter Formulierungen und dogmatischer Deutungen („immer, wenn", „schlimme Wirkung", „mit dem Tode bestraft", „der einzige Weg", „das Recht verwirkt" u. Ä.)
> - der Einsatz potenziell demütigender Interventionen und Unterwerfungsrituale
> - die angeblich zwingende Verknüpfung der Interventionen mit bestimmten Formen des Menschen- und Weltbildes (etwa in Bezug auf Genderfragen, Elternschaft, Binationalität u. a.)
> - die Vorstellung, über eine Wahrheit *verfügen* zu können, an der eine Person mehr teilhaftig ist als eine andere. Dies führt zu der Verwendung verabsolutierender Beschreibungsformen und impliziert, dass keine partnerschaftliche Kooperationsbeziehung angestrebt wird.
>
> Im Gegensatz dazu beziehen wir uns auf viele Beispiele und Ausdifferenzierungen von Aufstellungsarbeit, die im Rahmen eines systemisch-konstruktivisti-

> schen Therapieverständnisses und vor dem Hintergrund einer tragfähigen und verantwortlichen therapeutischen Beziehung durchgeführt wird. Wir verstehen diese als konstruktive Versuche, dieses bereits bewährte therapeutische Werkzeug weiterzuentwickeln und auch, es zunehmend mehr wissenschaftlicher Überprüfung zu unterziehen. Insofern wehren wir uns auch gegen undifferenzierte Kritik an dieser Form von Praxis. Aufstellungsarbeit „jenseits von Hellinger" sollte sich als therapeutisches Instrument weiterentwickeln, doch die enge Verbindung mit seinem Namen ist heute nicht mehr aufrechtzuerhalten."

Inhaltlich stimme ich dieser Erklärung zu, und die dort aufgezählten Kritikpunkte zu Bert Hellingers Arbeit sind ziemlich übereinstimmend die Punkte, die auch ich kritisiere. Es gibt sogar noch weitere für mich, wie seine linear-kausalen Erklärungen zu Symptombildungen (z. B. Bulimie ist ..., Sucht ist ..., Psychose hat mit Mord zu tun etc.). Hier hat er zwar oft durch seine hervorragende Wahrnehmungsfähigkeit bestimmte und oft wichtige neue familiendynamische Facetten erfasst, aber es ist theoretisch völlig unsinnig, eine Symptomatik nur auf einen Ursachenfaktor zurückführen zu wollen. Was sich therapeutisch oft bewährt, kann sich auf der Theorieebene als sehr verkürzt und nicht haltbar erweisen. Diese Kritiken bedürfen meines Erachtens dringend einer Auseinandersetzung und Diskussion auch innerhalb des Kreises der Aufstellenden (die auch im Gang ist), und ich bedaure, wie wenig sich Bert Hellinger bisher einem Diskurs darüber gestellt hat. Das Diskursive ist nicht seine Stärke.

Ihn jedoch in die braune Ecke stellen zu wollen, wie es kürzlich wieder Arnold Retzer in Stuttgart getan hat, ist für mich eine gemeine Verunglimpfung. In einem Vortrag in München berichtete Hellinger kürzlich, wie er und seine Familie in der Nazizeit als Volksschädlinge gebrandmarkt wurden und wie verletzend es für ihn ist, jetzt von bestimmter Seite wieder als Volksschädling hingestellt zu werden. Hier stehe ich ganz auf seiner Seite. Und die, die ihn des Antisemitismus verdächtigen, sollten das lesen, was Juden selbst darüber geschrieben haben, wie versöhnend, erhellend und lösend ihre Arbeit mit Bert Hellinger in Israel und in vielen anderen Ländern war.

Die Potsdamer Erklärung habe ich aber vor allem deshalb nicht unterschrieben, weil ich in der Erklärung die Verdienste Bert Hellingers, nämlich seine ungezählten wertvollen, innovativen und weit reichenden Einsichten und Fokussierungen in vielen Bereichen und die Fülle der von ihm entwickelten Vorgehensweisen in keiner Weise hinreichend gewürdigt sehe. Ja, von manchen seiner Vorgehensweisen vor allem in den Großseminaren distanziere ich mich auch, aber ich habe viel mehr Seminare von ihm erlebt, wo er sehr sensibel und lösungsorientiert mit den Klienten umgegangen ist, und ich weiß von Unzähligen (ich gehöre dazu), wie sehr sie ihm für seine Hilfe dankbar sind. Pioniere sind besondere Persönlichkeiten, und ihre Radikalität ist vielleicht auch eine der Bedingungen, die es ermöglichen, etwas Neues in die Welt zu setzen. Vor der berechtigten Kritik hätte für mich statt der paar flauen positiven Bemerkungen eine lange Liste der verdienstvollen Entwicklungen stehen müssen, die Bert Hellinger in die Welt gebracht hat. Ich führe hier nur einige wenige an, um ein Gegengewicht gegen die oben erwähnten Kritikpunkte deutlich werden zu lassen:

Verdienstvoll sind für mich seine Erkenntnisse und Einsichten:

- zu der Bindungsliebe (blinde und sehende Liebe) und ihren Folgen für das Entstehen generationenübergreifender Verstrickungen und zu deren unterschiedlichen Ausprägungen und Dynamiken, die er differenziert hat
- zu Schicksalsbindungen und ihren Lösungen
- zur Versöhnung mit den Toten und von Opfern und Tätern
- zu unterschiedlichen Formen und Dynamiken des Gewissens
- zu den Dynamiken des Ausgleichs von Geben und Nehmen und wie man damit in Aufstellungen und in Beziehungen Gewinn bringend umgehen kann
- zu sich positiv auswirkenden und ordnend wirkenden Aufstellungsbildern und zu heilsam wirkenden Sätzen („Ordnungen der Liebe", „Sätze der Kraft")
- zu der Rahmung, dem Setting, den Verdichtungen und dem Prozess der Aufstellungsarbeit und zu potenziell Lösungen anstoßenden Schritten (Umstellungs- und Prozessarbeit)
- zu der „repräsentativen Wahrnehmung", zu nicht einzelpersonspezifischen Wahrnehmungen (Wirkungen größerer „Felder")
- zu der Anwendung der Aufstellungsarbeit in unterschiedlichsten Bereichen (Beratung, Supervision, Schule, Organisationen etc.) und in unterschiedlichen Beziehungsbereichen (Paare, Eltern-Kind-Beziehungen, Adoption, Behinderung, Sucht …).

Ich könnte die Liste lange weiterführen und die einzelnen Punkte konkretisieren und spezifizieren. Ich verzichte hier darauf. Denjenigen, die kurzgefasst mehr über die einzelnen Punkte erfahren möchten, empfehle ich die „Einführung in das Familien-Stellen" von Jakob Schneider.[41]

Die „monadische Tendenz" Bert Hellingers hat sicherlich dazu beigetragen, dass er seine Einsichten entwickeln konnte, hat aber vielleicht auch zu seiner eingeschränkten Kontextsensibilität beigetragen, die meines Erachtens zu vielen Missverständnissen und Polarisierungen geführt hat. Was in dem einen Kontext plausibel erscheint, kann in einem anderen völlig unverständlich wirken. Das in einem bestimmten Kontext in einer bestimmten Situation und mit einem bestimmten Tonfall Gesagte kann dort vielleicht angenommen werden, auch weil es mit anders gerichteten averbalen Botschaften verbunden wurde. Als Text (ohne entsprechende Kommentierung) gelesen, kann es sich autoritär anhören, als sei er im Besitz der Wahrheit.

Beides, ein entweder völliges Ablehnen oder Anhimmeln von Hellinger, sind meines Erachtens billige und inadäquate Lösungen. Ich empfehle, ihn nicht nachahmen zu wollen, sich beim Lernen nicht in seinen suggestiven Sog zu begeben und wach auszuwählen, welche seiner Einsichten für einen selbst sinnvoll sind und welche seiner Vorgehensweisen sich für einen nützlich erweisen. Bert Hellinger selbst hat oft gesagt, dass „Schüler die Schande des Meisters" seien.

7.3 Zwei Phasen des Aufstellungsprozesses: Meine eher konstruktivistische Sicht auf den Aufstellungsprozess

Meine Vorgehensweisen werden wie in der Systemtherapie von meinen Hypothesen und Annahmen mitbestimmt, die ich mir bewusst mache. Die Hypothesenbildung und auch die Anregungen von Unterschieden geschehen heute weit stärker im Prozess der Aufstellung und stärker in einer oft unausgesprochenen Feinabstimmung mit den Beteiligten. Ich setze mich also nicht mehr vorher hin und entwickle Hypothesen über mögliche Zusammenhänge oder mögliche Interventionen.

41 Schneider i. Vorb.

Auch wenn es in einer Aufstellung keine explizite Analyse- und Interventionsphase gibt und in jedem Moment bei den Klienten Unterschiede angeregt werden können, verstehe ich den ersten Abschnitt einer Aufstellung (bis die Stellvertreter befragt worden sind) eher als einen hypothesenverdichtenden Prozess:

Ich lasse einen Klienten mit seiner Ausstrahlung, seiner Körperlichkeit, seinem averbalen Verhalten auf mich wirken und schaue, welche Muster für mich aufscheinen. Dann beginnt er zu erzählen, und ich höre auf die Implikationen der berichteten Geschichte: Ist es eine Problem- oder ist es eine Lösungsgeschichte? Was sind Schlüsselworte? Welche Sätze klingen fremd für mich und gehören vielleicht in einen anderen Kontext? Ich höre auf seine Sprache, welche Art Erzählung er mir anbietet und welchen Platz er darin hat. Das verändert oder erweitert meine Hypothesen vielleicht schon. Dann versuche ich, sein Anliegen zu klären und zu konkretisieren, und hole mir Informationen, die mir eine kontextuelle Sicht ermöglichen, um das für das Anliegen relevante System für das Aufstellen gemeinsam mit ihm zu umgrenzen. Als Nächstes stellt er ein Bild auf, und die räumliche Dimension des Zueinander- oder Aufeinander-Bezogenseins tritt in den Vordergrund. Wie er die Stellvertreter auswählt und wie er aufstellt, gibt mir vielleicht neue Hinweise über Verhaltensmuster, und ich vergleiche in mir das aufgestellte Bild mit den Mustern und Konstellationen der Aufstellungen, die ich schon gesehen habe. Dieses aufgestellte Bild verdichtet oder verändert meine Hypothesen oft erneut und vermittelt mir neue Unterschiede.

An diesem Zeitpunkt nehme ich, soweit es mir gelingt, noch einmal Abstand von meinen Vorannahmen und konzentriere mich ganz auf das relationale Bild und das, was die Stellvertreter an ihren Plätzen empfinden. An diesem Schnittpunkt ändern sich aufgrund der Äußerungen der Stellvertreter in Kombination mit dem Raumbild am häufigsten noch einmal grundsätzlich meine Annahmen über Zusammenhänge und mögliche Lösungsschritte. Andere Verknüpfungen und Dynamiken als zuvor vermutet oder erschlossen treten in den Vordergrund. Im Gegensatz zu Bert Hellinger, der heute oft gar nicht mehr fragt, was die Stellvertreter an ihren Plätzen wahrnehmen (er nutzt heute mehr ihre inneren Tendenzen; „Bewegungen der Seele“), bin ich der Meinung, dass gerade die Stellvertreter, wenn sie gesammelt stehen und vom Eigenen Abstand nehmen, die größte Ressource für neue und relevante Informationen sind und dass vor allem die Nutzung der repräsentierenden Wahrnehmung[42] und die nicht einzelpersonenspezifischen Wahrnehmungen – hier stimme ich Fritz Simon zu, dass das gerade die Geschehnisse sind, auf die wir besonders fokussieren sollten – das Innovative der Aufstellungsarbeit ausmachen.

Dadurch, dass die Stellvertreter sich ganz ungetrübt und auf die Empfindungen an ihren Plätzen konzentrieren und sich frei von Loyalitätsbindungen und Rücksichtnahmen äußern können – man sollte sie explizit dazu auffordern, weil auch sie manchmal nicht wagen, das an ihren Plätzen Wahrgenommene ungefiltert zu äußern –, werden dann oft Dinge gesagt, körperliche Symptome gezeigt und Zusammenhänge offenbar, die einem den Atem stocken lassen. Das ist manchmal so neu, was einem da entgegenkommt, dass man Zeit braucht, sich neu zu sortieren.

Die zweite Phase der Aufstellungsarbeit ist für mich dann eher der Teil, in dem ich entsprechend meiner sich dann oft verdichtenden Annahmen durch Umstellungen, freie Bewegungen der Stellvertreter oder Prozessarbeit vielfältige Veränderungsimpulse hinsichtlich der Plätze, der Sicht-, Fühl- und Verhaltensweisen und der Beziehungen zu geben versuche.

Wenn ich in Weiterbildungen gefragt werde, möchte ich jederzeit in der Lage sein darzulegen, welchen spezifischen Unterschied ich mit jedem Schritt im Prozess der Aufstellung anzuregen beabsichtigte, und gleichzeitig freue ich mich, wenn diese Schritte von den Beteiligten im Fluss und wie absichtslos erfahren werden. Schön ist der Prozess, wenn die ressourcenorientierte Wirklichkeitssicht, die sich für mich verdichtet hat, und die Veränderungen, die ich dementsprechend anzuregen versuche, auch für den Aufstellenden, die Aufgestellten und in der Außengruppe eine starke Evidenz gewinnen. Die emotionale Intensität, die koevolutionären Erfahrungen der Stellvertreter und die ritualisierte Rahmung schaffen dann oft in der Gruppe eine von allen geteilte und gemeinsam erzeugte neue Wirklichkeit. Das verstärkt die Wirkung einer Aufstellung enorm. Wenn wir gemeinschaftlich handeln und gemeinsam neue Zusammenhänge, Muster und Veränderungen als sinnstiftend erfahren, bekommt das Neue eine ganz andere Bedeutung und eine kraftvollere Bestätigung, als wenn ich nur allein mit einem Klienten arbeite.

42 Varga von Kibéd u. Sparrer 2000.

Bei Gunther Schmidt schätze ich im Gegensatz dazu den spielerischen und oft humorvollen Umgang mit Wirklichkeitskonstruktionen und auch das experimentelle Ausprobieren von neuen Mustern in seinen „Choreografien".

7.4 Die Rahmung der Aufstellung als ein rituelles Geschehen

Ich selbst versuche also eher, den Aufstellungen den Charakter und die Rahmung eines Übergangsrituals vor Zeugen zu geben und in dem Prozess eine Atmosphäre emotionaler Dichte, besonderer Bedeutsamkeit und hervorgehobener Einmaligkeit hervorzurufen.

Dabei geht es mir nicht um Wahrheit und Normen, sondern darum, dem Gewohnten auf wirksame Weise Neues entgegenzustellen und auf effektive Weise neue Impulse zu geben. Matthias Varga von Kibéd und Insa Sparrer[43] haben schön beschrieben, dass es sich bei den Grundprinzipien in der Aufstellungsarbeit um kurative Prinzipien handelt und nicht um solche, die Systeme beschreiben und erklären.

Wenn man meine konkreten Vorgehensweisen betrachtet, wird deutlich, dass ich in meiner Arbeit viele Grundelemente übernommen habe, die Bert Hellinger entwickelt hat: Ich gehe sehr verdichtet vor, manchmal provokativ. Ich versuche zu erreichen, dass die Arbeit ernsthaft, sparsam und gesammelt vor sich geht (und weniger spielerisch und psychodramatisch ausgeschmückt). Auch Humor ist ein wichtiger Anteil, um immer wieder eine Außenperspektive oder eine Distanzierung von Schwerem zu ermöglichen. Das gesammelte Vorgehen darf man nicht mit schwer, heilig oder dramatisch verwechseln. Gerade wenn es in einer Aufstellung schwer und lastend wird oder jemand sein dramatisches Talent in Szene setzt, ist oft eine unterbrechende humorvolle Herausforderung oder ein Fokuswechsel angebracht. Ich lege jedoch die Latte, wann ich eine Aufstellung mache, eher hoch. Übernommen habe ich auch die Arbeit mit kurzen Sätzen, die ich den Stellvertretern in bestimmten Situationen anbiete, und seine ordnend wirkenden und oft Frieden fördernden Aufstellungsmuster.

43 a. a. O.

7.5 Bekömmlichere und schwierigere Plätze in Aufstellungen

Es gibt für mich nicht die einzig richtigen, aber bessere und schlechtere Plätze in Familien, gemäßere und angemaßte Plätze, und es gibt belastendere und freiere Plätze, und diese Unterschiede werden auch in den Aufstellungen offenbar. Auf der anderen Seite haben sich für mich Grundprinzipien, wie Hellinger sie beschrieben hat, wie der Vorrang des Früheren oder das Recht auf Zugehörigkeit etc., als Leitlinien bewährt. Diese Leitlinien wende ich nicht stereotyp und mechanisch an, sondern versuche, jedes Anliegen und jede Lebensgeschichte in ihrer Einzigartigkeit zu erfassen. Am Ende einer Aufstellung steht oft das Bild einer geordneten Ganzheit, und es ist mein Bestreben, dass jedes Familienmitglied oder möglichst viele Systemmitglieder an einem gemäßen und gleichzeitig freien Platz stehen und sich gleichzeitig energiereich und zugehörig fühlen.

Dass es sich dabei um eherne, naturgegebene und unveränderbare Ordnungen handelt, glaube ich nicht und drohe auch nicht mit schlimmen Folgen für den Fall, dass jemand davon abweicht. Ich gehe eher davon aus, dass vielleicht phylogenetische Einflüsse, also archaische Muster in uns und den Systemen, in denen wir leben, unbewusst weiterwirken (s. die Archetypen C. G. Jungs) oder dass kulturell vermittelte Grundmuster von Familienstrukturen unbewusst in uns verankert weiterwirken und nicht so leicht zu verändern sind, wie wir uns das manchmal vorstellen.

7.6 Das Aufstellungsseminar als ein Gesamtprozess

Für mich sind die viertägigen Aufstellungsseminare, die ich anbiete, wie Kurzzeittherapien, in denen den Teilnehmern durch eigene Aufstellungen, als Stellvertreter in den Aufstellungen anderer und als teilnehmende Beobachter immer wieder andere, neue Erfahrungen ermöglicht werden. Während der wiederholten „Runden" nutze ich außerdem das ganze mir zur Verfügung stehende Repertoire systemischen Intervenierens. Es ist mir wichtig, dass die Klienten in einem guten Zustand weggehen, und ich versuche, nur solche Unterschiede und Schritte anzuregen, die die Klienten verkraften und nehmen können. Gegen den immer wiederholten Vorwurf, bei der Aufstellungsarbeit handele es sich um Fastfood oder einen isolierten, unverantwortlichen 20-Minuten-Event, verwahre ich mich.

7.7 In der Aufstellungsarbeit geht es um grundsätzliche existenzielle Fragen und Lebenshaltungen

Bei dieser Arbeit geht es vor allem meiner Wahrnehmung nach oft um grundsätzliche, existenzielle Muster und Bedürfnisse wie Zugehörigkeit und Autonomie, Gesehen-Werden oder Abgewertet-Sein, einen Platz haben oder sich ausgeklammert zu fühlen, um Schuld, Abschied, Beziehungsgerechtigkeit und Leben und Tod. Deshalb sind Menschen meines Erachtens auch so oft von dem Geschehen in Aufstellungen tief berührt, weil diese Fragen alle bewegen. Wenn ich auf einer grundsätzlichen Ebene etwas verändere, kann eine grundsätzliche Umstimmung sich danach in vielen verschiedenen Bereichen gut auswirken. Ich leite in vielen Ländern der Erde Aufstellungen an. Nach diesen Erfahrungen scheint es mir so, dass die Grundbedürfnisse der Menschen trotz aller kultureller Differenzierung weltweit sehr ähnlich sind.

7.8 Die Wiederentdeckung der Mehrgenerationenperspektive

Für mich ist das betrachtete System normalerweise ein Dreigenerationensystem. Das kann aber auch noch weiter zurückgehen, meist aber nicht über die vierte Generation hinaus. Durch diese Arbeit ist die Mehrgenerationenperspektive wieder verstärkt in mein Blickfeld gerückt, eine Perspektive, die im Heidelberger familiendynamischen Modell Helm Stierlins[44] (besonders auch durch die Anregungen und Erkenntnisse Ivan Boszormenyi-Nagys[45] ausgelöst) vor allem in den 70er Jahren schon einmal eine größere Bedeutung hatte. Ich habe das früher schon einmal gesagt: Unsere Freiheit ist durch das Eingebundensein in die Familiengeschichte und die Schicksale beschränkt. Wenn wir das machen, was unsere Ahnen und Eltern gemacht haben, fühlen wir uns zugehörig und treu. Wenn wir unsere Probleme lösen, fühlen wir uns eher schuldig und erleben unsere Zugehörigkeit als gefährdet. Und viele bleiben aus Liebe zu den „Göttern ihrer Kindheit" (Otto Brink) lieber in problem- oder symptomerzeugenden Mustern. Gunther Schmidt mag heftig abwehrend reagieren, wenn er den Satz Bert Hellingers hört: „Leiden ist leichter als lösen." Mir

44 Stierlin 1978.
45 Boszormenyi-Nagy u. Spark 1973.

leuchtet er oft ein. Immer wieder kann man beobachten, wie stark kindliche Liebe ist und wie Kinder in die Befindlichkeiten ihrer Eltern und in die Vorgänge aus deren Herkunftsfamilie eingestimmt versuchen, Belastungen für sie zu tragen, für sie zu sühnen oder Konflikte für die frühere Generation zu lösen. Besonders, was Entstrickungen aus Generationen übergreifenden Dynamiken und die Versöhnung über Generationsgrenzen hinweg betrifft, hat Bert Hellinger meines Erachtens bahnbrechende Erkenntnisse gewonnen und hocheffektive Vorgehensweisen entwickelt.

Aufstellungen sind kein Allheilmittel. „Wer nur einen Hammer hat, sucht die Welt nach Nägeln ab." Wer nur aufstellen kann, verfällt zu leicht der Versuchung, Menschen damit festzunageln.

Frage eines Teilnehmers: Du sprachst von guten oder problematischen Plätzen. Ergibt sich das aus dem jeweiligen Kontext?

G. W.: Ja und nein. Für ein Kind verändert sich der gute Platz zum Beispiel in Beziehung zu den Eltern im Laufe der Zeit. Wenn es das zweite Kind ist, behält es immer den zweiten Platz. Es kommt auch immer darauf an, in Bezug auf welches Anliegen und in Hinsicht auf welche Beziehung es um die Qualität des Platzes geht. Der gute Platz einer 20-jährigen Frau kann je nach Anliegen und je nachdem, ob sie verheiratet ist oder nicht, in einer Aufstellung sehr unterschiedlich sein. Hat die 20-Jährige ein Anliegen bezüglich der Beziehung zu ihrem Mann, stelle ich verständlicherweise diese Beziehung auf und versuche möglichst, beide so zueinander zu stellen, dass eine gedeihliche Beziehung oder gegebenenfalls auch eine faire Trennung ermöglicht wird. Habe ich den Eindruck, dass es gut wäre, ihre Beziehung zu ihren Eltern und dem Mann in einer Aufstellung darzustellen, steht sie am Ende der Aufstellung voraussichtlich auch neben ihrem Mann. Bezieht sich ihr Anliegen auf ihre Beziehungen zu ihrer Herkunftsfamilie, wird man die Herkunftsfamilie aufstellen lassen und dann versuchen, dort einen guten Platz für sie zu finden.

Es gibt aber auch allgemeinere Erfahrungen und Prinzipien bezüglich besserer oder schlechterer Plätze in Beziehungssystemen. Ein jüngeres Kind, das anmaßend versucht, in einer Familie den Platz eines älteren Geschwisters einzunehmen, oder parentifiziert versucht, für die Eltern einen Elternteil zu ersetzen, nimmt unserer Erfahrung nach einen schlechteren Platz ein als eines, das den ihm in der Zeitfolge gemäßen Platz, zum Beispiel als zweites Kind der Eltern, einnimmt. Die aufgestellten Bilder und die Äußerungen der Stellvertreter geben uns häufig Hinweise über die Qualität der Plätze und Bilder für gute Abstände in Aufstellungen, zum Beispiel zwischen Eltern und Kindern. Was gute Plätze in Aufstellungen sind, hat sich vor allem durch Versuch und Irrtum herauskristallisiert. Da gibt es eine bestimmte Entfernung, die gut ist. Da fühlt sich ein Kind in Kontakt mit den Eltern und gleichzeitig frei. Das kann man immer wieder sehen. Stellst du Eltern und Kind zu weit auseinander, fühlt sich das Kind einsam und unverbunden. Stellst du es näher, fühlt der Stellvertreter des Kindes, dass es eine Funktion für die Eltern übernommen oder zugewiesen bekommen hat. Auch bezüglich guter und gemäßer Plätze in Aufstellungsbildern hat Bert Hellinger wichtige Pionierarbeit geleistet.

Doch es ist in jedem Fall anzuraten, nicht stereotyp bestimmte Lösungskonstellationen aufzustellen, sondern jede Familie als einzigartig zu betrachten und zu überprüfen, ob hier das angebotene Bild für die Stellvertreter und den, der sein System aufgestellt hat, passt. Es bedarf vieler Erfahrung, ein Gefühl dafür zu bekommen, in welchen Fällen es gut ist, einem Klienten ein herausforderndes Bild zuzumuten, mit dem er nicht ganz einverstanden ist, und wann es kontraproduktiv ist, jemandem ein vermeintlich gutes Bild oder einen guten Platz aufdrängen zu wollen.

Noch eine Anmerkung: Durch die Aufstellungsarbeit haben sich auch die Familien- und Einzelgespräche, die ich anbiete, gewandelt. Mein Hypothesenpool hat sich dadurch wesentlich erweitert. Ich fokussiere auf andere Bereiche und gehe oft anders vor als früher.

8. Die vierte Aufstellung – Angeleitet von Gunthard Weber

8.1 Der verstorbene Bruder

Jetzt möchte ich Ihnen zeigen, wie ich mit Aufstellungen arbeite. *(zu den Teilnehmern des Seminars)* Wer hat sein Familien- oder Beziehungssystem noch nicht aufgestellt und möchte gern hier ein Anliegen aufstellen? (*Ein Seminarteilnehmer meldet sich, G. W. und er setzen sich einander gegenüber*).

G. W.: Darf ich dich duzen? *(bejaht)* Kannst du mir deinen Namen sagen?

René: Ich heiße René.

G. W.: Das ist männlich und weiblich die gleiche Form. Wie bist du zu diesem Namen gekommen?

René: Das ist für mich selbst ein Stück rätselhaft. Ich komme aus Österreich, und irgendjemand hatte diesen Namen. Ich habe den nicht gekannt.

G. W.: Und wer hat dir den Namen gegeben?

René: Ich weiß es nicht. Ich glaube, meine Mutter.

G. W.: Bevor ich weiter meiner Neugier folge, frage ich jetzt erst mal, was für ein Anliegen du hast.

René: Ich habe einen Bruder, der drei Jahre vor mir, vor meiner Geburt gestorben ist. Er hatte den selben Namen. Dieser Bruder war für mich 30 Jahre kein Thema. Wir sind jedes Jahr in der Weihnachtsnacht zum Grab gegangen, und das war es. In einem Workshop habe ich gemerkt, dass bei uns zu Hause Bilder von meinem Bruder und mir aufgehängt waren. Mein Vater hat für mich ein Fotoalbum gemacht, in dem unsere Kinderfotos drin waren. Und da habe ich plötzlich gemerkt, dass der Vater die Fotos von meinem Bruder und mir verwechselt hat. Ein wichtiges Foto war von meiner Mutter und einem Kind, auf dem sie sehr glücklich aussah. Das war nicht ich. Das war mein Bruder.

G. W.: Das sind wichtige Informationen. Es ist aber gut, wenn die Stellvertreter nicht zu viel Informationen vor der Aufstellung bekommen. Deshalb kürze ich das etwas ab. Was ist jetzt dein Anliegen an eine Aufstellung?

René: Ich bin ein unsicherer, ein scheuer Mensch, und ich frage mich, ob das mit meinem Bruder eine Beziehung dazu haben könnte.

G. W.: Und was wäre ein gutes Ergebnis einer guten Aufstellung?

René: Dass ich einen Schuss Selbstsicherheit dazubekommen würde.

G. W.: Und woran würdest du das merken?

René: Ich würde leichter meine Meinung kundtun auf Versammlungen.

G. W.: Und woran würde ich das merken?

René: Ich würde freudig auf dich zukommen. Und meine Körperhaltung würde aufrechter sein.

G. W.: Kannst du mir sagen, wie du jetzt lebst?

René: Ich bin verheiratet und habe einen 19-jährigen Sohn.

G. W.: Dann können wir anfangen, nur mit dir und deinem Bruder oder du nimmst die Eltern dazu. Ich lasse dich entscheiden.

René: Ich glaube, die Eltern sind schon wichtig.

G. W.: Können wir mit den beiden Brüdern anfangen und dann die Eltern dazunehmen?

René: O. K.

G. W.: Dann suchst du aus den Teilnehmern erst mal einen Stellvertreter für dich und deinen gestorbenen Bruder aus. – (*René zögert etwas*) Die passen alle nicht ganz. Das Wichtigste ist, dass du zwei Männer wählst. – Du nimmst Abstand von der Zeit, denkst nicht daran, wie es damals war, sondern folgst einfach ganz deinem Gefühl und deinem inneren Bild und stellst die beiden zueinander im Raum in Beziehung.

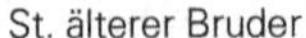

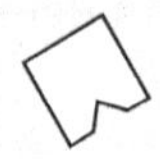

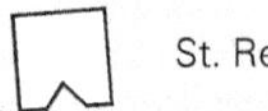

Abb.1

G. W.: Wie geht es dir, als dem jüngeren Bruder?

St. René: Nicht gut. Schon am Anfang, als ich hier hergestellt wurde, hatte ich einen sehr unruhigen Stand.

St. älterer Bruder: Als ich hingestellt wurde, habe ich Herzrasen bekommen, und jetzt spüre ich Trauer. Es ist eine sehr starke Spannung und Verbindung da. Ich fühle mich aber auch zementiert.

G. W. (zu den Seminarteilnehmern): Ich veröffentliche mal, was in mir vorgeht: Gehe ich jetzt mit seinem Wunsch, auch die Eltern zu sehen, oder arbeite ich mit den Brüdern allein?

St. René: Ich habe das Gefühl, nach vorne zu fallen.

(G. W. dreht St. René zum St. seines Bruders, so dass sie sich angucken.)

St. älterer Bruder: Bei mir ist sehr viel Trauer, und die Spannung verändert sich jetzt durch die veränderte Haltung.

G. W.: Die Trauer – Ist es so etwas wie: Schade, dass ich dich nie kennen gelernt habe?

St. älterer Bruder: Ja. Und seine Bewegung hat mich traurig gemacht, seine Haltung.

G. W. (den Satz vorgebend): „Lieber Bruder, schade, dass ich dich nie kennen gelernt habe!" *(zu St. René)* Wie ist das, wenn du das hörst?

St. René: Das Erste ist, dass ich einen Schritt zu weit weg bin.

(G. W. führt ihn einen Schritt hin zum St. des Bruders.)

G. W. (vorgebend): „Schön, dich zu sehen!" – „Du bist mein älterer Bruder, und ich bin dein jüngerer Bruder." – „Ich gebe dir deinen Platz und nehme meinen." – „Wir sind Brüder und unterschiedlich." – „Ich gebe dir einen guten Platz in meinem Herzen." – „Schau freundlich, wenn ich lebe und mein Leben in seiner ganzen Fülle nehme." – „Ich kann nicht für dich mitleben, auch wenn wir den gleichen Namen haben." – „Vielleicht gebe ich mir einen anderen, damit wir uns wieder unterscheiden."

(St. René spricht die einzelnen Sätze jeweils nach.)

G. W. (zu René): Hast du noch einen zweiten Namen?

René: Ja, Sebastian. – Ich nenne mich jetzt Sebastian.

St. älterer Bruder: Es wird leichter, und ich fühle mich differenzierter. Ich habe fast schon das Gefühl, ich könnte mit ihm auf einer Bruderebene jetzt etwas machen.

(G. W. stellt die Repräsentanten als Brüder nebeneinander.)

G. W. (*zu René*): Jetzt stell mal deine beiden Eltern auf!

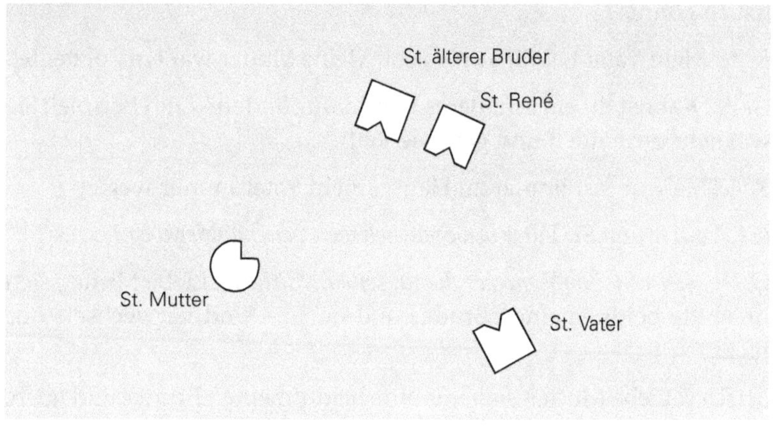

Abb. 2

G. W.: Wie geht es der Mutter hier?

St. Mutter: Nicht gut. Ich war in einer starken Wegbewegung. Sehe nur meine beiden Söhne. Der Mann ist bedeutungslos.

G. W.: Siehst du einen mehr oder weniger?

St. Mutter: Ich sehe ihn *(zeigt zu St. älterer Bruder)* mehr. Hauptsächlich die Trauer in den Augen. Ich sehe ihn bis zu den Knien.

G. W.: Wie geht es dem Vater?

St. Vater: Mir geht es nicht gut hier. Ich will nach hinten ausweichen. Hier ist alles zu eng. Der ältere Bruder ist total im Mittelpunkt. Aber das ist nicht gut.

St. älterer Bruder: Es geht schlechter als vorher. Ich kann meinen Blick nicht heben. Ich kann meine Eltern nicht richtig sehen, verliere den Kontakt zu meinem Bruder.

St. René: Ich fühle mich eher isoliert, und meine Beine sind eher zittrig. Mein Blick geht immer weg.

G. W. (zu René): Leben deine Eltern noch?

René: Nein.

G. W.: Sind die zusammengeblieben?

René: Ja.

G. W.: Gab es außer dem toten Bruder etwas, was die beiden getrennt haben könnte?

René: Mein Vater hat für sich gelebt. Meine Mutter war ein Putzteufel.

G. W.: Kannst du ein schöneres Wort dafür finden? Zum Beispiel: Sie war sehr ordentlich und gewissenhaft.

René: Sie war fast immer zu Hause, mein Vater immer weg.

(St. Mutter und St. Vater bewegen sich weit voneinander weg.)

G. W. (stellt St. von René vor die St. seiner Mutter): „Liebe Mutter, sieh uns bitte beide, meinen Bruder und mich. – Und verwechsele uns nicht."

St. René: Liebe Mutter, sieh uns bitte beide, meinen Bruder und mich. Und verwechsele uns nicht. *(G. W. stellt den St. des älteren Bruders mit hinzu, rechts neben ihn.)*

St. älterer Bruder: Liebe Mutter, sieh uns bitte beide, meinen Bruder und mich und verwechsele uns nicht.

St. René (zu St. Mutter auf den St. des älteren Bruders deutend): Das ist der gestorbene Sohn, und ich bin der lebende Sohn.

G. W.: Wie ist das, wenn du das sagst?

St. René: Das gibt Kraft.

St. Mutter: Das ist gut! Ja, das ist erleichternd. Jetzt gehört er zu mir.

G. W. (zu St. Mutter): Jetzt gehört er zu dir.

St. älterer Bruder: Ich kann sie jetzt auch anschauen.

St. Mutter: Ich sehe beide!

St. René: Das war, als ich hier reingestellt wurde, der spontane Gedanke: Oh wei, wie Mutter.

G. W.: Sag ihr: „Ich stimme dir so zu, wie du bist." (*St. René zögert)* – „Ich danke dir, dass du mich geboren hast. Und ich nehme mein Leben dankbar von dir."

St. René (*zu St. Mutter*): Ich danke dir, dass du mich geboren hast. Und ich nehme mein Leben dankbar von dir.

St. Mutter: Es ist wichtig, dass er das Leben nimmt. Das andere ist nicht wichtig.

G. W. (zu St. René): „Ich nehme mein Leben dankbar von dir und mache etwas Kraftvolles draus."

St. René: Ich nehme mein Leben dankbar von dir und mache etwas Kraftvolles draus. *(spontan)* Ich werde nicht so viel putzen. *(G. W. nachsprechend)* Schau freundlich, wenn ich etwas anders mache.

St. Mutter: Ich schaue freundlich!

G. W. (zu den St. der Söhne): Jetzt gehen wir mal zum Vater! (*Beide St. der Söhne stehen dann vor dem St. des Vaters.*)

St. Vater: Mir ist schlecht, genauso schlecht wie vorher. Ich will gehen.

G. W. (zu René): Was ist in der Herkunftsfamilie des Vaters passiert?

René: Nichts Besonderes.

St. Vater: Auf dem ersten Platz, da war es zu konfrontativ. Und das Ganze ist für mich so einengend – ich halte es nicht aus!

G. W. (vorgebend): „Du bleibst mein Vater. Und wo immer es dich hinzieht, ich lasse dich ziehen mit Liebe! Ich bleibe dein Sohn und mein Bruder auch."

St. René: Du bleibst mein Vater. Und wo immer es dich hinzieht, ich lasse dich ziehen! Ich bleibe dein Sohn. Und mein Bruder auch.

St. Vater: Es ist schön, jetzt kann ich ihn verstehen. Du machst sehr viel für mich. Und es tut mir leid. Und ich wünsche, dass es mit dir gut weitergeht.

St. René: Es ist gut mit mir weitergegangen. Ich habe eine gute Frau und ein Kind.

St. Vater: Es ist schön zu hören. Ich freue mich, wenn es dir gut geht.

G. W. (vorgebend): „In mir lebst du weiter und in meinem Kind, und ich stelle mich zu meinem Bruder. Da ist für mich ein guter Platz. Bitte unterscheide du uns auch und schau auch auf den Toten."

St. René: In mir lebst du weiter und in meinem Kind. Und ich stelle mich zu meinem Bruder. Da ist für mich ein guter Platz. Bitte unterscheide du uns auch und schau auch auf den Toten.

(G. W. stellt René selbst ins Bild.)

René (mit Tränen in den Augen): Ich bin sehr gerührt, meinen Bruder mal zu sehen. Ich habe ihn mir eigentlich klein vorgestellt.

St. älterer Bruder: Ich bin auch sehr gerührt. *(René und der Stellvertreter seines Bruders umarmen sich innig.)*

G. W. (danach): „Wir sind Brüder und unterschiedlich. Du bist der Ältere, und ich bin der Jüngere."

René: Wir sind Brüder und unterschiedlich. Du bist der Ältere, und ich bin der Jüngere. (*G. W. richtet René und den Stellvertreter des Bruders in die Zukunft aus.)*

G. W.: Willst du deine Eltern noch mal spüren, oder ist es gut so?

René: Es ist gut so.

G. W.: Willst du deinen jetzigen Platz neben deiner Frau noch mal spüren, soll ich sie noch aufstellen, oder ist es gut so?

René: Es ist gut so.

G. W.: Dann lasse ich es da. Danke!

8.2 Kommentar Gunther Schmidts zu der von Gunthard Weber angeleiteten Aufstellung

In gewisser Weise finde ich schade, wie es gelaufen ist. In mancher Hinsicht gibt es natürlich Unterschiede, wie mit den Sätzen, aber sonst, von der Hypothesenbildung bis zum Schluss, habe ich auch gedacht: Gott sei Dank haben wir unterschiedliche Themen in diesem Seminar! Ich hätte sonst vielleicht ganz ähnliche Vorgehensschritte gemacht. Als René sagte: „Er ist drei Jahre gestorben, bevor ich geboren wurde", dachte ich, eine Seite von René ist mit dem Gestorbenen identifiziert und damit auch ein Teil seiner Lebenskraft. Wenn man das ressourcenorientiert betrachtet, kann man überlegen, wie man ihm Unterstützung anbieten kann, um das zu differenzieren, und auch mit der Ich-Stärke arbeiten. Ich weiß schon, warum ich Leute immer zu Gunthard schicke. Schon das Partnerschaftliche beim Fragen nach dem Anliegen und dass er René die Wahlmöglichkeit gab, ob er den Bruder und sich oder die ganze Familie aufstellt, hat mich angesprochen.

Meine Position ist: Alles sollte so weit wie möglich transparent gemacht werden.

Du (G. W.) hattest eine eigene Präferenz. Du hast aber eine Wahl angeboten, und es wurde dann ganz transparent ein Kompromiss gemacht. Ein großer Teil dessen, was danach lief, würde ich nicht anders machen. Es geht nicht um Aufstellungen, sondern um Aufstellungen in bestimmten Kontexten. Für dieses Anliegen wäre das Vorgehen, das ich gezeigt habe, eine nicht adäquate Vorgehensweise. So fand ich es hier äußerst angemessen. Ich habe öfter Probleme mit rituellen Sätzen, zum Beispiel wenn von Missbrauchsopfern gesagt werden soll: Mutter, ich habe es auch für dich getan.

G. W.: Schür jetzt bitte nicht alte und endlos wiederholte Vorurteile!

G. S.: Ich will nur sagen: Der rituelle Satz an sich ist nicht das Problem. Es war bei dir keine Litanei. Es war direktiv, aber das spielerische Hin und Her von vorgegebenem Satz und den Abweichungen vom Stellvertreter fand ich gut. Jeder Satz hätte von der Atmosphäre her auch verworfen werden können. Nicht „der Putzteufel", sondern „Ich mache die Dinge jetzt anders!“ fand ich eine transformative Umdeutung auf das Bedürfnis hin. Das ist eine Frage der Haltung, nicht der Form. Es wäre mir lieber, das alles nicht „versöhnen“ zu nennen. Was ich mir sonst wünschen würde bei solchen Dingen, ist, manche der Schritte noch zu erklären. Hier muss ich sagen: Nicht das Bild hat gewirkt, sondern der Prozess.

8.3 Kommentar Fritz Simons zu der von Gunthard Weber angeleiteten Aufstellung

Das war wirklich eine Aufstellung. Der Unterschied ist hoffentlich deutlich geworden. Hier wurden ein oder mehrere Rituale inszeniert. Und ich würde das nicht tun; wahrscheinlich, weil ich es nicht kann. Ich bin mir da nicht sicher.

Rituale sind nun einmal eine Form der Magie. Man geht zum Standesamt und wird gefragt: Willst du diese Frau zu deinem Mann machen? Oder umgekehrt. *(Lachen)* Auf jeden Fall sagt man Ja! Und danach hat man seine Identität geändert. Und dann ist man ein anderer: Man wird nicht mehr gefragt: „Was machst du heute Abend?“, sondern: „Was macht ihr heute Abend?“ Da wird die Verwandlung von Menschen durch Worte oder durch Sätze bewirkt.

Da passiert etwas, wenn es gut gemacht wird. Rituale sind, glaube ich, etwas sehr Wichtiges und auch etwas sehr Mächtiges. Priester waren in der Geschichte der Menschheit ja immer sehr wichtig. Es ist ja vielleicht nicht zufällig, dass diese Methode von einem ehemaligen Priester entwickelt wurde. Wir leben in einer unterritualisierten Gesellschaft und nutzen Rituale viel zu selten. Man trifft sich nur noch Weihnachten unter dem Christbaum. Rituale haben eine sozial integrierende Wirkung, und sie haben eine identitätsschaffende Wirkung. Es gibt ja Untersuchungen in den USA, dass je nach Ritualisierungsgrad der Familien von Alkoholikern die Wahrscheinlichkeit ab- oder zunimmt, dass die Kinder auch Alkoholiker werden.[46] In Familien, in denen man Weihnachten oder Geburtstagsfeiern ausfallen lässt, weil Papa besoffen ist, werden die Kinder häufiger ebenfalls Alkoholiker. Wenn trotzdem Weihnachten gefeiert wird und es feststehende, zuverlässige Prozeduren gibt, an denen man sich festhalten kann – ein äußerer, sozialer Rahmen und ein so-

46 Wolin, Bennet u. Jacobs 1993.

ziales Eingebundensein –, dann wirkt sich das offenbar psychohygienisch positiv aus.

Die Frage ist: Welche Rolle will man einnehmen? Gunthard Weber ist offensichtlich in eine Rolle gegangen, in der er die Autorität, ein Ritual zu vertreten, an sich genommen hat. Er hatte damit auch keine Schwierigkeiten. Nicht nur war sein Beziehungsangebot asymmetrisch, sondern er hatte auch Ideen, welche Art von ritualisierten Sätzen hilfreich sein könnten. Darin war er nicht eigensinnig; wenn der Stellvertreter einen Satz nicht nehmen konnte oder wollte, wurde der modifiziert. Die Sätze waren alle klar fokussiert auf bestimmte Beziehungsaspekte, die wahrscheinlich generell zwischen Kindern und Eltern und zwischen Geschwistern oder – wenn man es allgemeiner sagen will – in hierarchischen Beziehungen oder Peerbeziehungen relevant sind, auch in Bezug auf die Zugehörigkeit zum System.

Wenn wir in die Theorie gehen, können wir sagen: Identität wird immer über Zugehörigkeit zu einem sozialen System geschaffen. Hier zeigt sich die Verknüpfung zwischen psychischem und sozialem System. Wenn ich mich in bestimmte soziale Regeln einfüge, nehme ich sie an, und in dem Moment, in dem ich sie nicht annehme, bekomme ich auch Identitätsschwierigkeiten. Darauf hat Gunthard Weber klar fokussiert. Er hat das Ritual verwaltet, unabhängig verwaltet, ohne seine eigenen Wertesysteme zu verkaufen.

Aus dem, was er meinte, was gut für den Klienten sein könnte, hat er Vorschläge gemacht, die ablehnbar waren. Zwischen psychischen und sozialen Systemen ist ja gar kein so großer Unterschied. In beiden geht es darum, dass Gedanken an Gedanken und Gefühle an Gefühle anschließen. Das denke ich, ist hier passiert. Die inneren Bilder des Beteiligten wurden externalisiert. Und wenn so ein Bild erst einmal geschaffen ist, scheint es sehr hilfreich zu sein, die Repräsentanten zu haben, um nachvollziehbar zu machen, was in diesen Beziehungen erlebbar ist. Das ist sehr viel direkter, als wenn ein Psychotherapeut Deutungen anbietet. Das ist auch für den Fallbringer gut. Er kann sich darauf einlassen oder nicht. Die Distanzierungsmöglichkeit ist hilfreich und auch, dass er das Spiel zumindest in der ersten Phase der Aufstellung von außen sieht.

Das Hineinstellen ist ebenfalls gut: Er muss sich nicht hineinstellen, er kann … Ich halte das für einen sehr hilfreichen Prozess. Man kann mit neuen Gefühlen experimentieren. Stellvertreter können

Gefühle aussprechen, die bisher aufgrund von Tabus im System nicht gezeigt werden durften. Hier sind Leute, die weder die blinden Flecken noch die Tabus dieses Systems kennen und daher ungeniert aussprechen können, was an Erleben mit der jeweiligen Position (wahrscheinlich) verbunden ist.

Natürlich kann man hier auf ganz verschiedene Aspekte die Aufmerksamkeit fokussieren. Gunthard Weber hat das Augenmerk vor allem auf die Bruderbeziehung gerichtet. Das mit den Eltern fand ich sehr spannend. Das hätte man aber auch bei den Eltern lassen können; das wäre ja auch eine Form gewesen, die Generationengrenze zu akzeptieren.

Versöhnung? Was spricht gegen Versöhnung? Dass das Ganze ein emotional sehr wichtiges Geschehen war, das war, glaube ich, für die meisten erlebbar. Ich meine: Das macht zu einem guten Teil die Qualität dieser Arbeit aus – eine Qualität, die meine Arbeit nicht hat. Ich werde auch sagen, warum ich das nicht so mache, wenn ich das nachher demonstriere. Ich denke, dass das etwas sehr Beeindruckendes ist und dass auch für die beobachtenden Teilnehmer etwas sehr Relevantes dabei passieren kann.

Was wichtig ist: Dieses Verfahren ist kein Langzeitverfahren, es ist ein Übergangsritual. Man kann nicht regelmäßig dasselbe System aufstellen. Man geht ja auch nicht jede Woche zum Standesamt.

Dass Gunthard Weber „pastorale" Begriffe verwendet hat, das liegt ihm natürlich auch. Das hat aber auch etwas mit der Rolle als Therapeut zu tun. Ich erinnere mich: Ende der 70er Jahre war ich betreuender Psychiater eines Altenheims. Und nach einem längeren Gespräch mit einer älteren Dame verabschiedete sie mich mit den Worten: „Auf Wiedersehen, Herr Pfarrer!" Seelsorge ist, glaube ich, oft nahe mit Psychotherapie verwandt. Der Unterschied ist nicht immer sehr groß. Die Frage ist, was für ein Verständnis hat man von dem, was der Seele langfristig dient …

8.4 Kommentare zu den Kommentaren

G. W.: Seelsorge ist kein schlechter Begriff. Dieser Ansatz der Aufstellungsarbeit hat für mich etwas mit Seele zu tun, und solche Vorgehensweisen, wie ich sie hier gezeigt habe, sind vor allem auch an den Bereich gerichtet, in dem die emotionale und körpernahe Beteiligung eine Rolle spielt. Du (G. S.) hast gesagt, man sollte die Schritte erklären. Ich habe das Gefühl, der Kontakt geht über die Seele des Klienten und Erklärungen richten sich an eine andere Instanz. Der Klient muss gar nicht unbedingt wissen oder erklärt bekommen, was abläuft und gerade wirkt. Die systemisch-konstruktivistischen Therapeuten richten sich meiner Meinung nach zu einseitig auf die Kognition aus und versuchen Änderungen der Wirklichkeitskonstruktionen anzustoßen. Jetzt müsste man natürlich definieren, was man unter Seele versteht.

Hier nur so viel: Da ich nicht sehr kirchlich erzogen worden bin, habe ich, wenn jemand nach einer Aufstellung meint, das sei auch Seelsorge gewesen, keinerlei Schwierigkeiten. Wenn es dem Klienten danach seelisch besser geht und er mit sich und der Welt mehr in Frieden ist, finde ich das in Ordnung. Mit der Beschreibung „pastoral" geht es mir schon etwas anders.

Wenn ich den Prozess noch einmal Revue passieren lasse und sehe, welchen Fokussierungen ich gefolgt bin, war es ein relativ enger Hypothesenbereich. Merkwürdigerweise bin ich gleich auf Renés Namen angesprungen. Der schien mir intuitiv relevant zu sein. Er sagte, er komme aus Österreich. Da dachte ich: Wo kommt der Name René her? Er kommt nicht in seiner Familie vor, aber dann kommt er gleich doppelt vor: Das hat eine Bedeutung! Wenn zwei Söhne nacheinander René genannt werden, hat das vielleicht einen besonderen Hintergrund. Ich habe nichts darüber erfahren, aber es scheint mir weiterhin relevant zu sein.

Dann zu der Vermischung der beiden Schicksale. Wenn man zwei Kindern den gleichen Namen gibt, soll das zweite das erste für die Eltern oft vertreten, und die Wahrscheinlichkeit, dass es bei ihm zu Identitätsschwierigkeiten kommt, ist groß. Wo fange ich an? Wo hört der andere auf? Und immer wieder: Bin ich gemeint oder der Bruder? Beide standen im ersten Bild hintereinander: Sehen die Eltern auf mich oder, durch mich durch, auf den Bruder. Und das Anfangsbild hatte eine große Ähnlichkeit mit denen, wo einer zu einem Familienmitglied sagt: „Lieber gehe ich als du." Wenn dann noch der Vater die Bilder im Album verwechselt, spricht das dafür, dass auch die Eltern verwirrt waren und eine „Enttäuschung" fällig ist. Da ist dann eine Entmischung und Differenzierung notwendig, damit jeder der Söhne für sich einen unverwechselbaren Platz bekommt und unverwechselbare Zugehörigkeit und eigene Identität erleben kann. Das geschieht am besten durch eine „Gegenüberstellung" und ein

Sich-gegenseitig-in-den-Blick-Nehmen, begleitet von Sätzen, die separieren, und Sätzen, die nach der Entidentifizierung eine brüderliche Beziehung ermöglichen und jedem von beiden einen guten und gemäßen Platz in der Familie geben. „Du bist der Ältere, ich bin der Jüngere, und ihr seid meine Eltern." Das ist auch ein Vorteil der Aufstellungsarbeit, dass Tote noch einmal fasslich wahrnehmbar werden können, eine Abgrenzung, Begegnung oder Versöhnung mit ihnen möglich wird und ihnen ein Platz gegeben werden kann, der erlebbar ist. Du, Fritz, meintest, man hätte die Arbeit auch auf die Brüder beschränken können. Ich habe den Fokus erweitert, weil es die Eltern waren, die diese Vermischungen und Verwechslungen initiiert haben, und dann bewährt es sich, wenn sie den Stellvertretern der Kinder gegenüber diese auflösen. Und dann hatte ich den Eindruck, dass viel Separierung in dieser Familie erlebt wurde, und wollte besonders René und die Eltern noch einmal in einen versöhnenden Zusammenhang bringen. Das tut ihm gut, dachte ich mir.

Das Zweite war sein Wunsch, mehr Selbstwertgefühl zu erleben. Wenn man von der Aufstellung und den Äußerungen der Stellvertreter der Eltern ausgeht, wurde René von ihnen wenig gesehen und beachtet. Sie schienen mit anderen Dingen beschäftigt. Dass er so dann kein konstantes Selbstwertgefühl entwickelt hat, ist nachvollziehbar. Der Vater sieht ihn nicht, der Blick der Mutter ist verschwommen. Folglich habe ich seinen Stellvertreter von den Stellvertretern der Eltern in seiner Einzigartigkeit sehen und bestätigen lassen.

St. René: Über die Sätze kam dieser Kontakt zustande.

G. W.: Über die Nutzung solcher Sätze in Aufstellungen wäre noch viel zu sagen, aber Aufstellungen wirken auch ohne solche Sätze. Ich finde jedoch auch hier, dass Bert Hellinger viele gute Satzformen gefunden hat, ob er nun Priester war oder nicht. Noch einen Satz dazu: Diese Aufstellung hat offensichtlich einen guten Fluss gehabt, hat viele hier bewegt und auch René gut getan. Es war von Anfang bis zum Ende eine völlig Hellinger'sche Aufstellung in seinem Stil der 90er Jahre mit nur sehr kleinen Variationen in der Art der Vorgehensweisen. Der Hauptunterschied war vielleicht, dass ich etwas weniger als Bert Hellinger manchmal wusste, was richtig ist, und mich so in der Arbeit mehr auf die Eröffnung von Optionen ausrichtete.

In dieser Aufstellung habe ich allerdings nur sehr wenige ordnende Schritte angeregt und mich eher auf die Prozessarbeit konzentriert. Am Schluss habe ich die Brüder nebeneinander gestellt, weil die Stellvertreter der Eltern vermittelten, dass sie nicht wirklich zur Verfügung standen. René hat mir am Schluss signalisiert, dass er durch die Aufstellung genug bekommen hat. Sonst hätte ich in Richtung mehr Selbstwertgefühl noch ein oder zwei Schritte tun können. Als ich ihn grade im Flur getroffen habe, hatte er meiner Wahrnehmung nach mehr Saft im Gesicht. *(zu G. S. und F. S.)* Sonst kann ich dem meisten, was ihr gesagt habt, nur zustimmen.

8.5 Kommentar Renés (des Klienten) zu den Kommentaren[47] und spätere Rückmeldung

Ich kannte die Methode nur aus der Literatur und war ein bisschen skeptisch. Bei den Sätzen hatte ich manchmal den Eindruck, die hatten für mich zu wenig Kraft oder waren zu sehr nachgesprochen. Bedeutsam wurden die abgeänderten Sätze. Zur Sache mit den Namen: Gunthard Weber wollte in der Pause noch mehr wissen. Ich erinnere mich: Meine Mutter hatte eine Beziehung, und der Mann hat ihr jedes Jahr eine Karte geschrieben, und die Karte ist manchmal in Büchern aufgetaucht. Das war nicht tabuisiert, aber doch ein bisschen geheim. Im Gespräch habe ich mich dann erinnert, dass dieser Mann aus der Verwandtschaft oder aus dem Umkreis der Freunde und Bekannten meiner Mutter stammen muss.

Du (G. W.) sagtest dann zu mir, dass da noch eine Unklarheit ist. Dann habe ich mit einem Kollegen dadrüber gesprochen, der hat die Situation dann für mich umgedeutet: „Das ist ja wunderbar, da ist noch mehr Leben drin!" Ich hatte meine Mutter nämlich immer als spröde und leblos empfunden. Ich bin froh, diesen Zuspruch bekommen zu haben. Die Umdeutung von dir (G. W.), dass ich zweimal investieren will, für meinen Bruder und mich, fand ich sehr hilfreich. Ich habe mich sehr gehalten gefühlt von dir, und ich glaube, ganz wichtig für mich war, den Bruder zu sehen. Ich habe ihn jahrelang nicht wahrgenommen. In der Hypnotherapie habe ich dann mal mit ihm Fußball gespielt. Ich denke, was bleibt, sind Blitzlichter, die ich jetzt speichere. Am Schluss, das Bild, in die Weite schauend und meine Eltern an der Seite, war gut.

47 Am nächsten Morgen, dem zweiten Tag des Seminars.

(Als René im Zusammenhang mit dieser Veröffentlichung eineinhalb Jahre nach der Aufstellung der Text noch einmal zugesandt wird, gibt er die folgende Rückmeldung.)

Ich habe ganz gebannt die Aufstellung noch einmal miterlebt. Ich habe erlebt, wie mich die Aufstellung emotional tief bewegt hat. Die aufwühlendste Szene war die Gegenüberstellung mit „meinem Bruder". Ein Schatten wurde auf einmal plötzlich unglaublich plastisch, lebendig, keine Konkurrenzgefühle mehr, stattdessen ein Erlebnis von Nähe, Solidarität, brüderlicher Freundschaft, was ich so bis jetzt nie erlebt habe. Sehr klärend und erleichternd war die Differenzierungsarbeit zwischen mir und meinem Bruder. Es war so, als würde viel Nebel aus meinem Leben verschwinden, als könnte ich so meinen Eltern klarer, direkter gegenübertreten, mich versöhnen. Ich fühle mich durch diese Aufstellung sehr befreit.

8.6 Nachbemerkung zur Verantwortung des Therapeuten (Fritz B. Simon)

Mir ist noch ein Unterschied aufgefallen. Ich habe ja gesagt, ich arbeite nicht so wie Gunthard Weber. Nicht, weil ich es schlecht finde, das hat eher etwas mit meiner eigenen beruflichen Sozialisation zu tun. Ich will daher noch einmal auf die allgemeine Ebene des Rollenverständnisses gehen.

Wenn wir die Entwicklung der Familientherapie anschauen, dann gab es eine Phase, in der Minuchins Ansätze sehr populär waren. Die strukturelle Familientherapie ist den meisten ja bekannt. Da hatte der Therapeut ein Rollenverständnis, nach dem er in der Sitzung – im Hier und Jetzt – für Veränderung sorgt. Er versuchte bestimmte Prozesse, bestimmte Kommunikationen wahrscheinlicher zu machen, die spontan nicht passiert wären, und hat sie gepusht. Wenn er der Meinung war, dass ein Ehepaar lange nicht miteinander geredet hat, sagte er: „Sag deinem Mann, was du ihm schon immer sagen wolltest!" Und dann haben die das gemacht … oder auch nicht.

Das ist ein Prozess, bei dem der Therapeut eine Veränderung anbietet oder vorschlägt und auch die Verantwortung dafür übernimmt, dass sie ausprobiert wird. Implizit ist die Idee dabei: Ich weiß als Therapeut, was jetzt gut für euch ist.

Ganz anders war das Rollenverständnis, nachdem die Mailänder Gruppe ihre Methode und das zirkuläre Fragen entwickelt hatte. Plötzlich wurde die Veränderung nicht mehr in der Sitzung angestrebt, sondern die Interventionen wurden gegeben und Unterschiede angeregt, damit Veränderungen danach, d. h. zwischen den Sitzungen, passieren konnten. In der Sitzung wurden Veränderungen eher verhindert oder davor gewarnt.

Das mache ich genauso: Wenn jemand in der Sitzung etwas ändern will, steige ich eher auf die Bremse und sage: „Überleg dir noch einmal, ob du das verändern willst, und wenn, dann mach es zu Hause!"

Die Frage ist: Wem wird die Verantwortung für Veränderungen zugeschrieben? Dem Therapeuten oder den Klienten? Mein persönlicher Hintergrund ist natürlich meine Verantwortungsscheu, die nicht nur in meiner Profession, sondern generell vorhanden ist.

Es gibt eine schöne Stelle in dem Film *American Beauty*. Da bewirbt sich ein sehr erfolgreicher Mensch bei McDonalds, um Hamburger zu braten. Der Personalchef fragt ihn: Warum wollen Sie denn so eine Stelle? Da sagt er: Ich möchte eine Stelle ohne jede Verantwortung. Damit kann ich mich sehr gut identifizieren. Die Schwierigkeit ist, daraus eine therapeutische Methode zu machen.

Der Hintergrund ist aber nicht nur meine allseits bekannte Verantwortungsscheu, sondern auch meine Erfahrung. Während der Hälfte meines therapeutischen Lebens habe ich mit „Psychotikern" gearbeitet, in den 70er und 80er Jahren viel mit gruppendynamischen Settings. Dort habe ich eine wichtige Erfahrung gemacht. Wenn zum Beispiel in manchen Großveranstaltungen 15 Trainings gleichzeitig stattfanden, gab es immer mal wieder eine psychotische Dekompensation eines Teilnehmers. Das geschah immer in den Gruppen, die ehemalige Priester leiteten. Das hat, glaube ich, weniger mit dem Priestertum, als mit dem von ihnen gemachten Beziehungsangebot zu tun. Sie haben nämlich implizit oder explizit gesagt: „Ihr könnt euch hier fallen lassen, ich halte euch!" Sie haben zur Regression eingeladen und dabei ein Versprechen gegeben, das sie nicht halten konnten.

Ich sage deshalb nicht nur in der Arbeit mit so genannten „Psychotikern" nicht: „Vertrau mir blind!", sondern ich sage jedem Patienten oder Klienten: „Pass auf dich auf! Du kannst mir nicht blind vertrauen! Und schau, ob trotzdem etwas Sinnvolles für dich bei der gemeinsamen Arbeit rauskommt."

Zum einen dient dies meinem Bedürfnis, meine Verantwortung zu begrenzen, zum anderen will ich meine Klienten auch nicht mit Fürsorge überfluten, ihre Grenzen nicht verletzen, ihre Autonomie respektieren.

Es entspricht auch meinen psychischen Bedürfnissen ganz gut, nach der Sitzung weggehen zu können und mir zu sagen: „Der oder die passt schon auf sich selbst auf!"

Was mir dabei hilft, ist eine Theorie. Gute Theorien sind ja immer auch praxisbezogen. Es sind in diesem Falle Selbstorganisationstheorien. Ich bin an sozialen Systemen interessiert, und ich arbeite viel lieber mit Gruppen als mit Einzelnen. Denn bei der Arbeit in einem dyadischen Setting ist die einzige Beziehung, die ich beobachten kann, die Beziehung zwischen dem Klienten und mir – und da stecke ich selbst mit drin. Es gibt also keine Außenperspektive. In einer Gruppe hat man immer ein Stück Außenperspektive. Man hat mehrere Leute und ist immer ein Stück draußen.

Was nun die Aufstellungsarbeit angeht, so halte ich sie wirklich für eine sehr potente Methode – das Aufstellen an sich –, mit Sätzen oder ohne Sätze, das sind zwei verschiedene Dinge. Ich halte die Aufstellungsarbeit für ein sehr effizientes diagnostisches Mittel, um zu sehen, wie erlebt der Betreffende sein System, und ich meine, dass das meistens auch ganz gut zum System passt, auch wenn unterschiedliche Leute eines Systems das System unterschiedlich aufstellen würden. Ich denke mir, dass ganz viel davon mit kulturellen Mustern zu tun hat. Bevor wir Sprache und Bewusstsein erworben haben, werden uns viele Beziehungs- und Erwartungsmuster ansozialisiert.

Es ist ein Merkmal von Kulturen, dass das, was man als selbstverständlich erachtet, einem erst auffällt, wenn es nicht mehr eintritt. In einer fremden Kultur wird man sich oft erst der eigenen Muster bewusst. Ich denke, es hat etwas damit zu tun, dass wir diese Muster in einer Lebensphase erfahren, in der wir überhaupt noch nicht fähig sind, uns zu erinnern, also in den ersten zwei Lebensjahren. In dieser Phase sind wir schon in ganz aktiver Interaktion mit den Repräsentanten unserer Kultur. Die Methode, mit der diese kulturellen Muster vermittelt werden, ist die direkte Interaktion, in der massiv affektiv kommuniziert wird. Das geschieht natürlich meistens in der Familie. Wie auf das Verhalten eines Kleinkindes affektiv, d. h. mit der Äußerung positiver oder negativer Gefühle, reagiert wird, bestimmen die als selbstverständlich erwarteten, internalisierten Spielregeln der Interaktion. Auf diese Weise wird vermittelt, welche Art von Beziehungen erlaubt ist und welche nicht. Das ist eine Lernphase, in der viel auf der Ebene von Beziehungsstrukturen und Beziehungserwartungen gelernt wird und vermutlich auch über die familiären Strukturen auf der Ebene mehrerer Generationen.

Das passiert aber nicht auf einer bewussten Ebene, sondern eher auf einer ganzkörperlichen Ebene. Wir haben fünf Sinne und die koinästhetischen Wahrnehmungen. Wir verwenden den ganzen Körper als Wahrnehmungsorgan für Beziehungen. Das, was wir den ganzen Tag tun, tun wir überwiegend, ohne dass wir uns dessen bewusst sind. Wir kommen zum Beispiel in einen Raum und spüren sofort: Hier herrscht dicke Luft. Wir nutzen den Körper bei unserer Wahrnehmung und Kommunikation.

Theoretisch betrachtet heißt das: Die Erwartungsmuster der Koppelung von körperlichen, sozialen und psychischen Systemen werden in dieser Entwicklungsphase des Individuums vollzogen; und meine Hypothese ist, dass in Aufstellungen genau diese Wahrnehmungsfähigkeiten genutzt werden. Man stellt diese nicht am Schreibtisch ausgedachten Bilder nach dem Gefühl auf. Und es ist sicher kein Zufall, dass wir, wenn wir über Beziehungen reden, fast immer räumliche Metaphern oder Metaphern des Blickes verwenden: Er übersieht mich, steht nicht mehr hinter mir, und sie hat sich ins Abseits manövriert …

Und das versuche ich, in Aufstellungen nutzbar zu machen. Ich lasse jemanden aufstellen, ich kläre das Anliegen. Wie Gunthard Weber sagte: Wir kommen da aus derselben Schule. Dann gebe ich nichts vor. Ich habe ein relativ simples Verfahren, was auch nicht viele handwerkliche Fähigkeiten erfordert. Ich gehe von einem Selbstorganisationsmodell aus. Bei der Suche nach einem Lösungsbild lasse ich jeden Einzelnen, aber immer nur einen, seine Position verändern.

G. W.: Das ist ja beinahe wie bei Bert Hellingers freien Bewegungen („Bewegungen der Seele")!

F. S.: Das hat er dann wahrscheinlich von mir! *(lacht)*

Ich sage aus theoretischen Überlegungen, dass sich immer nur einer bewegen soll, weil man immer nur die eigene Position verändern kann. Dass die anderen sich dann auch bewegen, ist ein Nebeneffekt. Ich mache drei bis vier Durchläufe, dann findet sich meistens ein stabiles Bild. Manchmal kommt es zu Oszillationen, nach dem Motto: Wenn der eine da ist, geht der andere dahin. Zum Schluss höre ich mir noch einmal an, was die Einzelnen dazu sagen, und dann beende ich die Aufstellung! Das ist meiner Meinung nach mit der Systemtheorie kompatibel und entspricht auch meiner Auffassung von begrenzter Verantwortung.

Ich mache es ohne verordnete Sätze und ohne viel zu reden, um die basale Ebene zu nutzen, also das, was sozusagen aus dem Bauch heraus kommt. Zwei Seelen, ach, habe ich da in meiner Brust: Einerseits mag ich Erklärungen, aber als Arzt sind mir Erklärungen vollkommen egal, wenn etwas in dem von mir intendierten Sinne wirkt. Warum soll man Aufstellungen nicht nutzen, wenn sie im Sinne des Klienten wirken? Man darf dann halt nicht verlangen, dass sie von der Krankenkasse bezahlt werden. Insofern ist es eine recht simple Methode. Meine Form ist wenig ritualisiert. Trotzdem erlebe ich gelegentlich, dass etwas emotional Interessantes passiert.

Ich halte es für einen Mythos, dass zirkuläres Fragen und andere systemische Methoden nur intellektuell sind. Auch, wenn man versucht, auf der sachlichen Ebene zu bleiben, kann man das Emotionale nie ausschalten. Man macht das Emotionale nicht zum Thema, aber ich glaube, dass ohne emotionale Beteiligung des Therapeuten nichts therapeutisch Sinnvolles passiert.

Teilnehmerin: Nennen Sie ihre Aufstellungsform auch Aufstellung?

F. S.: Ich nenne das jetzt Aufstellung, was ich mache. Ich bin aber auch erst jetzt darauf gekommen. Früher hatte ich immer ein schlechtes Gewissen deswegen. Ich habe ja ein Problem, Aufstellungen „systemisch" zu nennen. Es hat mich über Jahre geärgert, wenn Leute von „systemischer Familienaufstellung" sprachen. Wem gehört der Begriff „systemisch" und wem der Begriff „Aufstellung"? Sie lassen sich nicht wirklich schützen; der Gebrauch bestimmt die Bedeutung. Aus meiner Sicht unterscheiden sich die Art systemischer Therapie, die Vorgehensweisen, das Rollenverständnis usw. ganz entscheidend von dem Bert Hellingers in seiner „klassischen" Aufstellungsarbeit. Hier war mir immer wichtig, den Unterschied zu betonen. Bei Gunthard Webers Arbeit wird deutlich, dass man Mischformen aus beiden Ansätzen kreieren kann, indem man nicht Wahrheiten verkündet, sondern mit verschiedenen Konstellationen experimentiert. Auch das Rollenangebot wird von ihm weniger mit einem autoritären Unterwerfungsanspruch vorgenommen, sondern eher im Sinne der helfenden, tragenden Unterstützung eines starken und erfahrenen Partners.

Also, wenn man den Begriff „Aufstellung" in diesem weiten Sinne verwendet, so kann er – wie früher der Begriff „systemisch", nur in umgekehrter Richtung – ebenfalls enteignet werden und mit neuem Inhalt gefüllt werden.

Meine neue Vorstellung ist also: Wir nennen das alles Aufstellungen!

Aber – um das nicht zu verheimlichen: Aus meiner Sicht sind „eigentliche" Aufstellungen nur das, was Gunthard Weber macht, d. h. nicht das, was Gunther Schmidt macht, und auch nicht das, was ich mache.

8.7 Einige Fragen

8.7.1 Zu den vorgegebenen Sätzen

Teilnehmerin (an G. S.): Wir haben von dir gehört, dass du die Aufstellung genau so gemacht hättest wie Gunthard Weber. Wir waren uns sicher, dass wir das gehört haben, aber wir konnten es nicht glauben. Wir konnten nicht glauben, dass du solche Sätze hättest sagen lassen.

G. W.: Ich hätte es auch nicht geglaubt.

G. S.: Ich habe ja gesagt: bis auf das. Solche Sätze hätte ich so nicht nachsprechen lassen.

G. W.: Aber du hast schon einmal so einen Satz sagen lassen in einer Aufstellung?

G. S. (humorvoll): Ja, zum Ausprobieren. Beinahe alles, was ich anbiete, sind Hilfen für Sondierungsprozesse. Der entscheidende Punkt ist nicht der Satz selbst, sondern die Rückkoppelungsschleife, die er auslöst, d. h., welche körperliche, kognitive und emotionale Reaktion er auslöst, besonders bei dem, der ihn spricht. Diese Haltung habe ich abgeleitet aus der hypnotherapeutischen Erickson'schen Arbeit: Dort kann ich jede Idee anbieten, die man leider auch heute noch oft „Suggestion" nennt, aber nicht mit der Erwartung, dass sie unbedingt so wie angeboten umgesetzt wird, sondern nur als Angebot, welches verbunden wird mit Einladungen wie zum Beispiel: „Wie antwortet dein Organismus darauf – eher mit einem Gefühl von Stimmigkeit oder anders?“ Dadurch werden die KlientInnen sehr darin unterstützt, ihre Wahrnehmung für intuitive Reaktionen zu schärfen, und sie entwickeln so eine sehr achtungsvolle Kooperationsbeziehung zu ihren unwillkürlichen Reaktionen, welche in diesem Denken quasi als Botschafter ihres klugen unbewussten und unwillkürlichen Intuitionswissens behandelt werden.

Man kann auch ganz andere Vorschläge machen: Man kann solche Sätze singen. Wie wirkt es sich zum Beispiel aus, wenn jemand singt: „Du bist nichts wert!“ Der Inhalt einer solch abwertenden Botschaft ist ja auch beim Singen der gleiche, aber die Bedeutung und Wirkung verändert sich sofort sehr intensiv. Wenn das jemand macht, schafft ihm das fast immer sofort Zugang zu mehr innerer Distanz zu dieser Abwertung, zu mehr Souveränität und zu freierer, gelassener Wahlhaltung.

F. S.: Das macht natürlich einen großen Unterschied, ob du eine ironisierende Komponente hineinbringst und damit jemandem die Möglichkeit zur Distanzierung gibst. In Ritualen kommt Ironie nicht vor, sondern eher das genaue Gegenteil. Das eine Mal geht es um Distanzierung und das andere Mal um ein Sichfestlegen.

G. W.: Da sehe ich auch einen ganz klaren Unterschied, und das sagt überhaupt nichts aus über besser oder schlechter. Es ist nur anders. Initiationsriten oder andere Übergangsrituale verändern wichtige Zugehörigkeiten und Beziehungsmodi auf eine grundsätzliche Weise. Das ist nicht bitterernst, schwer oder dramatisch, den Vorgängen wird aber eine besonders herausgehobene, beinahe feierliche Bedeutung und eine besondere Rahmung gegeben. Hinterher ist etwas, wenn es gelungen ist, existenziell anders, eine Veränderung zweiter Ordnung ist eingetreten oder angebahnt. Das sind eher Liturgien, vergleichbar mit einmaligen schamanistisch-rituellen Vorgängen. Da geht es nicht um ein Spiel mit Wirklichkeiten. Hier handelt es sich um grundsätzlich andere Wirkmechanismen. Die hervorgehobene Bedeutung sorgt dafür, dass sich das Geschehen vom Alltäglichen abhebt und wie ein Gegengewicht zu gewohnheitsmäßigen Mustern wirkt und auch leicht wieder in Erinnerung gerufen werden kann.

In der Organisationsaufstellung einer Frau zeigte sich, dass sie sich anmaßend der Firma gegenüber verhielt, in der sie arbeitete. Die Firma hatte ihr aber schon zwei teure Weiterbildungen bezahlt. Sie sprach jedoch abfällig und ärgerlich über sie. Da sagte ich der Stellvertreterin: Vielleicht wäre ein Dank fällig und eine Verneigung, für das, was die Firma dir alles ermöglicht hat. Da sagte die Stellvertreterin: „Das kann ich nicht! Ich bin völlig steif im Rücken!"

Ich blieb dabei, dass es wichtig sein könnte, diese Haltung einzunehmen, und dass auch der andere Teil, ihr Ärger, wichtig sei. Die Teilnehmerin selbst, die aufgestellt hat, bestätigte die Äußerung ihrer Stellvertreterin: „Ich kann das auch nicht! Ich habe gerade vier Wochen mit schweren Rückenschmerzen im Bett gelegen!" So habe ich es stehen lassen.

Sechs Monate später schrieb mir diese Frau, dass sie diese Bewegung innerlich gemacht habe und es die wichtigste Veränderung ihres Lebens seit langem gewesen sei. Diese Bewegung habe ihre gesamte Haltung verändert. Das heißt, ich habe sie in diesem Fall bestimmt und dezidiert mit einer neuen Möglichkeit konfrontiert, ohne sie zu etwas zu zwingen oder ihr etwas aufzudrängen.

F. S. (zu G. W.): Vor langer Zeit haben wir beide ja einmal einen Artikel geschrieben, in dem wir postuliert haben, dass man als Therapeut Anwalt der Ambivalenz („systemisches AA-Prinzip") sein sollte.[48] Das hast du hier praktiziert. Aus meiner Sicht ist Ambivalenz der einzig gesunde Zustand des Menschen. Und überall, wo Ambivalenzfreiheit herrscht, führt das in die Therapie. Wer ambivalenzfrei ist, sollte sich sofort in Behandlung begeben. Und Gunthard Weber hat hier die Ambivalenz gegenüber dieser Firma eingeführt.

G. W.: Mit Sätzen nehme ich manchmal dieselben Gegen- und Schaukelbewegungen wie bei zirkulären Fragen in Therapien vor. Halte ich einen Satz für gut und wichtig, und der Stellvertreter oder Aufstellende kann oder will ihn nicht sagen, gehe ich mit einem neuen Satz auf die Gegenseite und biete ihm zum Beispiel den Satz an: „Lieber sterbe ich, als dass ich das und das tue!" Dieses Betonen der Gegenseite eröffnet dann oft neue Verhaltensmöglichkeiten.

G. S.: Die Frage wäre: Was wäre ein wichtiger Unterschied? Wenn jemand sowieso schon ironisierend ist, wäre es Quatsch, so etwas zu

48 Vgl. Simon u. Weber 1990, S. 257 ff.

machen. Das kennt er ja schon. Die übergeordnete Frage ist also: Ist es eine Neuinformation? Macht es einen Unterschied? Wenn ein Klient eine starke Trauer oder Wut zeigt, ist es natürlich nicht angesagt, Ironie einzubringen.

Ich sage manchmal: „Spüre mal in dich rein! Was ist jetzt stimmiger?“ Das wäre ein Ansatz von der ganzheitlichen Stimmigkeit, „the felt sense“ (im Sinne des Focusing von Eugene Gendlin).

F. S.: Sätze sind ja nicht gleich Sätze. In der Sprachtheorie gibt es da ganz unterschiedliche Konzepte. Was Gunthard Weber macht, sind so genannte performative Äußerungen. Es gibt Sätze, die nicht beschreiben, sondern eine Handlung vollziehen. Wenn ich sage: „Ich danke dir …!“, ist das mehr als eine Beschreibung, sondern, indem ich es sage, tue ich es und verändere ich schon die Realität. Wie ja schon gesagt, der Satz: „Ich nehme dich zum Mann/zur Frau!“ verändert die soziale Wirklichkeit.

Und das ist die Art und Weise, wie Gunthard Weber Sätze einsetzt. Es wird Realität verändert. Wenn das ein Stellvertreter macht, ist das wie ein Probehandeln; das heißt, es wird aufgezeigt, wie sich die Realität verändern könnte. Und dann ist immer noch offen, ob der Betreffende das macht oder nicht.

G. W.: Ich fühle mich verstanden.

G. S.: Die Frage ist, was kann vonseiten des Klienten assoziiert oder dissoziiert werden. Da hat Matthias Varga von Kibéd ein paar gute Ideen, finde ich, zum Beispiel bei dem Thema Ausgleich. Wenn man eine Schuld abgleicht, dann ist diese Schuld überhaupt nicht dadurch abgeglichen, dass man sie bezahlt. Man kann eine Schuld dreimal bezahlen, ausgeglichen wird sie durch die Anerkennung der Schuld, so zum Beispiel beim Ausgleich von Nazi-Schuld. Da können zehn, elf oder zwölf oder 20 Milliarden gezahlt werden. Es muss eine Anerkennung des geschehenen Unrechts hinzukommen.

F. S.: In unseren Fachdiskussionen fehlt diesbezüglich eine Komponente fast völlig: Beim Ausgleich geht es nicht um Ökonomie, es geht um Ehre! Ich habe mich aus systemischer Sicht ein wenig mit Krieg beschäftigt.[49] In fast allen Kriegen geht es vor allem um Ehre und nicht um Blut, nicht um Öl. Wenn man zum Beispiel den Irak-Krieg

49 Simon 2001.

nimmt. Ich habe ein Interview mit Hans Blix, dem Chef der UN-Waffeninspekteure, gelesen: Offensichtlich gab es keine Massenvernichtungswaffen im Irak. Wie kann man es sich dann erklären, dass Saddam Hussein diesen Eindruck erweckt hat? Darauf sagte Blix: „Vielleicht war es eine Frage der Ehre, sich nicht zu unterwerfen."[50]

Jemandem „die Ehre geben" wird mit diesen Sätzen natürlich ganz massiv angestrebt: In ihnen geht es oft um die rituelle Anerkennung von Schuld. Die kann man durch Ausgleichszahlungen nicht wieder gutmachen, sondern fast nur durch rituelle Vorgänge. Da wird dann geprüft: Ist es ehrlich? Stimmt das so? Gehörst du wieder dazu? Denn Ausschluss aus einem sozialen System bedeutet Entehrung (und umgekehrt). Jemand wird aus der Gesellschaft ausgeschlossen, wenn ihm die bürgerlichen Ehrenrechte aberkannt werden. Ein sehr antiquiertes Konzept, aber ich glaube, es ist von zentraler Bedeutung, was die Regulierung menschlicher Beziehungen angeht.

G. S.: Das Leben ist auch antiquiert, und dennoch finde ich es belebend, dass es existiert.

G. W.: Wir kommen hier wieder auf die vermeintlich „pastorale" Ebene. Die Kirchen überleben wahrscheinlich auch deswegen, weil sie kraftvolle Rituale entwickelt haben. Es geht oft um alte, gefüllte Worte wie Demut, Ehrfurcht, Ehrerbietung, um an den von dir, Fritz, eingebrachten Begriff Ehre anzuknüpfen, oder um bestimmte bedeutungsvolle Gesten wie Verneigung oder Aufrichtung. Diese Worte und die mit ihnen verbundenen Haltungen scheinen antiquiert und werden von vielen mit schlechten Erfahrungen aus ihrer kirchlichen Sozialisation verknüpft. Es sind aber wichtige Elemente von Ritualen und Haltungen in ihnen, und die haben eine besonders nachhaltige Wirkung in den Seelen aller Beteiligten.[51]

8.7.2 Was heißt „phänomenologisch"?

Teilnehmerin: Mich beschäftigt noch die Frage: Was ist phänomenologisch? Als du (G. W.) gestern den Vornamen René gehört hast und dich da etwas „angesprungen" hat, ist das auch phänomenologisch?

50 Vgl. auch Simon 2001, S. 204 ff.
51 Siehe Baxa 2002.

G. W.: Der Begriff oder die Bezeichnung „phänomenologisch" wird ziemlich unterschiedlich und inflationär benutzt. Ich selbst benutze diese Bezeichnung für meine Aufstellungsarbeit selbst nicht.[52] Bert Hellinger beschreibt seine Auffassung eines phänomenologischen Erkenntnisweges folgendermaßen:

> „Zwei Bewegungen führen zur Einsicht. Die eine greift aus und will ein bisher Unbekanntes erfassen, bis sie seiner habhaft und es ihr verfügbar wird. Von dieser Art ist das wissenschaftliche Bemühen, und wir wissen, wie sehr es unsere Welt und unser Leben verwandelt, gesichert und bereichert hat.
>
> Die zweite Bewegung entsteht, wenn wir während des ausgreifenden Bemühens innehalten und den Blick nicht mehr auf ein bestimmtes Fassbares, sondern auf ein Ganzes richten. Der Blick ist also bereit, das Viele vor ihm gleichzeitig aufzunehmen. Wenn wir uns auf diese Bewegung einlassen, zum Beispiel im Angesicht einer Landschaft oder einer Aufgabe oder eines Problems, merken wir, wie unser Blick zugleich füllig wird und leer. Denn sich der Fülle aussetzen und sie aushalten kann man nur, wenn man zunächst vom Einzelnen absieht. Dabei halten wir in der ausgreifenden Bewegung inne und ziehen uns etwas zurück, bis wir jene Leere erreichen, die der Fülle und Vielfalt standhalten kann.
>
> Diese zuerst innehaltende und dann sich zurücknehmende Bewegung nenne ich phänomenologisch. Sie führt zu anderen Einsichten als die ausgreifende Erkenntnisbewegung. Dennoch ergänzen sich beide. Denn auch bei der ausgreifenden, wissenschaftlichen Erkenntnisbewegung müssen wir zuweilen innehalten und unseren Blick vom Engen auf das Weite richten und vom Nahen auf das Ferne. Und auch die phänomenologisch gewonnene Einsicht bedarf der Überprüfung am Einzelnen und Nächsten. (…)
>
> Auf dem phänomenologischen Erkenntnisweg setzt man sich innerhalb eines Horizontes der Vielfalt von Erscheinungen aus, ohne zwischen ihnen zu wählen oder zu werten. Dieser Erkenntnisweg erfordert also ein Leerwerden sowohl in Bezug auf bisherige Vorstellungen als auch in Bezug auf die inneren Bewegungen, seien diese nun gefühlsmäßiger, willentlicher oder urteilender Art. Die Aufmerksamkeit ist dabei zugleich gerichtet und ungerichtet, gesammelt und leer.
>
> Die phänomenologische Haltung erfordert gespannte Handlungsbereitschaft, doch ohne Vollzug. Durch diese Spannung werden wir in höchstem Maße wahrnehmungsfähig und wahrnehmungsbereit. Wer die Spannung aushält, erfährt nach einer Weile, wie sich das Viele innerhalb des Horizontes um eine Mitte fügt, und er erkennt plötzlich einen Zusammenhang, vielleicht eine Ordnung, eine Wahrheit oder den weiterführenden Schritt. Diese Einsicht kommt gleichsam von außen, wird als Geschenk erfahren und ist, in der Regel, begrenzt."[53]

Dass mir bei dem österreichischen Kollegen etwas im Zusammenhang mit dem Namen aufgefallen ist, hat eher etwas damit zu tun, dass ich auf Schlüsselworte, auffällige Sätze, die – besonders in dem einen, bestimmten Kontext – wie fremd klingen, auf ungewöhnliche

52 Siehe auch Baxa 2004 und Sparrer 2001.

53 Hellinger 2001.

Metaphern und Ungereimtheiten achte. Ich dachte einfach: Österreich und René, wie passt das zusammen? Wo kommt das her? Wohin führt mich das? An Renés nachträglicher Reaktion merkte man, dass ich mich beinahe zu lange dafür interessiert habe. Da war noch eine zweite Wahrnehmung. Ich sah seine Augenpartie und dachte spontan: Belastung oder Übernommenes aus der Herkunftsfamilie und suchte nach möglichen Verknüpfungen und Erklärungen. Das hat aber auch nichts mit phänomenologischen Vorgehensweisen zu tun, sondern eher mit Vorerfahrungen.

F. S.: Was Gunthard Weber eben beschrieben hat, ist klar ein Beobachterphänomen. Er sieht Augen und sagt dazu: Es hat etwas mit der Herkunftsfamilie zu tun. Das ist eine Erklärung, die er konstruiert hat. Ich sehe dieselben Augen und sehe keine Herkunftsfamilie. Das liegt also nicht im Phänomen. Erfahrung ist, dass er seine Erklärungen kondensiert hat. Das ist sehr praktisch und aus konstruktivistischer Sicht auch okay. Ich sehe bestimmte Signale, gebe ihnen eine Bedeutung und kann in kürzester Zeit eine Theorie daraus machen oder einen möglichen Zusammenhang konstruieren. Bei dem Kollegen, mit dem Gunther Schmidt gearbeitet hat, war mir sofort klar, was er hätte tun können, damit es ihm mit seinem Sohn schlechter geht, und ich bin sicher, er hätte es getan.

Das ist aber nicht phänomenologisch, sondern das bin ich, der da alles Mögliche hineinpackt – und das ist der Punkt. Die klassischen phänomenologischen Theorien gehen davon aus, dass im Phänomen schon etwas drinsteckt, was dafür sorgt, dass für jeden, der hinschaut, ein Evidenzerleben entsteht. Das ist aber nur der Fall, wenn die unterschiedlichen Beobachter die gleiche Form der Sozialisation durchlaufen haben. Aber eigentlich geht es nicht um Evidenzerleben und die Unterscheidung: Ist das jetzt wahr, oder ist das jetzt nicht wahr? Als Therapeut muss mich diese Frage nicht interessieren, sondern nur: Was ist für meinen Auftraggeber wichtig?

Was ist also phänomenologisch? Auch da entscheidet wieder der Gebrauch die Bedeutung. Die alten Phänomenologen in der Philosophie haben den Begriff etwas anders verwendet, als er von Aufstellern verwendet wird. Die Philosophen gehen davon aus, dass im Phänomen selbst etwas steckt, was etwas im Beobachter auslöst, worauf er keinen Einfluss hat.

Ich habe auch Evidenzerlebnisse, denke aber: Es ist meine Evidenz! Wenn Hellinger eine Aufstellung macht und sagt: „Seht ihr!

Seht ihr!" – dann sehe ich meistens nichts. Ich kenne das Phänomen, und ich habe auch Evidenzerlebnisse. Nur, ich löse die nicht von mir als Person ab, von dem, was ich als Wahrnehmungs- und Deutungsrahmen mitbringe.

G. W.: Manchmal denke ich, Bert Hellinger hat zu lange Zeit bei seinen Seminar- und Weiterbildungsteilnehmern wohlmeinend falsche Hoffnungen geweckt. Er hat in den Anfangsjahren lange implizit vermittelt: Wenn du dich nur genug öffnest und richtig (phänomenologisch) wahrnimmst, siehst du (wie ich), was wirklich ist, und kannst diese Arbeit machen. Er hat dabei meines Erachtens immer seine immense Erfahrung im Umgang mit Menschen und Gruppen unterschätzt oder nicht berücksichtigt, dass viele der Teilnehmer diesen Erfahrungsschatz (noch) nicht hatten. Das war meines Erachtens einer seiner entscheidenden und wahrscheinlich kaum wieder auszugleichenden Fehler, weil sich dadurch sehr viele Unerfahrene und Unausgebildete ermutigt fühlten, zu früh Aufstellungsseminare anzubieten. Viele von denen lernten so durch learning by doing. Viele von ihnen leisten sich aber auch folgenreiche Fehler, die dann, genauso wie bestimmte aus dem Zusammenhang gerissene Sätze Bert Hellingers, gerne kolportiert werden, um den Ansatz generell zu desavouieren.

Wie du (F. S.) die Prozesse des Erkennens und Wahrnehmens beschreibst, ist das mir, wenn du dich auf Aufstellungen beziehst, zu individuumbezogen. Es gibt eine kollektive relationale Wahrnehmungsdimension in Aufstellungen, die meines Erachtens weit darüber hinausgeht.

F. S.: Ich finde es nicht problematisch, dass ähnliches Erleben passiert. Man geht in ein Konzert, und 500 Leute haben ein ähnliches Erleben. Und dieses Erleben hat etwas mit dem Phänomen zu tun.

G. S.: Sheldrake hat erzählt, dass es keine Tierärzte gibt, die in London noch Termine für die Behandlung von Katzen vergeben. Von 64 Tierärzten geben 64 keine Termine mehr. Warum? Wenn sie einen Termin machen, kommen die Klienten mit ihren Katzen nicht, weil die Katzen nicht mehr auffindbar sind.

Ich habe persönliche Erlebnisse, wo über Kilometer hinweg Informationen übertragen wurden. Was mache ich mit diesem Erleben? Ich könnte daraus ableiten, dass ich viel mehr sehe als andere, vor allem dass ich „das Richtige" sehe und andere es auch sehen sollten. Würden sie es sehen, würde dann bestätigt, dass sie auch „so weit wie ich“ sind, sehen sie es nicht, würde das ausdrücken, dass sie „noch nicht so weit“ sind oder nicht wollen und destruktiv handeln. Auch wenn ich viel Erfahrung haben sollte, womöglich viel mehr als die beteiligten anderen, kann ich dennoch nicht wissen, wie „es wirklich ist“. Würde ich eine solche Haltung einnehmen, würde ich das als Hybris bezeichnen. Ich sollte meine Wahrnehmung als Ausdruck davon behandeln, welche Fokussierungsrichtung ich wähle. Richtig also im Sinne von „eine Richtung gebend“. Und dafür sollte ich die persönliche Verantwortung übernehmen und nicht den Phänomenen zuschieben, die ich beobachte. So wird auch mehr der Respekt und die Demut dem anderen und seiner Wahrnehmung gegenüber gewährleistet. Für mich ist diese Demut im Sinne des Respekts vor der Andersartigkeit des anderen ein zentraler Aspekt. Wenn jemand seine Wahrnehmung beschreibt im Sinne von „Ich sehe, was ist“, wird dies vielfach so verstanden und behandelt, als ob derjenige die generelle Wahrheit sieht. Daraus entsteht sofort eine Zwickmühle für diejenigen, die das nicht so sehen, besonders in Kontexten, in denen demjenigen, der „sieht, was ist“, hohe Definitionsmacht und Bedeutung zugebilligt wird. Allen, die nicht sehen, „was ist“, könnte Abwertung oder gar Ausschluss aus der Gruppe drohen. So habe ich vielfach in Situationen mit Bert Hellinger Angstphänomene bei Menschen gesehen, wenn sie nicht das „gesehen“ haben, was er gesehen hat.

Teilnehmerin: Ich bin hartnäckig: Ich möchte noch einmal auf den Begriff „phänomenologisch“ zurückkommen. Ich glaube verstanden zu haben, dass es einen alten Begriff „phänomenologisch“ gibt, der besagt, dass das wahrgenommene Phänomen bereits eine Bedeutung in sich trägt und dass die durch den kulturellen Kontext zustande kommt.

F. S.: Jetzt mischen Sie im zweiten Teil den Konstruktivismus hinzu. Das wird dann „konstruktivistische Phänomenologie“ oder so was Ähnliches …

Teilnehmerin: Worauf ich hinauswill, ist: Unterscheidet sich dieser Phänomenologiebegriff von dem, was du in Aufstellungen phänomenologisch nennst, Gunthard?

G. W.: Wie gesagt benutze ich die Bezeichnung nur äußerst selten hinsichtlich meiner Arbeit. Phänomenologie beschreibt meines Erachtens eine Form und Haltung des Wahrnehmens, und Konstruktivismus ist eine Erkenntnistheorie. Das sind zwei unterschiedliche Ebenen. Wenn ich einmal von einer phänomenologischen Zugangsweise in der Arbeit spreche, meine ich damit, dass ich mich dem Wahrzunehmenden möglichst absichtslos, offen, unvoreingenommen und mit einem weiten Blick schauend zu nähern versuche. Dass ich auf diese Weise aber etwas „wirklich Wirkliches" oder Wahres wahrnehmen kann, davon gehe ich nicht aus.

F. S.: Das, was er macht, ist konstruktivistisch. (*lächelt*) Ich bin ja der Einzige, der ihn wirklich richtig versteht! Aus dem Konstruktivismus und aus der Systemtheorie kann man unterschiedliche Strategien und therapeutische Rollenverständnisse ableiten. Und ich denke, was Gunthard Weber hier gemacht hat und auch sonst macht, kann man mit der Systemtheorie begründen. Die Systemtheorie an sich ist wertfrei. Ich denke, man kann aus ihr nicht eine Handlungsstrategie im Sinne von „So ist es richtig!" ableiten. Das finde ich das Schöne am Konstruktivismus: Man entgeht nicht der Verantwortung, für sich zu entscheiden, welchen Weg man gehen will. Man kann sagen: „Ich nehme für eine Sitzung die Verantwortung und lasse es dann." Man kann aber als Therapeut ebenso fünf Jahre lang die Vaterrolle in einer Familie übernehmen, weil dort der Vater fehlt. Beides ist systemtheoretisch gut begründbar.

Die Frage ist die der Legitimation. Das ist es, wo ich mich jederzeit wieder als Phänomenologie-Gegner outen würde. Wenn sie ihre Interventionen mit einer höheren Wahrheit begründet, dann ist das ein Beziehungsangebot, das ich nicht akzeptiere. Wenn immer sich jemand auf eine höhere Wahrheit beruft, dann sagt er: „Diskutier nicht mit mir! Das bin ja nicht ich, und es nicht meine Meinung, mit der du es zu tun hast!"

In einem Hellinger-Interview des Deutschen Fernsehens[54], in dem seine und meine Äußerungen parallel montiert wurden, sagte er zu dem, was er da wahrnimmt: „Nein, es ist nicht meins! Wenn ich das deuten würde, wäre das falsch! Es liegt in den Dingen!" Da hat er mich als Gegner aufgrund meiner familientherapeutischen Erfahrung: Was ist in Pfarrersfamilien das Schwierige? Wenn der Vater die Legitimation direkt vom lieben Gott hat, ist es schwierig, sich mit ihm auseinander zu setzen. Das ist es, was ich für problema-

54 ARD, 8. 6. 2003.

tisch halte. Und da scheint mir der phänomenologische Ansatz schlicht falsch zu sein, wenn jemand sagt: „Wir haben den Zugang zur Wahrheit und müssen es nicht weiter begründen."

G. S.: In einem Seminar mit Bert Hellinger, bei dem 800 Teilnehmer anwesend waren, ging es um einen Mann mit multipler Sklerose. Bert Hellinger sagte zu dem Mann, er solle sich jetzt vor dem Vater verneigen. Da sagte der: „Bisher hat mir alles eingeleuchtet, doch meine beiden Brüder haben auch multiple Sklerose, und bei denen hat das nichts gebracht." Bert Hellinger wendete sich in diesem Moment von ihm ab und dem Auditorium zu und sagte: „Seht ihr, er macht alles kaputt!" Das sind Interaktionen, die lassen sich nur aus der Grundannahme, die Wahrheit erkennen zu können, erklären. Bei einer solchen Oben-Unten-Beziehung hat der Klient eigentlich keine Chance. Es sei denn, er geht oder unterwirft sich.

F. S.: Ich würde gerne den Begriff des radikalen Konstruktivismus ersetzen durch den Begriff des agnostischen Konstruktivismus. Vielleicht ist die Realität ja wirklich so, wie wir sie konstruieren. Keine Ahnung! Diese Frage ist nicht entscheidbar. Solange es nicht entscheidbar ist, muss ich aber irgendetwas mit dieser Frage anstellen, und für mich heißt das, dass ich unterschiedliche Wirklichkeitskonstruktionen durchspiele und jedem meiner Klienten die Verantwortung dafür gebe, sich für die eine und gegen die anderen zu entscheiden. Nur wenn man sich auf eine höhere Wahrheit berufen kann, ist man aus der Verantwortung für sein Weltbild entlassen. Und das halte ich generell für gefährlich, weil es zum Missionieren verleitet oder zu anderen imperialistischen Strategien im Dienste der vermeintlich höheren Wahrheit. Das „Kann-Sein" des Agnostizismus schützt vor solchen Beziehungsangeboten seinen Mitmenschen gegenüber, was ich persönlich sehr sympathisch finde.

9. Die fünfte Aufstellung – Angeleitet von Fritz B. Simon

9.1 Ein Kooperationsproblem von vier autonomen Organisationseinheiten

Diesmal soll eine Organisation aufgestellt werden. Die Klientin schildert, dass in ihrem Fall vier autonome Organisationsteile eine Kooperation beschlossen haben. Sie geben vor, keine Konflikte zu haben, aber es wird nie etwas aus der schon mehrfach beschlossenen Kooperation. Es ist eine politische Organisation, und es geht bereits seit zwei Jahren so.

G. W.: Ich weiß nicht, ob ich das aufstellen würde. Das ist etwas weich und zerrinnt in den Händen.

F. S.: Wenn es schön weich ist, können wir es ja hart machen. (*zur Teilnehmerin*) Sie haben ja schon gehört, es erscheint weich. Ich vermute mal, dass diese Weichheit nicht zufällig ist. Sie können das so weich und undefiniert halten, wie es für Sie gut ist. Die Verantwortung dafür möchte ich gern bei Ihnen lassen. Natürlich will ich wissen, was für Sie herauskommen soll. Aber bevor ich diese Frage stelle, möchte ich gerne etwas über die Organisation und die Organisationseinheiten wissen. Und über Ihre Beziehung zu ihnen.

Teilnehmerin: Es handelt sich um vier Einheiten einer Partei, die alle autonom sind von ihrer Verfasstheit her. Es handelt sich um die Bundespartei und ihre Fraktion, um die Landesparteien und die Fraktion in der Hauptstadt. Ich bin die Organisationsentwicklerin bundesweit, zuständig für Organisations- und Personalentwicklung. Diese vier Einheiten haben ein Projekt zur Bewältigung der Anfragen der BürgerInnen vereinbart und sich dabei auf bestimmt Anteile geeinigt.

Es ist ein organisatorischer, kein politischer Kontrakt. Jedenfalls wurde es konsensual vereinbart. Alle waren vehement dafür. Wir haben die Strukturen gemeinsam besprochen, und die Umsetzung kommt nicht zustande. Es hängt in der Luft.

F. S.: Was haben die vier Organisationseinheiten beschlossen?

Teilnehmerin: Dass sie ein gemeinsames Projekt verwirklichen, ein Öffentlichkeitsarbeitstool über die Homepage, das Anfragen der BürgerInnen entgegennimmt.

F. S.: Hat das Projekt auch eine Organisationsform? Gibt es da Leute, die sich regelmäßig treffen?

Teilnehmerin: Es hätte eine Organisationsform. Es hat einen Standort, und alle vier Einheiten stellen Personal zur Verfügung.

F. S.: Und wann ist das beschlossen worden?

Teilnehmerin: 2002.

F. S.: Und da erwarten Sie jetzt schon, dass da etwas passiert? Ich will das aber nicht zu schnell kommentieren, wir wollen ja eine Aufstellung machen und keine andere Form der Intervention anwenden. Gesetzt den Fall, es passiert irgendetwas Sinnvolles hier in der Arbeit, woran werden Sie es merken?

Teilnehmerin: Dass dieser käseweiche Zustand beendet wird oder das Projekt umgesetzt wird.

F. S.: Moment, wenn wir etwas Sinnvolles tun, würde bei den Leuten etwas passieren, und wenn wann? Am Montag schon oder in einem Jahr oder in einem halben Jahr? – Am Montag? Ich betreibe ja hier Magie-Arbeit.

Teilnehmerin: Heute würde mir vielleicht klar werden, worin der Konflikt besteht, von dem alle sagen, es sei keiner. Und was müsste man dann für eine Intervention versuchen, um es zu ändern?

F. S.: Das heißt, Sie würden etwas anders machen.

Teilnehmerin: Ja.

F. S.: Und das würde wem auffallen?

Teilnehmerin: Zunächst mal mir.

F. S.: Indem Sie kündigen? Gibt es noch eine andere sinnvolle Interventionsform?

Teilnehmerin: Ich wüsste, wo der Hebel anzusetzen ist. Mir ist mein Anteil nicht bewusst.

F. S.: Jetzt müssen wir uns entscheiden, wen wir aufstellen. Wir können die Einheiten aufstellen, oder wir können die Personen aufstellen. Wir können das auch mischen.

Teilnehmerin: Eine Repräsentantin und einen Repräsentanten für die Bundesfraktion, zwei aus der Bundespartei – da bin ich dabei –, und zwei würden die Landesfraktion und die Partei in der Hauptstadt repräsentieren.

F. S.: Es geht ja um ein Projekt.

Teilnehmerin: Den virtuellen Dialog zu führen unter Nutzung aller vier Einheiten. Das Ziel ist, Antworten zu geben auf Fragen der Bürgerinnen und Bürger.

F. S.: Wenn dieses Projekt erfolgreich wäre, dann wäre was anders?

Teilnehmerin: Wenn Bürger eine Frage stellen würden, bekämen sie eine Antwort.

F. S.: Wenn ich jetzt eine Frage an die Partei stelle …?

Teilnehmerin: Dann kriegen Sie eine Antwort, wenn Sie Glück haben.

F. S.: Woran merke ich den Unterschied von jetzt zu nachher?

Teilnehmerin: Sie müssten ganz viele Fragen stellen. Sie müssten das empirisch machen. Und im erwünschten Zustand kriegen Sie die Antwort in 24 Stunden.

F. S.: Es wäre sicherlich sinnvoll, die Organisationseinheit mit aufzustellen, die die Fragen beantwortet. – Vielleicht fangen wir mal mit den vier Organisationseinheiten an.

Teilnehmerin: Die Teile sind: Fraktion und Partei im Bund und das Gleiche noch mal im Land.

F. S.: Dazu kommen das Projekt und Sie. Wir fangen folgendermaßen an: Sie suchen sich Repräsentanten für diese vier Einheiten aus.

(Die Teilnehmerin sucht Repräsentanten für die vier Einheiten, für das Projekt und für sich selbst aus und stellt sie im Raum zueinander auf.)

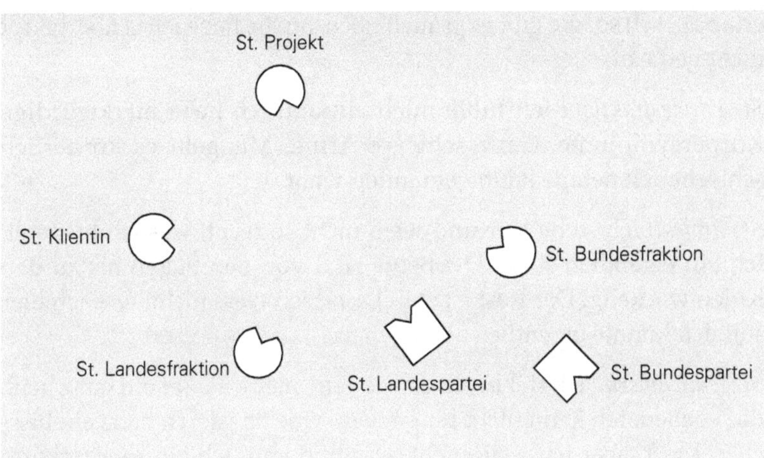

Abb. 1

F. S. (zu den Stellvertretern): Sie spüren in die Positionen hinein, wie es Ihnen da geht. *(wendet sich St. Bundespartei zu)* Wie geht es Ihnen da?

St. Bundespartei: Also, ich fühle mich hier sehr stark und habe einen klaren Blick auf die Wähler, auf die Stimmen, auf das Volk. Aber zu dem da hinten fühle ich mich sehr isoliert, von dem, was da passiert, hinter mir. Ich sehe das nicht, kann das nicht wahrnehmen, höre nur bestimmte Sachen. Es gibt da die Hauptstadt, Landesfraktion, ich habe keinen Kontakt dazu. Ich habe eine Ausrichtung, aber ich weiß nicht, was im Inneren der Partei passiert. Das fühlt sich bescheuert an.

St. Landesfraktion: Ich fühle mich hier sehr mächtig, sehr stark. Die Bundespartei interessiert mich gar nicht. Ich habe wenig Kontakt zu allem, was um mich rum ist. Ich bin sehr stark nach vorne ausgerichtet und habe eher die Tendenz, alles, was um mich rum ist, abzuwerten.

St. Bundesfraktion: So, wie wir hier stehen, kann ich schlecht zusammenarbeiten. Ich weiß gar nicht, wie das gehen soll. Die beiden Länder interessieren mich überhaupt nicht. Bei der Klientin habe ich gedacht, ich weiß noch nicht, ob da Solidarität oder Konkurrenz ist. Das Projekt interessiert mich sehr. Bei der Klientin habe ich das Gefühl: Tu doch was! Die guckt aber auf den Boden. Etwas nervt mich! Als die Bundespartei von der Bevölkerung sprach, da fühlte ich mich ertappt: Ach so, die gibt es ja auch noch, an die habe ich ja überhaupt nicht gedacht.

St. Landesfraktion: Ich fühle mich einsam. Ich habe merkwürdige Körpersymptome. Ganz schwere Arme. Mir geht es körperlich schlecht. Ich nehme kaum jemanden wahr.

St. Projekt: Ich stehe hier und weiß nicht so recht, was ich hier soll. Ich bin eigentlich stark. Die Beine sind von den Füßen bis zu den Knien wackelig. Der Rest ist stabil, und ich weiß nicht, was ich hier soll. Ich könnte eigentlich auch gehen.

St. Teilnehmerin: Ich stehe sehr unbequem, meine Füße sind ganz heiß, die kochen. Ich kann nicht hingucken, was da ist. Ich habe ein bisschen Kraft, aber ich weiß nicht, wohin damit. Ich bin sehr unkomfortabel.

F. S.: Wir können jetzt Folgendes machen, ich habe es ja gestern erklärt: Dass Sie sich jetzt eine neue Position suchen, aber immer nur einer und nacheinander und erst, wenn ich das sage! Nur damit das klar ist!

Zuerst der Stellvertreter der Bundespartei! Sie können experimentieren und ausprobieren, wo es Ihnen am besten geht.

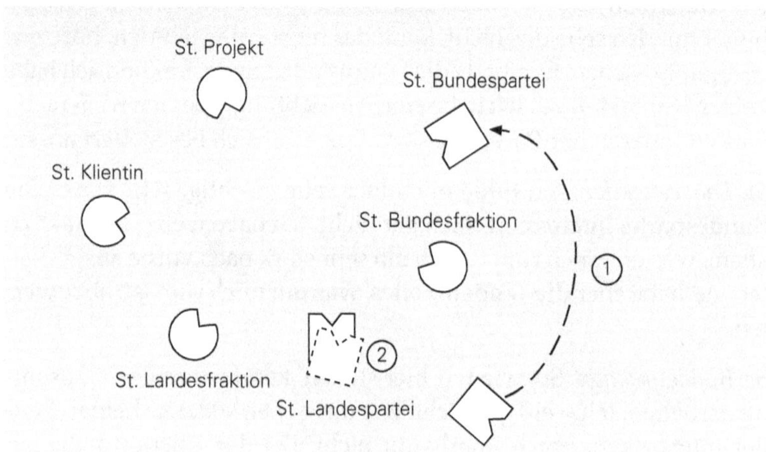

Abb. 2

Bewegungen 1. Umstellungsrunde

1. *St. Bundespartei wendet sich den anderen zu und stellt sich weiter rechts in den Kreis.*
2. *St. Landespartei wendet sich nach rechts, so dass sie St. Bundespartei und St. Projekt besser sieht, und tritt einen kleinen Schritt zurück.*
3. *St. Bundesfraktion tritt langsam nach vorne auf St. Klientin zu und bleibt mit verschränkten Armen nah vor ihr stehen. St. Klientin schaut unter sich.*
4. *St. Landesfraktion geht nach rechts, probiert Abstände zu St. Landespartei aus und stellt sich dann rechts neben den St. Landespartei, der etwas nach links rückt.*
5. *St. Projekt geht nach vorn und stellt sich rechts neben St. Landesfraktion.*
6. *St. Klientin tritt einen Schritt zurück.*

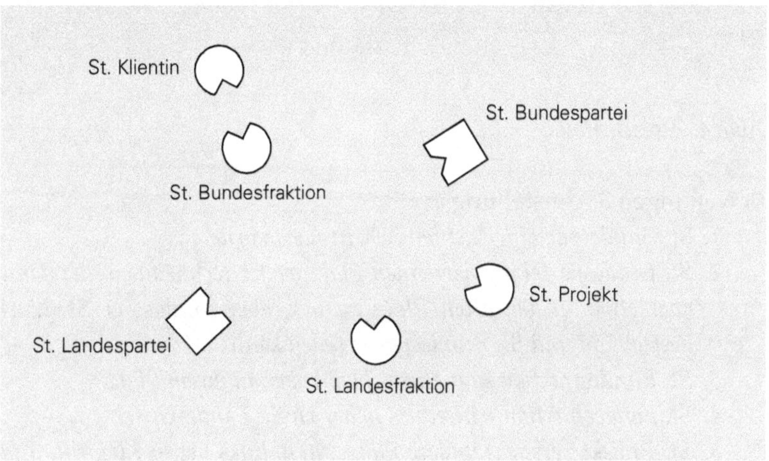

Abb. 3: Zwischenbild

Bewegungen 2. Umstellungsrunde

1. *St. Bundespartei tritt weiter nach rechts und etwas zurück und hat dann alle im Blick.*
2. *St. Landespartei korrigiert seine Richtung leicht so, dass er den St. Bundespartei ganz im Blick hat.*
3. *St. Bundesfraktion tritt weit zurück mit dem Blick nach draußen.*

4. *St. Landesfraktion wechselt von der rechten Seite auf die linke des St. Landespartei und tritt noch etwas zurück.*
5. *St. Klientin geht in die Mitte des Kreises und dann wieder zurück, bis sie auf der Kreislinie steht.*

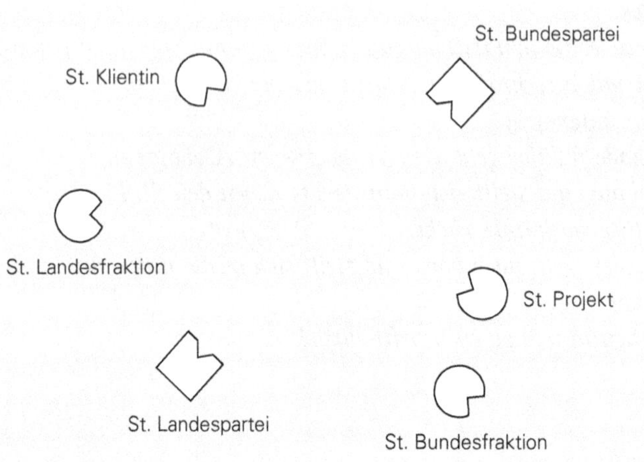

Abb. 4: Zwischenbild

Bewegungen 3. Umstellungsrunde

1. *St. Bundespartei tritt einen Schritt nach vorne.*
2. *St. Landespartei probiert einen Platz weiter rechts aus, kehrt dann aber etwa an den alten Platz zurück, aber so, dass er St. Landesfraktion und St. Bundespartei sehen kann.*
3. *St. Bundesfraktion sagt etwas, bleibt aber an ihrem Platz.*
4. *St. Landesfraktion tritt etwas näher zu St. Landespartei.*
5. *St. Projekt versucht andere Plätze, u. a. links neben Klientin, und kehrt dann an den alten Platz zurück.*
6. *St. Klientin richtet sich ganz auf St. Projekt aus.*

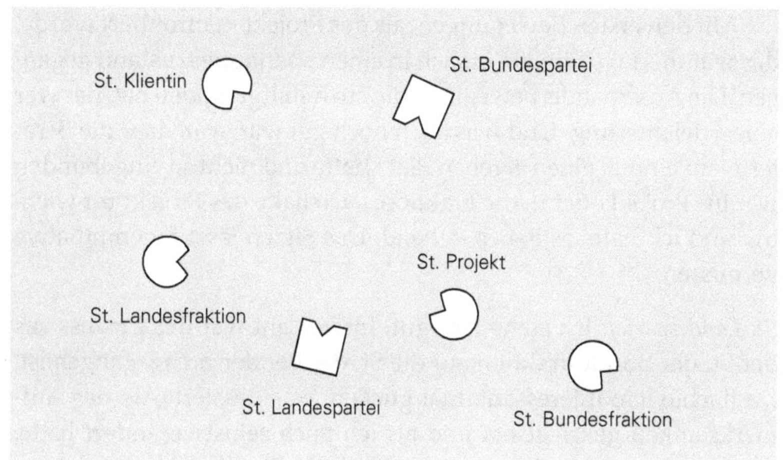

Abb. 5: Abschlussbild

St. Bundesfraktion: Ich habe ein Dilemma. Ich möchte mich eigentlich gerne umdrehen.

F. S.: Aber?

St. Bundesfraktion: Aber wenn ich mich umdrehe, verliere ich die Kontrolle. Es gibt so etwas von „Leckt mich!".

F. S.: Was machst du angesichts dieses Dilemmas?

St. Bundesfraktion: Ich erstarre.

St. Projekt: Ich möchte mich die ganze Zeit hinsetzen.

F. S.: Probieren wir es aus. Das ist eine eher geruhsame Position.

vSt. *Teilnehmerin:* Es ist ganz schade um das Projekt!

F. S.: Will jemand noch etwas verändern? – Keiner mehr? – Das ist wunderbar! Wie geht es jetzt an den Plätzen?

St. Bundespartei: Für mich ist das Bedeutende, dass ich das Wahlvolk im Blick habe und eben auch einen klaren Blick auf die Aktivitäten und Strukturen innerhalb dieser Partei. Und mein Blick geht auf die Hauptstadt, die Hauptstädter. Ich fühle mich bestärkt und habe eine gute Verbindung. Gleichzeitig sehe ich die anderen Strukturen und bemerke, dass die Fraktion am weitesten weg ist. Aber es ist ein guter Platz, ich habe den Überblick und bin im Kontakt mit jedem. Ich fühle mich frei und handlungsfähig.

Mit den ersten Bewegungen, als das Projekt konfrontiert wurde, das war merkwürdig, da bin ich in einen Spannungszustand gegangen. Die Auseinanderbewegung, die auch stattgefunden hat, das war eine Erleichterung. Und was auch noch gut war, war, dass die Beraterin auf einmal einen eigenen Platz hatte und nicht so eingebunden war ins Projekt oder in die Fraktion. – Ich halte das Projekt für wichtig, und ich hätte es lieber stehend. Das Sitzen lässt Eigeninitiative vermissen.

St. Landespartei: Ich stehe hier gut. Interessant war der Prozess, als der St. der Bundesfraktion auf die St. der Beraterin zugegangen ist. Da dachte ich: Interessant, mal gucken, was passiert. Als das Aufmerksamkeit gekriegt hat und als ich mich selbst verändert hatte, war ein Moment, in dem ich zu nahe an der Bundespartei stand. Da war richtiges Konfliktpotenzial drin. Da hätte ich Lust gehabt, stehen zu bleiben und mich zu fetzen. Dann bin ich weiter zurückgegangen und hab gemerkt: Wichtig ist das Bezogensein auf die Bundespartei. Was der da immer redet von Wahlvolk, das sehe ich gar nicht, und wichtig ist die Fraktion. Alles andere interessiert mich wenig. Für das Projekt hätte ich den Wunsch, dass es von mir aus gesehen auf der linken Seite der Bundespartei steht. So ist es irrelevant für mich. Hier *(zeigt nach rechts)*, da könnte noch etwas stehen.

Zu Beginn, als er (St. Bundespartei) sich bewegt hat, da hatte ich noch Hoffnung, dass er, dass wir gleichberechtigte Partner werden. Als er sich dann wegbewegt hat, dachte ich: Vergessen wir es! Dann war ich im Dilemma: Soll ich zum Projekt? Soll ich das Projekt stärken? Dann habe ich gedacht: Nein, wozu haben wir sie (St. der Beraterin)? Und dann bin ich zu ihr (St. der Beraterin) gegangen und wollte sagen: Mach mal! Da habe ich sie nicht erwischt! Dann dachte ich: Gut, dann mache ich es halt selbst. Was dann die zweite Enttäuschung war, dass ich gemerkt habe: Sie will das gar nicht. Dann kam Resignation: Macht doch euren Schmarrn selber! Die Beraterin möchte ich gern entlassen.

St. Landesfraktion: Ich bin froh, dass ich die Landespartei im Blick habe. Mit der Bundesfraktion fühlte ich mich am besten, als sie gesagt hat, sie geht. Ich bin das erste Mal neugierig auf das Projekt. Da kann man was machen. Und sie, die Beraterin, macht ihre Arbeit – passt schon.

St. Projekt: Ich fühle mich hier, wo ich sitze, bisher am wohlsten. Am Anfang, als sich der Kreis rundete, da habe ich gedacht, ich finde Platz. Dann kam jemand raus. Ich fühlte mich die ganze Zeit unwichtig. Deshalb fühle ich mich hier wohl. Weil ich sehe, die machen hier was, nicht mit mir.

F. S.: Wer könnte dich bewegen, etwas zu tun?

St. Projekt: Als die Bundesfraktion kam und sich hinter mich stellte, war das fast bedrohlich. Es war gut, dass sich jemand um mich gekümmert hat, aber das war zu nah.

St. Teilnehmerin: Ja, als du (St. Bundesfraktion) gekommen bist, das war schon sehr heftig. Diese Nähe! Da war Aggression! Es hat gezuckt in meinem Gesicht. Am besten war es, als du da hinten hingegangen bist und dich umgedreht hast. Da konnte ich wieder atmen und die anderen sehen. Als das Projekt sich dann hingesetzt hat, dachte ich: Schade, dass das Projekt sitzt!

F. S. (zur Teilnehmerin): Kannst du dich mal an deinen Platz stellen? *(Die Beraterin stellt sich ins Bild.)*

F. S.: Okay, lassen wir es hier. Ihr dürft jetzt wieder sein, wer ihr seid.

9.2 Nachbesprechung der von Fritz Simon angeleiteten Aufstellung

9.2.1 Kommentar Gunthard Webers

War es nun eine Aufstellung oder keine? Für mich war es eine Aufstellung mit einer strukturierten Form freier Bewegungen in der zweiten Phase. Fritz Simon wird es sicher Selbstorganisationsprozesse nennen, und Bert Hellinger würde sagen, das waren „Bewegungen der Seele".

Die Auftragsklärung am Anfang entsprach denen in der systemischen Beratung und war sehr konsistent. Worum soll es gehen? Was soll das Ergebnis sein, und wer wird das woran merken? Dann ging es um die Auswahl des Systems. Welche Systemmitglieder sollen abgebildet und aufgestellt werden? Fritz Simon hat gleich alle Elemente, auf die sie sich geeinigt haben, aufstellen lassen. Einverstanden. Nachträglich habe ich mich gefragt, ob man die Aufstellung auch nacheinander hätte aufbauen können und vielleicht mit der Beraterin und dem Projekt hätte anfangen können, um zu sehen, ob es da überhaupt eine Ausrichtung gibt, ob da Kraft ist und eine Verbindung und Beziehung besteht.

Ein großer Unterschied war für mich – und das fand ich auffallend und auch anregend –, wie wenig Fritz Simon von Beginn an eingegriffen hat, nachdem er Kontext und Auftrag geklärt hatte. Die Stellvertreter wurden befragt. Danach hat er der Selbstorganisation ganz viel Raum gegeben, das Ergebnis dieses Prozesses nicht in Frage gestellt, in keiner Weise kommentiert und die Beraterin am Schluss selbst in das Bild treten lassen. Eine – abgesehen von der Anzahl der Aufgestellten – minimalistische Aufstellung.

Allerdings hat er zweimal doch an Stellen, an denen ich nicht eingegriffen hätte, strukturierend eingegriffen. Er hat die Reihenfolge des Aufstellens und auch die Reihenfolge bestimmt, in der die Stellvertreter ihre Positionen verändern sollten, wenn sie wollten. Indem er eine hierarchische Rangfolge vorgegeben hat, hat er den Aufstellungsprozess in einer spezifischen Art und Weise strukturiert. Das war wie eine Intervention. Ich hätte die Reihenfolge freigegeben, aber eingeschränkt, dass einer nach dem anderen seinen inneren Tendenzen folgen soll. Ich weiß ja nicht, wer sich in welcher Reihenfolge bewegen wollte. Das hätte dem Aufstellungsleiter und der Aufstellenden aber zusätzliche Informationen liefern können. Ich hätte da eher gesagt: „Folgen Sie Ihren inneren Tendenzen nacheinander ganz nach Ihrem Gefühl und tun Sie es langsam, wer immer beginnen und dann folgen will."

Du hast das ja schon erklärt. Wenn mehr als vier Stellvertreter sich in einer solchen Situation gleichzeitig bewegen, entstehen leicht verwirrende gruppendynamische Prozesse, die dann kaum mehr etwas mit dem eigentlichen Thema und der ursprünglichen Dynamik zu tun haben scheinen.

Das Nacheinander repräsentiert ja auch, wie Veränderungsprozesse meist passieren.

Am Anfang hast du für meinen Geschmack die Stellvertreter etwas zu viel reden lassen. Zum Beispiel, dass die Partei sich umgestellt hat und dauernd dabei geredet hat, störte für mich den Prozess der Platzwahrnehmung.

Ich war mir nicht sicher, ob das nicht eher eine Aufstellung der Gesamtparteidynamik war und nicht zu dem Projekt. Wenn man diese großen Bereiche sich frei bewegen lässt, vergessen sie vielleicht das Projekt völlig, und die Wähler oder die Beziehungen zueinander werden wichtiger.

Also müsste man vielleicht einen Weg finden, die Selbstorganisation in Bezug auf das Projekt anzuregen. Ich fand aber, es gab erstaunlich viele Bewegungen in Richtung von nützlichen Veränderungen, zum Beispiel dass die Bundespartei in den Blick kam. Mutig fand ich es – im Sinne der Aufstellungsarbeit aber auch richtig –, am Schluss die Fallgeberin einfach stehen zu lassen, ohne noch etwas hinzuzufügen. Ich hätte sie vielleicht noch mal wahrnehmen lassen, wie sie steht. Du (F. S.) wusstest da wahrscheinlich schon, dass wir sie später noch einmal befragen würden.

Das ist eine gute Aufstellungsform, um jemandem zu zeigen, wohin ein System tendiert oder driftet. Das Geschehen gab meines Erachtens nur begrenzt Hinweise darauf, was sie jetzt tun könnte. Da müssten wir aber die Kollegin fragen. Du hast es ganz ihr überlassen, ihre Schlüsse daraus zu ziehen. Damit ist auch die Verantwortung wieder ganz bei ihr.

9.2.2 Kommentar Gunther Schmidts

Für mich war es ein schönes Beispiel, wie ein System sich selbst organisieren kann. Dass die Stellvertreter dazwischen noch geredet haben, habe ich als eine wichtige Informationsquelle gesehen. Dass Fritz Simon es zum Schluss einfach hat stehen lassen, zeigte für mich, dass er ein gutes Zutrauen zu der aufstellenden Kollegin hatte. Ich selbst wäre, glaube ich, anders vorgegangen. Ich hätte das Geschehen mehr auf den Auftrag bezogen, also mehr auf ihre Position zu dem Projekt fokussiert. Möglicherweise auch so, dass sie das Projekt stellt, wie sie es will, und dann die Selbstorganisation der Partei als Reaktion darauf gesehen. Aber das ist nur ein anderer Weg. Mein Eindruck war: Das Projekt hat wenig Chancen, und dass die Beraterin in eine andere Position dazu kommt, das war mir auch nicht klar. Bis dahin, dass die Bundespartei sagt: Feuer die Beraterin! Ich finde das gut mit den Bewegungen nacheinander. Persönlich habe ich gute Erfahrungen gemacht, wenn ich mehrere sich gleichzeitig habe bewegen lassen. Allerdings muss es sehr langsam geschehen. Das ist alles, was ich dazu sagen möchte.

9.2.3 Kommentare zu den Kommentaren

F. S.: Natürlich, am Anfang habe ich versucht, eine Zielklärung vorzunehmen, wobei meine Erfahrung ist, dass Projekte in Organisationen meist kein klares Ziel haben. Das nenne ich die „Buddhisierung" der Organisation. Nach dem Motto: „Der Weg ist das Ziel" oder: „Alle gehen diesen Weg, also müssen wir ihn auch gehen, unabhängig davon, ob wir da überhaupt hin wollen." Denn diese Frage wird meist gar nicht gestellt. Ich fand es interessant, dass auf die Frage, was da eigentlich rauskommen soll, von der Fallspenderin die Antwort kam: Wir wollen den Bevölkerungsdialog hinkriegen. Das klang wie „eine Epidemie überstehen". Es war also kein richtiger Biss und keine große Begeisterung vonseiten der Organisation vorhanden. Immerhin war es ein konkretisierbares Ziel.

Am Montag sollte sich etwas ändern. So wie ich Aufstellungen verstehe, nutze ich das Ganze eher als eine Supervisionsmethode. Das tue ich, wenn ich verschiedene Kollegen da habe, wie hier, und nicht das reale System. Abstrakte Einheiten aufzustellen, halte ich für sinnvoll. Wenn wir darüber sprechen, denken wir automatisch in Einheiten. Wo immer wir Unterschiede machen, stellen wir Einheiten her. Und die Art und Weise, wie wir uns emotional und intellektuell auf Organisationseinheiten beziehen, zum Beispiel auf Bereiche oder Abteilungen, ist so, als ob es Personen wären. Daher halte ich es für legitim, sie auch aufzustellen.

Eigentlich geht es darum, Komplexität zu reduzieren. Wenn jemand in einer Organisation eine Frage stellt, ist es für mich ganz wichtig, die Organisation anzuschauen und dann nach dem Motto zu verfahren: Wen oder was kann ich ungestraft wegdenken oder weglassen? Wenn ich das Projekt alleine angeguckt hätte, dann hätte ich die Sorge gehabt, mir die relevanten Umwelten wegzudenken. Denn das Projekt ist nicht alleine eine autonome Überlebenseinheit ohne die weiteren Organisationseinheiten. Ich könnte nicht verstehen, warum es nicht zum Leben kommt. Wenn es schon existieren würde, dann könnte ich mich darauf beziehen, aber es gibt es noch gar nicht, es ist sozusagen ein virtuelles Projekt. Mich alleine auf das Projekt zu beziehen, ist so, wie Babywäsche für ein Kind zu kaufen, das noch gar nicht gezeugt ist.

Insofern leitet mich immer die Frage: Was kann ich ungestraft weglassen? Und da war die Auftragsspenderin ziemlich klar. Ich hatte ja mit dem Gedanken gespielt, das gelungene Projekt noch mit reinzustellen. Aber im Laufe des Prozesses kam das gelungene Projekt gar nicht mehr vor.

Erst war ich kurz davor, sie selbst entscheiden zu lassen, wen sie zuerst stellt, doch dann habe ich kurz innegehalten und gedacht: Ich entscheide das selbst, weil mir das ein wichtiger Punkt ist, der nicht die individuelle Sichtweise betrifft. In Organisationen gilt: Ober sticht Unter, d. h., sie gewinnen einen guten Teil ihrer Funktionalität durch ungleiche Machtverteilung. Die kann man nicht ungestraft wegdenken. Da gibt es sozusagen Naturgesetze, die man als gegeben voraussetzen kann, nämlich dass Organisationen hierarchisch organisiert sind. Ob man dies bereits beim Aufstellen berücksichtigen muss, ist allerdings eine berechtigte Frage. Und wahrscheinlich hast du (G. W.) Recht, dass es besser wäre, die Klientin das selbst entscheiden zu lassen.

Interessant fand ich, dass für die Partei Männer und für die Fraktion Frauen ausgesucht wurden. Unklar blieb auch, ob die Beraterin als Person oder in ihrer Funktion als Beraterin aufgestellt war. Gilt das, was bei der Aufstellung passiert ist, ihr als Person oder der Rolle? Das ist nicht eindeutig für mich. Das heißt: Geht es jedem, der diese Funktion innehat, so wie ihr? Oder hat es etwas mit ihrer eigenen Person zu tun?

Eigentlich finde ich es sinnvoller, in Organisationen Funktionen zu stellen. Aber wenn man drinsteckt, macht man eher keine Trennung. Die Fallspenderin hat ihr Anliegen als Mensch und in der Funktion. Deshalb habe ich die Unterscheidung nicht gemacht.

Neulich hatte ich eine Gruppe, in der eine Frau war, eine allein erziehende Mutter. Sie sagte: „Ich muss einfach einen Job haben. Deshalb habe ich einen Job bei einer Krankenkasse. Dort langweile ich mich zu Tode.“ Sie fragte sich, wie sie das durchstehen kann, diese überbezahlte und unterfordernde Position auszuhalten. Da schien mir eine Trennung von Position und Person sinnvoll. Sie macht es ja dem Kind zuliebe. Hier schien mir eine solche Trennung nicht sinnvoll.

Das Eins-nach-dem-Anderen scheint mir aus theoretischen Gründen sinnvoll. Wenn wir soziale Systeme als selbstorganisiert betrachten und davon ausgehen, dass die Repräsentanten etwas repräsentieren, was mit dem System zu tun hat, dann ist es ja so, dass keiner der Akteure die Positionen irgendeines anderen Akteurs direkt verändern kann. Er oder sie – und damit meine ich jetzt auch abstrakte Akteure wie Organisationseinheiten – kann immer nur die eigene Position verändern. Wenn er oder sie also will, dass ein anderer die Position verändert, ist das nur durch Veränderung der eigenen Position zu bewirken. Der Impuls, den anderen umzustellen, ist zwar häufig zu spüren, aber das wäre eine Bedrohung von dessen Autonomie, die im Zweifel autonom beantwortet würde, d. h. mit Widerstand und Gegenwehr bzw. einem massiven Konflikt.

Das ist ja eine der schönen Einsichten der Systemtheorie, wie ich finde: Wer die Welt verändern will – und wenn es nur eine Partei ist –, muss sich bzw. seine Position verändern. Und dass das allein nicht immer viel bewirkt, ist zwar deprimierend, aber es sollte niemanden davon abhalten, den ersten Schritt zu tun.

Die Frage „Wie fühlst du dich als Partei?" ist natürlich metaphorisch hochriskant. Auf der anderen Seite reden wir ständig in solchen Metaphern. Ich bin überzeugt, es gibt eine große Ähnlichkeit zwischen dem, was in psychischen Systemen und was in sozialen Systemen passiert. Denn beide Systeme nutzen das Medium Sinn, um sich zu strukturieren. Man kann ja die Kommunikationsprozesse in einer Organisation durchaus als eine Art externalisierten Denkens betrachten. Gedanken schließen an Gedanken an, nur dass sie eben nicht von der Psyche eines einzelnen Menschen, sondern der mehrerer Menschen produziert werden.[55]

Warum sollten wir dann keine menschlichen Stellvertreter für Organisationen einsetzen, wenn wir Metaphern verwenden, die eine Ähnlichkeit mit dem System haben? Ich glaube, Maschinenmetaphern für Organisationen sind falsch, weil Maschinen in ihrer Dynamik anders funktionieren als Organisationen, Unternehmen oder Parteien. Wenn wir davon ausgehen, dass Kommunikationssysteme autopoietische Systeme sind, dürfen wir meines Erachtens nur Metaphern verwenden, die auch autopoietische Prozesse als Grundlage haben. Das sind biologische Systeme oder die menschliche Psyche. Wenn ich das aber ernst nehme, dass Organisationen und die Psyche etwas gemeinsam haben oder ähnliche Funktionsweisen zeigen, dann kann ich auch sagen: Ich nutze die Einfühlressource von Menschen, um Ideen über die Tendenz des sozialen Systems zu entwickeln. Weiter müssen wir davon ausgehen, dass ein Status quo sich in einem sozialen System nur verfestigt, wenn alle Beteiligten implizit oder explizit dazu Ja sagen. Denn die vermeintliche soziale Statik ist immer das Ergebnis von Dynamik – von repetitiven Interaktionen und Kommunikationen. Regeln und Strukturen bleiben nur so, wie sie sind, solange sie aktiv am Leben erhalten, d. h. reproduziert werden.

55 Vgl. zum so genannten „Mehr-Hirn-Denken" Simon 2004, S. 36 ff.

Der Einwand von Gunthard Weber, dem Impuls dessen zu folgen, der sich zuerst bewegen will, finde ich eine gute Anregung. Ich habe mich eher wieder von der Hierarchie leiten lassen nach dem Motto: Im Zweifel ist das, was die Hierarchen machen, das Wichtigere. Ich habe schon die Erfahrung gemacht, dass ein Mitarbeiter von seinem Vorgesetzten gesagt gekriegt hat: „Erarbeiten Sie dieses Papier! Ich brauche es in vier Wochen!" Und nach vier Wochen, in denen der Mitarbeiter die Nächte durchgearbeitet hat, sagt der Vorgesetzte: „Haben Sie nicht gewusst, das wir das vor drei Wochen bereits anders entschieden haben?!"

Meine Erfahrung ist, dass sich bei meinem Vorgehen am Ende fast immer eine Situation ergibt, in der fast alle sagen: „Ja, es ist okay!" Das ist eher eine Zukunftsprojektion, eine Fantasie. Und für die Fallspenderin eröffnet das im optimalen Fall die Frage: „Was kann ich in diesem Umfeld tun?" Häufig überschätzt man seine Möglichkeiten, manchmal unterschätzt man sie. Eine Aufstellung ist eine gute Möglichkeit, das zu spüren.

Dass ich die Klienten nachher in die Aufstellung gestellt habe, das habe ich ganz klar von Bert Hellinger, und ich finde es auch ganz toll, weil dadurch die Außenperspektive mit der Innenperspektive vereint wird. Gefühle entstehen immer aus der Innenperspektive heraus. Wenn ich im Kino mitweine, gehe ich per Identifikation in die Innenperspektive. Wenn ich darüber rede, bleibe ich in der Außenperspektive.

Was meine Rolle und Funktion bei dieser Art der Aufstellung angeht: Ich bin in eine Leitungsposition gegangen. Viel mehr habe ich nicht gemacht. Aber ich glaube wirklich, die Funktion von Autoritäten ist vor allem, da zu sein. Und das Da-Sein ermöglicht dann bestimmte Prozesse. Für jemanden, der sich eher fern hält, ist das eine gute Methode.

Aber vielleicht fragen wir jetzt einmal die Fallspenderin, ob für sie etwas Wichtiges passiert ist.

Teilnehmerin, die aufstellte: Mir ist jetzt glasklar geworden, worin der Konflikt besteht. Zum Prozess ist mir aufgefallen, dass das, was ihr als Hierarchie beschrieben habt, das für mich nicht war. Ich habe es nicht als Hierarchie, sondern als Reihenfolge erlebt. Ich muss noch dazu sagen, dass die Partei faktisch eher basisdemokratisch organisiert ist und ich ein Hierarchiedefizit habe. War das nicht phänomenal, mir diese Hierarchie zu geben, nach der ich so lechze?

Ich habe das eher so erlebt, dass ich die Autorität bekommen habe, nach der ich gefragt habe. Mehr an Autorität wäre mir zu viel gewesen. Zu der Frage, ob die Gesamtpartei aufgestellt wurde: Das glaube ich nicht. Dazu hätten noch wesentlich mehr Gruppen gehört. Ich habe die Aufstellung schon in Bezug auf das Projekt gesehen.

Metaphorisch gesprochen wird es schwierig sein, bei der Distanz dieses Paares, sie zu einem gemeinsamen Kind zu zwingen. Mir ist auch die Aggression der Repräsentantin der Bundesfraktion völlig klar. Auch ist mir aufgefallen, als der Repräsentant der Bundespartei auf die Bühne gehüpft ist, da dachte ich: Danke! Jetzt winkt er dem Volk und ich soll den Dialog organisieren!

Meine Konsequenz ist: Das darf kein Projekt sein, das ist zu abstrakt. Das heißt, am Montag kriegt das Ding einen Namen und bleibt nicht abstrakt, sondern muss eine Person sein! Was ich mich frage, ist: Woher wusste Fritz Simon, dass bei uns Hierarchiemangel herrscht?

F. S.: Das ist systemisches Know-how. Wenn man sich aus systemischer Sicht mit Organisationen beschäftigt, gibt es bestimmte Funktionen und Rollen, die einfach fehlkonstruiert sein können. Organisationen gewinnen ihre Funktionalität zu einem guten Teil durch Hierarchie. Und wenn das geleugnet wird, dann nimmt man der Organisation eine ihrer essenziellen Funktionen. Das ist wie in Lehrerkollegien, die nicht wahrhaben wollen, dass der Direktor der Leiter ist, und die dann basisdemokratisch rumeiern und keine gemeinsamen Aktionen oder eine gemeinsame Richtung hinbekommen.

G. W.: Wenn du am Anfang aufstellen lässt, ohne die Reihenfolge des Aufstellens vorzugeben, wird ein Hierarchiemangel oft noch deutlicher erkennbar.

F. S.: Ich finde, sie hat genug gekriegt. *(Lachen)* War das jetzt nützlich?

Teilnehmerin: Ja.

10. Abschlussdiskussion

Teilnehmerin: Was ist jetzt eine Aufstellung? Ich habe für mich die Definition: Eine Aufstellung ist dann eine Aufstellung, wenn ich mit Stellvertretern und mit der repräsentierenden Wahrnehmung arbeite.

F. S. (*zu der Fragestellerin*): Ich finde die Definition sinnvoll, wie Sie es vorschlagen. Dann hat man einen Unterschied. Und man muss sie auch nicht über Sätze definieren. Das hat ja nichts direkt mit repräsentierender Wahrnehmung zu tun. Das ist mir wichtig. Am Anfang habe ich ja ausgeführt, dass wir zwischen Erklären, Beschreiben und Bewerten unterscheiden. Wir können uns ziemlich klar auf die Beschreibung einigen: Da stehen Stellvertreter. Die Auseinandersetzung ist dann: Was erleben die Repräsentanten? Nehmen die etwas Fremdes wahr? Ich habe in Witten einen Doktoranden, der hat das untersucht[56]. Er hat die gleiche Konstellation hunderte Male aufgestellt und an die unterschiedlichen Positionen lebensgroße Puppen gestellt. Dann hat er immer eine große Zahl unterschiedlicher Stellvertreter durch diese Konstellationen gejagt, d. h., er hat unterschiedliche Personen an denselben Platz gestellt und dieselben Personen an unterschiedliche Plätze. An der Stelle der anderen standen die lebensgroßen Puppen. Er hat hunderte von Versuchspersonen da durchgeleitet und ihre Wahrnehmungen jeweils protokolliert, sie Fragebogen ausfüllen lassen usw. Ergebnis: Es gibt große Übereinstimmungen des Erlebens abhängig von der Position und unabhängig von der Person. Also, das Phänomen, das „repräsentierende Wahrnehmung" genannt wird, ist verifizierbar oder zumindest nicht falsifizierbar. Wenn man dieses Phänomen nutzt, wie immer man auch damit umgehen mag, dann, würde ich sagen, sind das Aufstellungen.

56 Schlötter 2005.

Teilnehmerin: Was ist dann mit Einzelaufstellungen mit Symbolen?

G. W.: Die würde ich auch dazu zählen, auch wenn die Figuren nicht sprechen können.

Teilnehmerin: Mich interessiert noch die gesellschaftspolitische Bedeutung der Aufstellungsarbeit. Ich habe das Gefühl, es gibt ein Phänomen Hellinger und ein Konstrukt Hellinger. Vor 20 Jahren wäre die Aufstellungsarbeit gar kein Bedürfnis gewesen. Ich sehe ein Bedürfnis nach Ordnung in der Gesellschaft, die immer diffuser, immer entritualisierter wird, in der immer mehr Selbstorganisation verlangt wird. Wie wollen wir mit diesem Ordnungsbedürfnis umgehen, ohne in falsche politische Richtungen abzudriften?

G. W.: Ich denke, ein Teil der Anziehungskraft der Aufstellungsarbeit kann durchaus auch eine Reaktion auf eine Zeit postmoderner Verunsicherungen sein, in der es wenig allgemein gültige Normen gesellschaftlichen Verhaltens mehr gibt. Hier verstärkt sich leicht der Wunsch nach mehr Ordnung und Sicherheit.

Auf der einen Seite liefert die Aufstellungsarbeit dazu einen guten Beitrag, weil sie Orientierung anbietet und in meiner Erfahrung Plätze, Haltungen und Sichtweisen anbietet, die bekömmlich sind und Beziehungen eher gelingen lassen. Was ist dagegen einzuwenden, Einsichten über Plätze, Verhaltensmuster und Sicht- und Beziehungsweisen zu vermitteln, von denen es sich herausgestellt hat, dass sie sich in sozialen Systemen bewähren?

Wenn man sie jedoch zu normativ anwendet und Bilder vermittelt, wie eine Familie sein soll, entsteht wieder ein zu enges und rigides Korsett. Ich habe das Gefühl, die Wahrheit liegt zwischen anything goes und normativer Kontrolle. Zu mir kommen jetzt vermehrt älter werdende „68er", die damals auf ihre einengenden Familien geschimpft, alles Familienleben als einengend verteufelt, neue Formen des Zusammenlebens gefordert und sich vehement von ihren Eltern abgewandt haben. Jetzt beginnen ihre Eltern auf den Tod zuzugehen, und jetzt möchten manche von ihnen sich doch noch mit ihren Eltern versöhnen, auch wenn sie es nicht so beschreiben. Früher durften sie das aus ideologischen Gründen nicht. Es gibt ja die schöne Geschichte, dass eines der führenden SDS-Mitglieder heimlich in einer Kellerecke Cello spielte, weil seine Genossen das als eine bourgeoise Tätigkeit brandmarkten. Die sich so antiautoritär gaben, waren also auch nicht ohne Normen. Viele merken jetzt oder schon seit ihre Kinder in die Adoleszenz kamen, dass das Pendel zu weit nach der familienfeindlichen Seite ausgeschlagen war und dass auch das Anything-goes seine Nachteile hat.

F. S.: Ich würde mich gerne anschließen. Wir haben in Heidelberg vor ein paar Jahren mal einen Kongress mitorganisiert mit dem Titel „Zwischen Fundamentalismus und Beliebigkeit". Aus meiner Sicht wird der Konstruktivismus falsch verstanden, als ob jede Wirklichkeitskonstruktion möglich und praktikabel wäre. Aber sie muss schon irgendwie zur Realität passen, auch wenn sie sie nicht abbildet. Es gibt eine Menge an Erfahrungen dazu – und Hellinger hat davon viele ins öffentliche Bewusstsein gebracht –, welche sozialen Strukturen und Wirklichkeitskonstruktionen individuell wie kollektiv bekömmlicher sind als andere. Aber das heißt nicht, dass sie gottgegeben wären, sondern dass man sich schlauerweise darauf einigt oder damit abfindet. Es ist offensichtlich besser und das Leben ist leichter, wenn man seinen Frieden mit seinen Eltern macht. Das ist aber nicht naturgesetzlich vorgegeben, sondern es sind Erfahrungstatsachen. Und es ist auch gut, solche Ideen zu streuen, aber nicht normativ als Gebot, dessen Nichtbefolgung zur Verdammnis führt!

G. S.: Die Leute, die zu Tausenden zu Hellinger gelaufen sind, sind ja nicht dumm. Da gibt es ein Bedürfnis, was anzuerkennen ist. Die Frage ist, wie man diesem Bedürfnis Rechnung tragen kann. Die Gegenbewegung zur Entritualisierung zeigt sich ja auch in den Ritualen der Jugend, zum Beispiel den Techno- oder Drogenritualen, die auch als Erlösungsrituale deutbar sind. Für den Anfang war es vielleicht ganz gut, dass Hellinger diese Funktion angenommen hat. Heute könnte es eine Gefahr für das Instrument „Aufstellung" bedeuten, wenn es in der Überlappung bliebe, als wäre es etwas Hellinger'sches.

Was man mit der Aufstellungsarbeit auch machen kann, ist eine erhöhte Fokussierung auf selbstverantwortliche Wahlmöglichkeiten. Das ist aber nur möglich, wenn man nicht sagt: „Das ist so, und du musst es so machen!" Gerade der Konstruktivismus sagt, dass es nicht die Beliebigkeit ist, sondern die Verantwortung der Wahlmöglichkeit.

Man hat im Konstruktivismus mehr Verantwortung. Das ist eine große Herausforderung, die können wir annehmen in Toleranz und nicht mit Abwertung.

Ein Metakommentar

von Matthias Varga von Kibéd

1. Wahrnehmungsformen in Aufstellungsprozessen

1.1 Repräsentierende Wahrnehmung

Die Überlegungen zum Phänomen „repräsentierende Wahrnehmung" nehmen, direkt und indirekt, aus guten Gründen einigen Raum in den Diskussionen dieses Buches ein. Insbesondere Gunthard Weber äußert sich detaillierter dazu. In 2.1 charakterisiert er das Phänomen als „zentrale Prämisse der Aufstellungsarbeit" und erläutert, „dass die Wahrnehmungen von Stellvertretern an den ihnen zugewiesenen Plätzen in einer Aufstellung wichtige Hinweise zu den Beziehungen und Dynamiken des dargestellten Systems geben können und dass die Empfindungen, die die Repräsentanten an den ihnen gegebenen Plätzen wahrnehmen, wichtige Informationen über die Befindlichkeiten der tatsächlichen Personen geben, die sie vertreten."

Diese Charakterisierung der repräsentierenden Wahrnehmung steht in einem gewissen Kontrast zur Sicht von Gunther Schmidt, der bei den aufstellungsspezifischen Wahrnehmungen und Empfindungen von einer anliegenabhängigen Auswahl innerer Anteile vonseiten der KlientInnen und der „Wahrgebung" (statt Wahrnehmung) vonseiten der LeiterInnen ausgeht und diesen Prozess außerdem für wesentlich von der Umgebung des Aufstellungsprozesses mitbestimmt hält (vgl. 2.6). Gunther sieht (in 6.4) das Phänomen der repräsentierenden Wahrnehmung als „spannende Sache", bei der er „viel mehr Fragen als Antworten habe", aber überzeugt sei, dass „je nachdem, wie sich der Aufstellungsleiter und die Menschen um den Aufstellungsleiter herum zusammenfinden, […] das auch die ‚repräsentierende Wahrnehmung'" verändere. Die Auffassung, die

Gunther im Text anstelle von Annahmen über repräsentierende Wahrnehmung vertritt (vgl. 5.1), bezeichne ich im folgenden als „Facettentheorie".

Fritz Simon bezeichnet (in 3.3) die repräsentierende Wahrnehmung als ein „an die Position gebundenes Erleben", das aus systemtheoretischer Sicht als Ergebnis von Kommunikation rekonstruierbar zu sein habe, andernfalls es eben keine systemische Erklärung dafür gebe. Immerhin schlägt er (in 9.2.3) vor, davon auszugehen, dass die Repräsentanten etwas repräsentieren, das mit dem System zu tun hat, was er im Rahmen der Selbstorganisationstheorie bezüglich sozialer Systeme über den Begriff der koinästhetischen Wahrnehmung verstanden wissen möchte.

In diesem Zusammenhang sei hier nun kurz erläutert:

a) wie der (von Insa Sparrer und mir im Rahmen der Strukturaufstellungsarbeit eingeführte) Begriff der repräsentierenden Wahrnehmung ursprünglich definiert wurde und
b) welche Abgrenzung gegenüber Hellingers Begriff der „fremden Gefühle", mit der dieser die entsprechenden Phänomene beim Aufstellungsprozess zu charakterisieren versuchte, damit intendiert war und
c) inwiefern dadurch die Gesamtsicht auf den Aufstellungsprozess geändert wird und nicht nur eine periphere terminologische Änderung erfolgt. – Auf dieser Grundlage weise ich dann darauf hin,
d) welche Unterschiede des Strukturaufstellungsbegriffs der repräsentierenden Wahrnehmung zu den von Gunthard Weber und Fritz Simon verwendeten Varianten bestehen und wie sich dieser Begriff zu Gunther Schmidts Facettentheorie verhält.

1.1.1 Der Begriff der repräsentierenden Wahrnehmung in der Grammatik der Strukturaufstellungen

Die (von Insa Sparrer und Matthias Varga von Kibéd seit 1989 entwickelten) Systemischen Strukturaufstellungen[1] (SySt [(R)]) verstehen sich als konstruktivistisch-lösungsorientiertes Gruppensimulationsverfahren, das auf einer systematischen Interventionsgrammatik mit

1 Vgl. Varga von Kibéd 1995; Varga von Kibéd und Sparrer 2000, 5. Aufl. 2004; Sparrer 2001, 3. Aufl. 2004.

syntaktischer Vorgehensweise, der Verwendung von systematischer Ambiguität und hypnotherapeutischem Sprachgebrauch sowie auf systematischer Förderung und Nutzung von repräsentierender Wahrnehmung beruht.

Dabei verstehen wir (Insa Sparrer und ich) unter „repräsentierender Wahrnehmung" die spontane Modifikation der körperlichen Selbst- und Fremdwahrnehmung (einschließlich der Modifikation der Körperempfindungen), die Mitglieder eines Modellsystems in guter Entsprechung zu Beziehungsqualitäten, (Möglichkeiten von)[2] Befindlichkeitsänderungen, Strukturen, Kontextbezügen, Veränderungstendenzen und Choreografien (der Veränderung) des modellierten Systems erfahren.

Zu dieser Definition sind einige kurze Hinweise und Erläuterungen erforderlich.

1) Man beachte, dass kein Bezug genommen wird auf die Befindlichkeiten der Systemelemente, sondern nur auf Befindlichkeitsänderungen.

2) Ebenso wird kein Bezug genommen auf Dynamiken (die wir als Muster mit einem kausal-erklärenden und / oder mythologischen Anteil auffassen), sondern nur auf (beobachtbare) Choreografien und (testbare und erfragbare) Veränderungstendenzen.

3) Allgemein bezieht sich dieser Wahrnehmungsbegriff auf relationale Aspekte und auf Unterschiede und nicht auf (absolut genommene) Eigenschaften (von Systemelementen etc.).

4) Unter einem Modellsystem verstehen wir ein System von Personen und / oder symbolischen Gegenständen, das nach bestimmten Konventionen und / oder aufgrund spontan auftretender Regularitäten als in einem Abbildungsverhältnis zu einem anderen System intendiert ist oder nachträglich als in einem derartigen Verhältnis stehend rekonstruiert wird. Die intendierte Form findet sich in Gruppensimulationsverfahren wie der Soziometrie und dem Psychodrama von Jakob Levy Moreno, der Rekonstruktions- und Skulpturarbeit von Virginia Satir, der Forumtheaterarbeit von Augusto Boal, in den unterschiedlichen Aufstellungsverfahren u. v. a. m.; die spontan entstehende und nachträglich rekonstruierte Form findet sich in

2 Für den Hinweis auf diese subtile Modifikation im Sinne eines Form-Struktur-Unterschieds bin ich Thomas Hölscher besonders dankbar.

der Betrachtung massenpsychologischer Phänomene, im Phänomen der „versehentlichen Aufstellung"[3] u. a.

5) Der Sinn dieser Definition wird vor dem Hintergrund eines komparativen Begriffs des Systemischen verständlicher; man vergleiche dazu Abschnitt 2 in diesem Metakommentar. In diesem Sinne ist etwa der Verzicht auf Zuschreibung von Eigenschaften an Personen zugunsten einer Betrachtung von Beziehungsqualitäten als ein Übergang zu einer systemischeren Sichtweise anzusehen. Ebenso ist ein Verzicht auf eine Eigenschaftskategorisierung im Hinblick auf Beziehungen zugunsten der Betrachtung kontextabhängiger Veränderungen von Strukturen ein derartiger Schritt zu einer systemischeren Auffassung.

6) „... in guter Entsprechung" heißt hier: „aus Perspektive der ModellherstellerInnen (= KlientInnen) als in wesentlichen Aspekten passend erlebt und in einigen Aspekten als neu, rätselhaft oder offen, aber durchaus als möglicherweise sinnvoll"; diese Verbindung von Vertrautheit und Überraschendem ist entschfeidend für die Nutzbarkeit der Bilder in Modellsystemen, denn ohne hinreichende Vertrautheit wäre ein Bild nicht anschlussfähig, ohne hinreichende überraschende Neuheit andererseits wäre es, da irrelevant, nicht wert, erzeugt zu werden.

7) Wir unterscheiden dabei Körperempfindungen von Selbst- und Fremdwahrnehmung, da hier nicht im gleichen Maße wie bei Wahrnehmung i. e. S. davon ausgegangen wird, dass erst etwas da ist, das dann empfunden wird.

8) Die repräsentierende Wahrnehmung ist als ein unterschiedsbasierter Begriff auch nur durch unterschiedsbasierte Fragen adäquat erfragbar. In dieser Hinsicht weicht die Fragemethodik bei der Strukturaufstellungsarbeit, wie der größte Teil der Fragen in den Aufstellungsprotokollen dieses Buches zeigt, deutlich von der Vorgehensweise in den in diesem Buch skizzierten Aufstellungsformen von Gunthard Weber, Fritz Simon und Gunther Schmidt ab.

Schon die ersten Fragen beim ersten Bild einer Aufstellung verdeutlichen diesen Unterschied: „Wie geht es der Frau an ihrem Platz?" ist die Startfrage Gunthards in der ersten Aufstellung (in 2.3), und mit „Wie geht es dir – als dem jüngeren Bruder?" beginnt er in der vierten Aufstellung (in 8.1) die Befragung. „Jetzt würde ich vorschlagen, dass die Stellvertreter sich einfühlen. Welche Assoziatio-

3 Vgl. Varga von Kibéd und Sparrer 2004.

nen macht das?", fragt Gunther in der dritten Aufstellung (in 6.1), und in der fünften Aufstellung (9.1) beginnt Fritz Simon die Befragung der StellvertreterInnen mit: „Sie spüren in die Positionen hinein, wie es Ihnen da geht. – Wie geht es Ihnen da?"

Ruth Allamand stellt dagegen in der zweiten Aufstellung relativ strukturaufstellungsnah mehrere Unterschiedsfragen (vgl. 4.1) wie „Für wen macht das einen Unterschied?", „Verändert sich etwas zu den beiden?", „Ändert sich etwas zu deinen Kollegen?" und dazwischen dann auch nichtkomparative Fragen wie: „Wie geht es dir an deinem Platz?"

In der Strukturaufstellungsarbeit wird schon das erste Bild als System von Unterschieden konstruiert. Dies geschieht unter anderem durch Fragen wie: „Was hat sich für dich geändert, bis du zu diesem Platz kamst? Und was wurde anders, als Y dazukam?".

„Wir können verstehen, was ‚besser' heißt, ohne zu wissen, was ‚gut' heißt", sagt Steve de Shazer und verdeutlicht so, dass aus der Sicht eines unterschiedsbasierten Ansatzes die Unterschiede elementarer sind als die absoluten Werte, zwischen denen sie bestehen.

Aus der Sicht der Strukturaufstellungsarbeit erschweren all die nicht primär unterschiedsbasierten Fragen potenziell den Zugang zur repräsentierenden Wahrnehmung. (Das Phänomen der repräsentierenden Wahrnehmung ist allerdings so stabil, dass es sich auch bei einzelnen dafür nicht ganz so geeigneten Frageformen meist noch durchsetzt.)

9) Ebenso empfiehlt sich aus der Sicht der Strukturaufstellungsarbeit:

a) das Echogeben zu verwenden, also das weitgehend unveränderte Wiederholen von Repräsentantenäußerungen – mit der zusätzlichen Filterungsmöglichkeit, klar deutende oder deutungsnähere Äußerungen nicht zu wiederholen – sowie die zur Verdeutlichung der repräsentierenden Wahrnehmung besonders erwünschten Mitteilungen über Unterschiede der Körperwahrnehmung durch betonte Wiederholung zu vermehren;

b) die Verwendung offener Filterfragen zur Verminderung von Deutungstendenzen aufseiten der LeiterInnen; hier haben sich besonders die folgenden zwei Fragen bewährt: (b.1) „Ist es so schlechter oder besser oder gleich oder anders?", und (b.2) „Ist es angenehm X, unangenehm X oder X?" (Wenn etwa der Re präsentant zuvor gerade gesagt hat: „Meine Schultern sind schwer“, wird „schwer“ als X genommen.)

Eine vermehrte Verwendung von (a) und (b) ließe aus Sicht der Strukturaufstellungsarbeit das Phänomen der repräsentierenden Wahrnehmung deutlicher in den Vordergrund treten.

10) In der Definition ist von der „spontanen Modifikation“ von Repräsentantenwahrnehmungen die Rede; diese spontane Modifikation kann streng genommen vor allem bei verdeckten und syntaktischen Formen der Aufstellungsarbeit sowie in relativ artifiziellen experimentellen Settings einigermaßen gesichert beobachtet und strenger untersucht werden. Die im Buch genannten Aufstellungen sind weitgehend offen in Bezug auf die Anliegen, und wie weit sie syntaktisch vorgehen, ist auch dadurch schwerer zu beurteilen. Dabei verstehen wir unter einer „verdeckten Aufstellungsarbeit“, dass die RepräsentantInnen und die AufstellungsleiterInnen wenig oder überhaupt nicht über die Inhalte des Anliegens informiert werden, sondern nur strukturelle Informationen erhalten; das Vorinterview verläuft daher ähnlich wie etwa bei verdeckter hypnotherapeutischer Arbeit, etwa im Sinne von Ernest Rossi. Unter einer syntaktischen Form der Aufstellungsarbeit verstehen wir eine vorwiegend auf die Struktur des betrachteten Systems bezogene Form des Vorgehens, also etwa die Betonung und Nutzung von Informationen über die zeitlichen Reihenfolgen und hierarchischen Beziehungen, über Austauschverhältnisse und Zugehörigkeiten zu Subgruppen, unter möglichst vollständiger Absehung von den Inhalten, ferner ein Aufbauen der Interventionen auf Regularitäten von Mustern und Prozessen unter möglichst weitgehendem Deutungsverzicht aufseiten der LeiterInnen. Manchmal kann anhand klarer Deutungsvorgaben der nichtsyntaktische Charakter einer Intervention unmittelbar gesehen werden, während bei der inhaltlich offenen Form der Arbeit manchmal erst der Vergleich mit einer verdeckten Arbeit durch denselben Leiter deutlich machen würde, inwieweit sein Vorgehen ein syntaktisches ist.

Mit dieser Definition der repräsentierenden Wahrnehmung in der Strukturaufstellungsarbeit und den Anmerkungen (1) bis (10) zu ihr wird hoffentlich deutlich, in welcher Richtung aus Sicht der Strukturaufstellungsarbeit eine zusätzliche Präzisierung der Aufstellungsexperimente und der Aufstellungspraxis möglich wäre, falls man, was ich begrüßen würde, die Idee der repräsentierenden Wahrnehmung zum zentralen Thema der Theorie der Aufstellungsarbeit machte.

1.1.2 Repräsentierende Wahrnehmung versus fremde Gefühle

Der in der Familienaufstellungsarbeit Hellingers ursprünglich betonte Begriff der fremden Gefühle, wie insbesondere die physiologischen und emotionalen Veränderungen bei den (früher problematischerweise oft als „RollenspielerInnen" bezeichneten) RepräsentantInnen genannt wurden, wird in der Strukturaufstellungsarbeit aus drei Gründen verworfen.

1) Die bei Aufstellungen auftretenden Reaktionen (der RepräsentantInnen) sind manchmal durch Vermehrung, manchmal durch Verminderung der Gefühle im Sinne von Emotionen gekennzeichnet; es können bei sonst in der Außenwelt sehr emotional reagierenden Personen als RepräsentantInnen in den „Rollen" sehr gelassene oder unemotional nüchterne Reaktionen ebenso auftreten wie sehr emotionale Reaktionen etwa bei in der Außenwelt bisher kaum oder nie ähnlich reagierenden Personen. Vermehrte Emotionen sind also nicht spezifisch für diese Veränderungen. Aus diesem Grund handelt es sich bei der repräsentierenden Wahrnehmung nicht um Gefühle im Sinne von Emotionen.

2) Die bei Aufstellungen auftretenden Reaktionen sind manchmal durch Vermehrung, manchmal durch Verminderung kinästhetischer Empfindungen (wie Wärme und Kälte, Druck und Zug, Leichtigkeit und Schwere usw.) gekennzeichnet; daher können Gefühle im Sinne von kinästhetischem Empfindungen nicht als Spezifikum der repräsentierenden Wahrnehmung gelten (und „Fremdgefühle" im Sinne von Parästhesien natürlich sowieso nicht).

3) Die bei Aufstellungen auftretenden Reaktionen sind meist auf die Darstellung fremder Systeme bezogen; da sich die Abläufe aus Innen- wie aus Beobachterperspektive jedoch nicht in relevanter Weise zu verändern scheinen, wenn jemand als RepräsentantIn für Elemente eines eigenen Systems aufgestellt wird (also z. B. für eine verwandte Person; für eine Personengruppe, mit der er oder sie zu tun hat; für ein eigenes Symptom; für eine eigene Entscheidungsalternative etc.), ergibt es wenig Sinn, den Aspekt „fremd" hervorzuheben.

Was jedoch gesagt werden kann, ist, dass hier stellvertretend für echte Systemmitglieder die RepräsentantInnen Wahrnehmungs- und Empfindungsveränderungen zeigen, die zusammengefasst im Sinne einer Superzeichenbildung in ähnlicher Weise partiell, aber relevant abbildenden Charakter zu haben scheinen. Diese immer wieder wiederholte (und in einigen Untersuchungen, wie denen von Höppner 2001, Schlötter 2005) partiell überprüfte Eigenheit der Aufstellungsreaktionen war Anlass dafür, den irreführenden Begriff der fremden Gefühle durch den uns aus den genannten Gründen präziser erscheinenden Begriff der repräsentierenden Wahrnehmung zu ersetzen.

1.1.3 Nichteinzelpersonenspezifische Wahrnehmungsformen

Gehen wir davon aus, dass das Phänomen der repräsentierenden Wahrnehmung in der oben charakterisierten Weise existiert und (zum Mindesten ansatzweise) empirisch überprüfbar ist, so folgen daraus erhebliche und überraschende Änderungen für das Menschen- und Weltbild. Zunächst ist es nämlich, hat man einmal gesehen, wie außerordentlich leicht sich das genannte Phänomen erzeugen lässt, fast unglaublich, wieso die Betrachtung und Nutzung des Phänomens – jedenfalls in unserer Kultur – so wenig selbstverständlich ist, dass z. B. sogar erst eine neue Terminologie geprägt werden muss, um überhaupt darauf Bezug zu nehmen. Aus der Sicht der Strukturaufstellungsarbeit vermuten wir, dass die Idee nichteinzelpersonenspezifischer Wahrnehmungs- und Empfindungsformen ein kultureller blinder Fleck ist, der seit einiger Zeit immer durchsichtiger wird. Zu dieser wachsenden Transparenz gehören nicht nur Holismus, Emergenztheorien, Systemtheorie, systemisches Denken und systemische Ansätze sowie die Kybernetik zweiter Ordnung im Allgemeinen, sondern, spezifischer für das Phänomen der repräsentierenden Wahrnehmung, Martin Bubers dialogische Psychologie und seine Vorsicht vor einer Verdinglichung des „Zwischen", in dem er das menschliche Unbewusste ansiedelt, ferner Wittgensteins Sprachspieltheorie und seine Zurückweisung des internen Charakters von Emotionen sowie sein Privatsprachenargument; des Weiteren ist dazu die wachsende Klarheit über nicht in üblicher Weise auf inhaltliche Information und Kommunikation reduzierbare Repräsentationseffekte zu rechnen, die durch die zunehmende Syntaktisierung des Vorgehens vom Psychodrama über die Rekonstruktions- und Skulpturarbeit, die Familienaufstellungen, die Strukturaufstellungen und hier, wie uns scheint, bisher schließlich am deutlichsten in verdeckten syntaktischen Formen der Strukturaufstellungsarbeit sichtbar werden.

Wir plädieren dafür, die Entwicklung von Begrifflichkeiten und die Untersuchung nicht-einzelpersonenspezifisch gegebener Wahrnehmungsformen als Desiderat zur Klärung der Grundlagen der Aufstellungsarbeit anzusehen. Höppners (2001) und Schlötters (2005) Untersuchungen stellen erste relevante größere Schritte in dieser Richtung dar; eine Vielzahl von erweiterten Vorexperimenten mit vorsystematischem Status erfolgten und erfolgen in der Strukturaufstellungsarbeit.

Die repräsentierende Wahrnehmung kann zwar in reduzierter Form durch komplexere Formen der hypnotherapeutischen Trance partiell in Einzelsettings rekonstruiert werden; dennoch wissen alle mit Aufstellungsprozessen etwas Vertrauten, dass wir, im Bild stehend und in Abhängigkeit von den anderen RepräsentantInnen, in ganz anderer und erheblich umfassenderer Weise über die aufstellungsspezifischen Empfindungen und Wahrnehmungen verfügen als außerhalb der Aufstellung, z. B. unmittelbar danach.

Fritz Simons Idee der koinästhetischen Wahrnehmung geht in eine verwandte Richtung, unterschätzt aber meines Erachtens mit ihrem Bezug auf prototypische soziale Lernprozesse die Spezifität der Körperempfindungsmodifikationen bei repräsentierender Wahrnehmung, worauf ja Gunthard Weber durch Erfahrungsbeispiele hinweist. Gunther Schmidts Versuch andererseits, durch seine Facettentheorie das Spezifitätsproblem zu lösen, wirft u. a. in der Frage danach, was die uns ausmachende Multiplizität von Anteilen denn am Zerfallen hindere, ähnlich tiefe philosophische, methodische und (system)theoretische Fragen auf, wie etwa die Frage nach dem Zusammenhalt von familienähnlichen Begriffen oder von Sprachspielen in einer Lebensform in der Spätphilosophie Wittgensteins.

Gunthard Weber ist dagegen durch seine Erfahrungen mit und insbesondere Beobachtungen von hoher und aus dem kommunikativen Kontext schwer erklärbarer Spezifität der Reaktion von aufgestellten Personen vom Phänomen der nichteinzelpersonenspezifischen Wahrnehmung weitgehend überzeugt – hier scheint mir die Vorstellung von Platzeigenschaften noch ein problematisches, partiell „vorsystemisches" Konzept zu sein.

Zusammenfassend gehört also aus Sicht der Strukturaufstellungen zu „nichteinzelpersonenspezifisch" als Stattdessen die Idee der Abhängigkeit der aufstellungspezifischen Wahrnehmungs- und Empfindungsveränderungen vom Modellsystem; genauer noch die Abhängigkeit von *den* Zügen des Modellsystems, die für die Modellierung relevant sind, d. h., die im Sinne Wittgensteins „Symbol am Zeichen" sind, nicht aber von den spezifischen Eigenschaften der im Prinzip austauschbaren RepräsentantInnen.

Im folgenden Abschnitt stelle ich kurz dar, in welchen Punkten sich die Konzepte der drei Autoren von dem ursprünglichen Konzept der repräsentierenden Wahrnehmung unterscheiden und aus welchen Gründen einerseits die Form des ursprünglichen Konzeptes vielleicht für die künftige Untersuchung Vorteile bietet und andererseits, was die Strukturaufstellungstheorie aus einigen der in diesem Buch diskutierten Vorstellungen gewinnen könnte.

1.1.4 Unterschiede des Strukturaufstellungsbegriffs der „repräsentierenden Wahrnehmung" zu den Auffassungen von Gunthard Weber, Fritz B. Simon und Gunther Schmidt

1.1.4.1 Zu Gunthard Weber

Von der am Anfang von 1.1 zitierten Auffassung G. Webers weicht die in 1.1.1 genannte Auffassung der Strukturaufstellungen wie folgt wesentlich ab:

1) Gunthard betont die repräsentierende Funktion der Wahrnehmungen von Stellvertretern „an den ihnen zugewiesenen Plätzen". Diese Einschränkung scheint mir zu stark zu sein. Die für Strukturaufstellungen typische (in Hellingers und ähnlichen Formen unübliche) Unterscheidung zwischen gestellten RepräsentantInnen (d. h. den üblichen RepräsentantInnen für wichtige Systemelemente) und gewählten RepräsentantInnen (für Kontextfaktoren des behandelten Anliegens; Letztere bleiben an dem Platz sitzen, an dem sie bei der Auswahl saßen, bekommen also keinen Platz zugewiesen) zeigt dies klar, da die gewählten RepräsentantInnen oft kaum weniger intensive und stimmige Reaktionen zeigen als die gestellten.

2) Gunthard spricht hier von Hinweisen (auf Züge des dargestellten Systems), die die Wahrnehmungen der Stellvertreter gäben; die Hervorhebung von Wahrnehmungsunterschieden passt hier besser zu einem systemischeren, da unterschiedsbasierten Verständnis der Verfahrens.

3) Die Differenzierung von Unterschieden in der Fremd- und Selbstwahrnehmung und von Körperempfindungsunterschieden entspricht den in Aufstellungen tatsächlich verwendeten Reaktionen

von RepräsentantInnen, so wie wir uns auf möglichst weitgehenden Verzicht von Interpretationen und Meinungen eingelassen haben. „Wahrnehmungen" allein wäre zu eng, denn Empfindungen werden, im Gegensatz zu Gunthards Formulierung, *gehabt*, sind aber nicht etwas, das *wahrgenommen* wird.

4) Gegenüber Gunthards Bezugnahme nur auf Wahrnehmungen und Empfindungen stellen (2) und (3) wichtige Unterschiede in Aufstellungsauffassungen dar, denn durch die Unterschiedsbasierung der von den RepräsentantInnen erfragten Information wird diese Information repräsentantenunabhängiger, d. h. die RepräsentantInnen werden (eher) austauschbar. Denn bei den unterschiedsbasierten Frageformen der Strukturaufstellungen interessieren wir uns vor allem dafür, inwiefern eine Veränderung als Verbesserung oder Verschlechterung erlebt wird, aber viel weniger dafür, ob die Verschlechterung etwa als unangenehmer Druck auf den Schultern oder im Magen erfahren wird. Wir arbeiten also mit „indirekten Bildern" (wie etwa: verschlechtertes Gefühl im Magen des Repräsentanten von Z „entspricht" verschlechterter Situation von Z), nicht aber mit „direkten Bildern" (wie etwa: Repräsentant von Z hat Kopfschmerzen „entspricht": Z hat Kopfschmerzen). Diese Zurückhaltung und Bescheidung auf die indirekten Bilder heißt nicht, dass wir die von vielen Aufstellenden berichtete Erfahrung überraschender Verlässlichkeit spezifischer Bilder leugnen würden – in diesem Buch nennen Gunthard und (aus Nichtaufstellungskontexten) auch Gunther entsprechende Erfahrungen; die weitgehende Beschränkung auf indirekte Bilder fördert die Repräsentantenunabhängkeit, sie führt dazu, dass „Begabungsunterschiede" der RepräsentantInnen weitgehend irrelevant werden, sie fördert die Lehr- und Lernbarkeit des Vorgehens, sie vermindert die Möglichkeiten und die Versuchung zur Machtausübung vonseiten der LeiterInnen und die Faszination an „medialen" oder so erscheinenden RepräsentantInnenäußerungen, und sie erlaubt darüber hinaus eher eine experimentelle und systematisch untersuchende Vorgehensweise.

5) Die „Hinweise auf Beziehungen und Dynamiken des dargestellten Systems" in Gunthards Formulierung werden in der Definition der repräsentierenden Wahrnehmung in mehrfacher Hinsicht anders gesehen:

a) Hinweise auf Beziehungen wären eher direkte Bilder; da andererseits Beziehungen per definitionem relational sind, sind hier direkte Abbildungen auf komparativer Basis eher zu erwarten. Dennoch wäre es aus Strukturaufstellungssicht präziser, von Hinweisen auf Möglichkeiten der Veränderung von Beziehungen zu sprechen. Anders formuliert: Die repräsentierende Wahrnehmung der RepräsentantInnen sagt mir eher, was z. B. für Optionen für eine Verbesserung einer Beziehung oder eines Beziehungssystems bestehen. Dagegen ist eine diagnostische Einsicht der Art, „Diese Beziehung ist so und so", weniger verlässlich.

b) „Dynamiken" sind, wie schon oben kurz erwähnt, wegen ihres stärker kausal-deutenden und/oder mythologischen Gehalts nicht einfach beobachtbar. Aufstellungsreaktionen als Hinweise auf sie zu nehmen stellt einen stärker interpretierenden Akt dar als aus Sicht der Maxime eines möglichst syntaktischen Vorgehens erforderlich.

6) Gunthard sieht die Wahrnehmungen (der RepräsentantInnen) als (direkte?) Bilder der Beziehungen (und Dynamiken) und ihre Empfindungen als Hinweise auf die Befindlichkeiten der tatsächlich repräsentierten Personen; die Hinweise durch die Empfindungen werden damit eindeutig als direkte Bilder verstanden. Dadurch wird die Repräsentantenunabhängigkeit gemindert, die Bilder werden von Begabung und Erfahrung der RepräsentantInnen etwas abhängiger, und der Wahrnehmungsaspekt der Aufstellung wird wieder eher in die Einzelpersonen statt in den „Zwischenraum" (das Buber'sche „Zwischen") verlegt.

(In gewissem Sinne zeigt die Betrachtung der Strukturaufstellungen eine Möglichkeit, das Buber'sche „Zwischen" der dialogischen Psychologie mit der systemisch-lösungsfokussierten Funktion der Unterschiedsbasierung zu verbinden. Thomas Hölscher[4] hat in diesem Zusammenhang auf Analogien zu differenzphilosophischen Betrachtungen George Spencer Browns und Derridas und deren mögliche Bedeutung für eine Weiterentwicklung der Grundlagen der Aufstellungsarbeit hingewiesen.

7) Gunthard spricht davon, dass die „Wahrnehmungen von Stellvertretern … Hinweise … geben *können*" (meine Hervorhebung); diese Formulierung ist zu schwach. Wesentlich für die repräsentierende Wahrnehmung ist, dass sie dies *in der Regel* tun. Erst diese (überprüfbare und partiell überprüfte) Regularität macht die Relevanz der repräsentierenden Wahrnehmung aus.

4 Vgl. Hölscher und Wille 2004, S. 21–42.

8) Gunthard spricht über die Hinweise auf die „tatsächlichen Personen" – da aber die Erfahrungen mit Drehbuch-Strukturaufstellungen seit 1993 gezeigt haben, dass auch fiktive Gestalten[5] adäquat (zum Drehbuch) aufgestellt werden können, ist diese Aussage einerseits zu stark und andererseits zu speziell. Passende Reaktionen in der Aufstellungsarbeit beweisen also nicht einmal die Existenz der dargestellten Personen.

Trotz dieser z. T. geringfügigen Abweichungen ist Gunthards Variante vom Begriff der repräsentierenden Wahrnehmung dem der Strukturaufstellungsarbeit relativ nah. Besonders nützlich und hervorzuheben ist bei Gunthards Behandlung meines Erachtens seine Einsicht in den Charakter prototypischer Erfassung von Beziehungsqualitäten durch Aufstellungen – dazu an anderer Stelle mehr.

1.1.4.2 Zu Fritz B. Simon

F. Simons Formulierung eines „an die Position gebundenen Erlebens" (auf das er in 3.3 Bezug nimmt) ist vom Verständnis des Positionsbegriffs abhängig; wäre damit tatsächlich ein Platz im

5 Zwei Anmerkungen seien hier im Anschluss an (7) angefügt:
a) Die Arbeit mit syntaktischen und verdeckten Formen der Strukturaufstellungsarbeit in Experimenten, bei denen die Strukturen des Anfangsbildes durch Zufall bestimmt wurden, führten zu Aufstellungen, die einerseits die Qualität der Grundmuster von Drehbuchaufstellungen, andererseits Ähnlichkeiten zu Grundmustern von Mythen aufwiesen. In diesem Zusammenhang sei auf die seit etwa einem Jahrzehnt stattfindende experimentelle Arbeit mit „Mythenrekonstruktion" in der Grazer Schule der Aufstellungsarbeit (Guni Baxa, Siegfried Essen, Christine Essen) hingewiesen, die auf einer Verbindung von Satir'scher Arbeit mit Aufstellungsformen beruht. Weitere Experimente, die der Frage nachgehen, ob so eine weitere Klärung der Grundmuster von Mythen und Ideen zu einer komparativen Betrachtung der Mythen verschiedener Kulturen entwickelt werden kann, erscheinen mir reizvoll und aussichtsreich.
b) Thomas Hölscher hat auf die faszinierende Möglichkeit hingewiesen, die Idee der transverbalen Sprache der Aufstellungsarbeit mit unterschiedlichen in der analytischen Sprachphilosophie diskutierten Wahrheitstheorien zu verbinden. Die ursprüngliche Auffassung beim Familienstellen hat dann eindeutig größere Nähe zu einer Korrespondenztheorie der Wahrheit, während die oben genannten Erfahrungen mit Drehbuch-Strukturaufstellungen und der Repräsentation fiktiver Gestalten eher zu einer kohärenztheoretischen Auffassung passt. Die Häufigkeit von Berichten über direkte Bilder lassen einen Ansatz, der beide Züge verbindet, wie etwa die Sprachphilosophie in Wittgensteins *Tractatus* oder der reflexionslogischen Ansatz von Ulrich Blau, als interessante Möglichkeiten von Hintergrundtheorien erscheinen.

Raum, in dem aufgestellt wird, gemeint, wäre diese Auffassung relativ leicht widerlegbar, da Aufstellungsbilder oft ohne wesentliche Unterschiede verschiebbar (und sogar drehbar) sind. Höchstwahrscheinlich meint Fritz jedoch relationale Positionen. Diese Auffassung ist, wenn sie als hinreichende Bedingung des Erlebens verstanden wird, ebenso durch einfache, wiederholbare Experimente widerlegbar (gleiche Anordnung gleicher RepräsentantInnen, die – mit Zwischenentrollung – mit gleich lautenden Formulierungen [„Du bist A", „Du bist B"] von verschiedenen KlientInnen „eingerollt" werden, führt zu deutlich verschiedenen Reaktionen bei den RepräsentantInnen). Nehmen wir daher die Charakterisierung von Fritz als eine notwendige Bedingung mit einem relationalen Positionsbegriff.

Von großem Interesse scheint mir nun Fritz Simons Unterscheidung zwischen diakritischer und koinästhetischer Wahrnehmung zu sein. Die koinästhetische Wahrnehmung[6], bei der der Körper insgesamt reagiert und eine ganzheitlich veränderte Befindlichkeit registriert wird, hat dabei Ähnlichkeit mit der von mir[7] für die Strukturaufstellungsarbeit postulierten supervenienten Wahrnehmungsform, die auf Superzeichenbildung beruht (also auf Zeichenbildung durch Unterschiedsbildung in zugrunde liegenden anderen Zeichensystemen; im spezifischen Fall der repräsentierenden Wahrnehmung läuft dies auf die Ablehnung eines – etwa von F. Ruppert[8] postulierten – Beziehungskanals zugunsten der Betrachtung von Systemen von Unterschieden in den üblichen Sinneskanälen hinaus). Fritz Simons koinästhetische Wahrnehmung ist eine Vorform der repräsentierenden Wahrnehmung, aber nicht gleichwertig mit dieser und nicht ausreichend dafür, die repräsentierende Wahrnehmung so auf kommunikative Prozesse der üblichen Art zurückzuführen – eine Voraussetzung, deren Erfüllung nach Simon wesentlich dafür wäre, dass es überhaupt eine systemische Erklärung für dieses Phänomen geben könnte (was ich für einen dogmatischen, auf jeden Fall aber zu engen Begriff des Systemischen hielte).

Simon sagt (in 3.3) „Wenn der Körper und die koinästhetische Wahrnehmung die Grundlage für das Erleben von Beziehungen sind,

6 Vgl. ausführlich Simon 1982; 1984, S. 40 ff..
7 Vgl. Varga von Kibéd 1998, S. 51–60.
8 Ruppert 2001.

so kann es nicht verwundern, dass unterschiedliche Menschen Ähnliches in ähnlichen Positionen erleben." Die Hoffnung auf eine so schnelle Befreiung von dem bei Aufstellungen Verwunderlichen könnte sich meines Erachtens als verfrüht erweisen wegen der Möglichkeit einfacher Experimente wie des oben angedeuteten und vieler Varianten dazu; insbesondere mit gleichen RepräsentantInnen in gleichen Anordnungen bei starken und hochsignifikant erscheinenden Befindlichkeitsveränderungen greift eine auf Koinästhese basierende Deutung offenbar zu kurz.

Vielmehr verhält sich die koinästhetische Wahrnehmung ähnlich zur repräsentierenden Wahrnehmung wie das, was Insa Sparrer und ich[9] topologische und geometrische Wahrnehmung genannt haben, zur repräsentierenden Wahrnehmung. Die topologische und geometrische Wahrnehmung als prototypische Reaktionen auf Zugehörigkeits- und Ausgeschlossenheits- bzw. Anordnungs- und Entfernungsbedingungen werden aber in den einzelnen Aufstellungen sehr häufig von den stärkeren Effekten der repräsentierenden Wahrnehmung überdeckt. Topologische und geometrische Wahrnehmung sind präziser formulierbare Spezialformen der koinästhetischen Wahrnehmung, die einer exakteren Untersuchung leichter zugänglich sind. Teile der Untersuchungen von Peter Schlötter (2005) beziehen sich eher auf die topologische und geometrische Wahrnehmung als schon direkt auf die repräsentierende Wahrnehmung im engeren Sinne. (Andere Teile von Schlötters Untersuchungen gehen schon eindeutig über die geometrische Wahrnehmung hinaus und berühren den genuinen Bereich der repräsentierenden Wahrnehmung.)

Statt also den Begriff des systemisch Erklärbaren so einzuschränken, wie Fritz dies tut, schlage ich vor, den Begriff der Wahrnehmung als nichteinzelpersonenspezifisches Phänomen in geeigneter Weise auszudehnen und so auch den Begriff des Systemischen zu erweitern.

Ein weiterer zentraler Aspekt der Betrachtungen von Fritz zur Aufstellungsarbeit stammt aus seiner Form einer konstruktivistischen Sicht, aufgrund deren er ein Nebeneiander-bestehen-Lassen unterschiedlicher Perspektiven etwa verschiedener Familienmitglieder auf ihre Familie postuliert. Natürlich ist dasselbe Bild aus verschiedenen Perspektiven betrachtet per se schon jeweils ein anderes Bild, aber ebenso natürlich hängen die verschiedenen Bilder, wenn es *nur* um verschiedene visuelle Perspektiven geht, sehr wohl ziem-

9 Varga von Kibéd und Sparrer 2004.

lich streng miteinander zusammen. Diese Analogie mit Unterschieden visueller Perspektiven muss zweifellos bei der Übertragung auf das Aufstellungsgeschehen und die Aufstellungsbilder(folgen) gelockert werden. Dennoch übertreibt Fritz meines Erachtens das Ausmaß der Unabhängigkeit, das die nebeneinander bestehenden Perspektiven der System-, z. B. Familienmitglieder, haben können.

So wie wir gewiss zulassen, dass etwa bei Zwillingsgeschwistern der eine Bruder betont, die Eltern hätten sich sehr nah gestanden, und der andere, sie seien spinnefeind gewesen, werden wir aber, wie ich es erlebt habe, wenn der eine sagt, sie seien drei Geschwister gewesen, und der andere sagt, sie seien sieben gewesen, das als ausreichenden Grund für eine Nachfrage ansehen und nicht etwa stehen bleiben bei „Sie haben halt verschiedene Weltkonstruktionen". Und ich bin sicher, auch Fritz würde hier bei allem Konstruktivismus nachfragen. (Im genannten Fall hatte der eine Bruder vier Halbgeschwister mitgezählt, der andere nicht.) Die Frage, in welcher Weise die verschiedenen Perspektiven bei einer solchen metaphorischen Verwendung des Perspektivenbegriffs zusammenhängen, ist zweifellos eine schwierige Frage, zu deren Beantwortung die Facettentheorie Gunther Schmidts schon einige Ansätze bereitstellt. Irgendeine etwas schlichtere Form einer solchen Facettentheorie ist wohl auf jeden Fall nötig, da sonst der Bezug auf ein systemtheoretisches Verständnis, das Fritz Simon so wichtig ist, vollkommen verloren ginge. Denn dann könnte überhaupt nicht mehr von einem System gesprochen werden, wenn die Einheit der Perspektiven so wie die Art ihrer Multiplizität nicht erfassbar wäre.

Hier lohnt sich die Zusammenschau der drei Autoren dieses Buches sehr. Denn Gunthard Webers Bezugnahme auf wesentliche Erfahrungen von Besonderheit einerseits und Prototypisches in Aufstellungen andererseits lässt keine einfachen Auswege in dieser Frage zu, und ferner verhindert die skeptische konstruktivistische Sicht von Fritz Simon ein zu leichtes Verharren bei unzureichend begründeten neomythologischen Zugängen zur Aufstellungsarbeit, und Gunther Schmidts Facettentheorie mit ihren hypnosystemischen und physiologischen Bezügen schließlich erlaubt die Ausfilterung und methodische Weiterformung des Vorgehens bis in Details der Interventionsmethodik. Und die Sicht der Strukturaufstellungen ermöglicht durch ihren grammatischen und unterschiedsbasierten Charakter andere Zugänge zu einer gemeinsamen Nutzung dieser Ansätze.

1.1.4.3 *Zu Gunther Schmidt*

Ich führe hier kurz einige zentrale Stellen auf, die Gunther Schmidts Auffassung von den aufstellungsspezifisch auftretenden Reaktionen von RepräsentantInnen (besonders in 5.1) kennzeichnen und das ausmachen, was ich als seine Facettentheorie bezeichne:

1) Koinästhetische Halluzinationen treten bei unterschiedlichen Verfahren auf (Beispiel: Gunthard Webers Bericht über Narkolepsieempfindungen als Repräsentant in einer Aufstellung, Gunther Schmidts Erfahrungen als Stellvertreter in einer Szene im Psychodrama („Hefeteiggefühl").

2) „Aufstellungen sind für mich [...] eine Interventionsform wie viele andere auch, die [...] mit ziemlicher Wahrscheinlichkeit intensive Erfahrungen auf allen Sinnesebenen schnell aktivieren kann", und sie „können sehr intensiv die zentrale Aufgabe von Interventionen bewirken, nämlich wirksame Unterschiede in bisherige Erlebnis- und Interaktionsmuster einzuführen."

3) Wie bei anderen Interventionsversuchen auch, sollte man „nicht davon ausgehen, dass Aufstellungen an sich immer wirksam und sinnvoll sein müssen."

4) „In Aufstellungen wirkt meiner Ansicht nach daher nicht das Bild selbst, sondern der Verrechnungsprozess im Verhältnis zu den Bildern, also in entscheidender Weise die Art, wie sich der Wahrnehmende in einer (oder bei einer) Aufstellung zu den Bildern in Beziehung setzt." Gunther begründet dies unter anderem mit Hinweisen auf Ergebnisse der modernen Gehirnforschung.

5) Gunther vergleicht die Aufstellungsinterventionen mit hypnotherapeutischen Interventionen als Formen, „mit denen man versucht, Zugang zu den internen Hochrechnungsprozessen zu bekommen" wie etwa der Ideomotorik, Ideosensorik, und Tranceinduktionen, die „immer als kommunikative Rituale aufgebaut (sind), bei denen man durch die Art der sprachlichen Angebote, aber auch durch nonverbale Angebote wie Gesten etc. Aufmerksamkeitsfokussierungen auf allen Sinnesebenen anbietet, mit dem Ziel, gewünschte Erlebnispotenziale anzuregen und zu unterstützen, damit diese auch mit den gewohnten willkürlichen Wahrnehmungsmustern in eine gute Koordination und Kooperation gebracht werden können."

6) Gunther weist darauf hin, dass Fokussierungen ganzer Gruppen, z. B. von Teams, auf unterschiedliche Gedanken unmittelbare Veränderungen ideomotorischer Reaktionsmuster bewirken, und

schlägt vor, analoge Betrachtungen zur Untersuchung aufgestellter Repräsentantengruppen in Erwägung zu ziehen. „Eine Aufstellung ist für mich ein komplexes Geschehen, in dem solche Rückkopplungschancen aufgebaut werden." „Ein hypnotisches Kommunikationsritual zielt letztlich immer darauf ab, Imaginationen auf allen Sinnesebenen (visuell, auditiv, kinästhetisch, olfaktorisch, gustatorisch) anzuregen. Man geht dabei davon aus, dass die Art und der Inhalt der Imaginationen sich dann mit großer Wahrscheinlichkeit jeweils psychophysiologisch manifestieren. Dies geschieht aber auch sonst im Leben permanent."

7) „Dabei wird ja meist davon ausgegangen [...], dass die Traumbilder an sich es wären, die da wirken. Dies ist ein klarer Irrtum. Alle Forschungen zum luziden Träumen beweisen, dass nicht die Bilder selbst wirken, sondern die Art, wie sich der jeweilige Beobachter auf sie bezieht. Etabliert man [...] eine Beobachterposition im Traum, kann man [...] quasi aus sicherer Distanz wahrnehmen [...] und je nach Wunsch auch direkt [...] in das Geschehen eingreifen [...] und damit auch das ganze psychophysiologische Erleben wirksam verändern." In diesem Zusammenhang verweist Gunter Schmidt auf Tholeys Untersuchungen des luziden Träumens und die Ergebnisse der Psychoneuroimmunologie.

8) „Dabei wird klar davon ausgegangen, dass dies alles selbst von uns autonom gemachte Prozesse auf unwillkürlicher Ebene sind." Hier knüpft Gunther an die Theorie der Autopoiese im Sinne Maturanas an und betont, dass „alle unwillkürlichen Prozesse [...] Ausdruck von Eigenkompetenzen autonomer Subjekte" sind.

9) „Nicht das Bild selbst wirkt, auch kein Aufstellungsbild, sondern immer das, was der Beteiligte autonom daraus macht."

10) „Aus meiner Sicht wirken Aufstellungen [...] wie intensive Formen ganzkörperlicher Imaginationen mit den entsprechenden Wirkungen auf allen Sinnesebenen."

11) Aus seiner Erfahrung mit als traumatisiert eingestuften KlientInnen berichtet Gunther, dass diese zunächst in der Regel glauben, „dass die Vergangenheit sie ursächlich zu Opfern macht." Doch ließe sich den KlientInnen in relativ kurzer Zeit vermitteln, dass „je nachdem, wie sie zur Vergangenheit in Beziehung treten – und sie haben nicht eine Vergangenheit, sondern viele Vergangenheiten – [...] ein völlig anderes Wirkungsfeld (entsteht)".

12) Gunther betont die Wichtigkeit des Aufbaus einer autonomen Beobachterposition durch geeignete Dissoziation, aus der he-

raus die KlientInnen „geschützt und mit Überblick und kognitiven neuen Wahlmöglichkeiten diverse Episoden aus ihrer Vergangenheit anschauen können." Dieses in Aufstellungen von Hellinger oft vernachlässigte Element hat, wie Gunther betont, besonderen Wert in der Traumatherapie.

13) Die Rückmeldung der KlientInnen, „die intuitiven, auch körperlichen Rückmeldungen [...] (Wohlgefühl, Anspannung etc.), welche durch meine Angebote auf unwillkürlicher Ebene ausgelöst werden", werden dann bei Gunther Schmidt als entscheidende Information genutzt, und den KlientInnen wird dabei angeboten, „dass diese Rückmeldungen als Ausdruck ihrer intuitiven Wissenskompetenz für" das, was für sie stimmig ist, gewertet werden können. Hierdurch bleibt der Kompetenzfokus bei den KlientInnen. „Ich gehe also, anders als Bert Hellinger, davon aus, dass ich niemals sehen kann, ‚was ist', sondern davon, dass ich eben nur sehe, was ich in meiner eigenen ‚Wahrgebung', also in meiner autopoietischen Realitätskonstruktion, entwerfe [...] letztlich wählen dann die Ziele die Klienten selbst aus."

Das Hauptproblem der Auffassung von Gunther sehe ich in der Auflösung des Wahrgenommenen in eine, wie Thomas Hölscher das nannte, Multiplizität von Bewusstseinszuständen und -anteilen, bei der Fragen der Selektion von Optionen, der Stabilisierung von Präferenzen und Systemgrenzen teilweise aus der Betrachtung herausfallen. Hier könnte eine Verbindung zur Sicht von Wirklichkeitskonstruktionen bei Fritz Simon durchaus hilfreich sein, doch steht der Ansatz hier prinzipiell vor hochinteressanten und äußerst schwierigen Fragen, die vergleichbar sind mit den Problemen in der Spätphilosophie Wittgensteins, besonders etwa mit der Frage, wie denn die Einheit eines Sprachspiels in einer Lebensform konstituiert sei.

Ich sehe keine Abweichungen vom Strukturaufstellungsbegriff der repräsentierenden Wahrnehmung in Gunther Schmidts Konzepten; Gunther geht lediglich so weit in die Theoriebildung bezüglich des Zustandekommens derartiger Reaktionen, dass etwas schwer greifbar wird, worin man das Spezifische des Erlebens bei Aufstellungen im Verhältnis zu dem anderer Verfahren sehen könnte. Für die Strukturaufstellungen würde ich es beanspruchen, dass sie die repräsentierende Wahrnehmung in besonders klarer Weise hervorheben und nutzen, obwohl selbstverständlich ähnliche Effekte auch in anderen Formen auftreten – nur, aus schon zuvor genannten Gründen, in einer weniger leicht durchschaubaren, da von anderen Effekten stark überlagerten Form. Zu den aufgeführten Punkten aus Gunther Schmidts Sicht einige kurze Anmerkungen:

Zu (1): Dass die auftretenden Phänomene nicht nur als koinästhetische Halluzinationen zu deuten sind, habe ich schon weiter oben dargestellt. Die auftretenden Phänomene sind jedenfalls zu spezifisch, als dass sie über die sozialen Lernprozesse der Koinästhese erklärbar wären.

(2) und (3) kann ich nur zustimmen; der Hinweis in (4) und (9) darauf, dass nicht das Bild selbst wirkt, sondern eine Form der Bezugnahme auf das Bild, ist bei Gunther in sehr verständlicher Weise aus hypnotherapeutischer und hypnosystemischer Sicht erläutert. Es ist mir eine Freude, aus solchen Überlegungen von Gunther für die Betrachtung und Weiterentwicklung der Strukturaufstellungen zu lernen. In der Strukturaufstellungsarbeit haben wir das zum Ausdruck gebracht durch die Unterscheidung einer Vielzahl von Perspektiven, aus denen das Aufstellungsbild betrachtet wird und die zu berücksichtigen Aufgabe der AufstellungsleiterInnen ist, ferner durch die Betonung der extremen Anliegenabhängigkeit des Ausgangsbildes und damit eine viel ausgeprägtere Betonung der Rolle des Vorgesprächs zur Aufstellung, das bei uns in der Regel lösungsfokussierten und hypnotherapeutischen Prinzipien folgt.

Die in (5) und (6) erfolgende Charakterisierung der Aufstellungsarbeit durch hypnotherapeutische Gesichtspunkte wird in der Strukturaufstellungsarbeit durch Bezugnahme auf Methoden der logischen Sprachanalyse in Kombination mit Korzybskis Theorie der semantischen Reaktionen ergänzt.

(7) Besonders wertvoll finde ich Gunther Schmidts Hinweise auf Ähnlichkeiten zur Untersuchung luzider Träume; wir beschreiben Strukturaufstellungen metaphorisch oft als eine Form eines externalisierten induzierten Gruppenklartraums. Diese Beschreibung lässt viele Aspekte von Aufstellungen verständlicher werden.

Zu (8), wo Gunther Schmidt auf die Theorie autopoietischer Systeme Bezug nimmt, habe ich noch keine völlige Klarheit gewonnen; die Diskussion mit Siegfried Essen über seine „autopoietischen Aufstellungen“[10] ist für mich in dieser Hinsicht von besonderem praktischen und theoretischen Interesse.

10 Vgl. Essen 2003.

In (10) stellt Gunther die Verbindung zu imaginativen Verfahren her; mir scheint für die Klärung der Art der physiologischen Wirkung von Aufstellungen nützlich, diesem Hinweis weiter nachzugehen (z. B. in Richtung auf das katathyme Bilderleben u. a.).

(11) enthält aus meiner Sicht einen weiteren wichtigen Aspekt der Selektion aus unterschiedlichen Facetten derselben Wirklichkeit; mir klingen Gunthers Formulierungen an manchen Stellen zu sehr nach einem unverbundenen Nebeneinanderbestehen von Perspektiven.

Die in (12) betonte Wichtigkeit der Dissoziation der KlientIn vom Problemerleben wird in den Strukturaufstellungen ebenfalls besonders betont, so unter anderem durch die Form der lösungsfokussierten Vorgespräche mit der für diese typischen Anliegenzentrierung, durch Training der AufstellungsleiterInnen im Interpretationsverzicht, durch Förderung der Externalisierung beim Klienten durch Stimmlagenmodifikation bei den LeiterInnen, durch erhöhte Sorgfalt beim Ankern und Entrollen und eine Vielzahl anderer Maßnahmen, die beim Familienstellen in Bert Hellingers Version häufig unterbleiben; auch in den Strukturaufstellungen sind, wie von Gunther in (13) für seine Arbeit hervorgehoben, (unterschiedsbezogene) Rückmeldungen der KlientInnen und ihr eigenes Stimmigkeitsempfinden die entscheidenden Grundinformationen. „Wenn ich zuvor kein Bild habe, stelle ich gar nicht erst auf“, betont Hellinger.[11] In der Strukturaufstellungsarbeit würden wir hier das exakte Gegenteil vertreten, also: „Wenn ich vorher ein Bild habe, stelle ich (noch) nicht auf“, sondern halten es mit Steve de Shazers Empfehlung: „Wenn dir eine Interpretation einfällt, nimm ein Aspirin, setzt dich in die nächste Ecke, und warte, bis der Anfall vorbei ist.“ Wie in Gunthers Vorgehen soll hier die Deutungskompetenz möglichst weitgehend beim Klienten bleiben.

1.2 Andere aufstellungsrelevante Wahrnehmungsformen

1.2.1 Vorteile der Konzentration auf den Begriff der repräsentierenden Wahrnehmung

Die Diskussion um das Spezifikum der Aufstellungsarbeit hat meines Erachtens durch den Übergang von der Vorstellung der fremden

11 Hellinger 2001a.

Gefühle zu der Idee der repräsentierenden Wahrnehmung zusätzliche Möglichkeiten gewonnen. Das Verfahren gewinnt an Lehr-, Lern- und Untersuchbarkeit, und manche quasi okkulten Fragen und Erklärungsversuche lösen sich dabei sozusagen von selbst auf. Zudem ist die neue Idee ein Versuch, die Strukturaufstellungsarbeit zu einer „systemischeren" Methode zu machen, als es die Familienaufstellungen waren (zum komparativen Begriff des Systemischen vgl. Teil B). Denn fremde Gefühle sind in der Vorstellung „etwas", das erst jemand (X) „hat" und das dann irgendwie zu jemand anders (Y) „gelangt". Repräsentierende Wahrnehmung dagegen ist ein Prozess in einer Gruppe, dem Modellsystem, das eine gute partielle Isomorphie, also eine Gestaltgleichheit mit (vom Anliegen der Modellbildung her gesehen) relevanten Zügen des modellierten Systems, aufweist. Daher kann die repräsentierende Wahrnehmung nicht als die Wanderung eines „Quasiobjekts" (des Gefühls – von X nach Y) angesehen werden, sondern wird ansatzweise eher in Analogie zu Resonanzeffekten und autopoietischen Musterbildungen gesehen. Soweit ich sehe, steht ein geeigneter präziserer Resonanzbegriff dafür noch nicht zur Verfügung. In der Strukturaufstellungsarbeit versuchen wir, zunächst geeignete Rahmenbedingungen zur Charakterisierung eines geeigneteren Resonanzbegriffes zu entwickeln. Wir gehen also zunächst eher indirekt vor und versuchen, durch immer neue Formen vorsystematischer Miniaturexperimente empirisch ungeeignete Erklärungsansätze möglichst frühzeitig auszuschließen.

Um die Phänomene der repräsentierenden Wahrnehmung zu erfassen, ist es in Aufstellerkreisen üblich geworden, sich auf Rupert Sheldrakes Theorie der „morphogenetischen Felder" zu beziehen. Wir halten dies für eine voreilige Verwendung eines dazu noch zu sehr im Stadium einer interessanten Fragestellung befindlichen Theorieansatzes, der aufgrund seines ungeklärten Ähnlichkeitsbegriffs noch bei weitem nicht das leistet, was die Aufsteller sich von ihm erhoffen. Besonders klar hat dies Thomas Hölscher dargelegt in seiner Arbeit über Feldvorstellungen bei Sheldrake und Dawkins.[12] Hölscher hält das aus der Quantentheorie bekannte und inzwischen weithin akzeptierte Phänomen der raumzeitlichen Nichtlokalität, das Einstein als „spukhafte Fernwirkung" bezeichnete und das heute schon in der Teleportation und Quantenkryptografie verwendet wird, für einen aussichtsreicheren Kandidaten für neuartige Weisen

12 Vgl. Hölscher 2004, S. 39–48.

der Informationsübertragung, die in diesem Zusammenhang von Interesse sein könnten; so verweist Hölscher auf Überlegungen von Thomas Görnitz (1999), der im Anschluss an den Dialog von Wolfgang Pauli mit C. G. Jung die Relevanz der Nichtlokalitätstheorie für eine Theorie des kollektiven Unbewussten in Erwägung zieht.[13]

1.2.2 Nachteile der Konzentration auf den Begriff der repräsentierenden Wahrnehmung

Die ausschliüeßliche Betonung der repräsentierenden Wahrnehmung als Aufstellungsspezifikum hat andererseits ähnliche Nachteile wie die ausschließliche Konzentration auf den Begriff der fremden Gefühle im älteren Ansatz. Denn in beiden Fällen wird die Vielzahl relevanter Wahrnehmungs- und Koordinationsprozesse bei Aufstellungen unzulässig verkürzt. In diesem Buch stellt besonders die Bezugnahme auf den multisensorischen hypnosystemischen Hintergrund der relevanten Wahrnehmungsprozesse in Gunther Schmidts Facettentheorie einen hilfreichen Rahmen zur Überwindung einer derartigen einseitigen Sicht dar. Die weitere Entwicklung der Aufstellungsarbeit hat aus dieser Denk- und Sichtweise viel zu gewinnen. Fritz Simons Betonung der Koinästhese und sein Forderung, die relevanten Aufstellungsprozesse auf bekannte Kommunikationsprozesse zurückzuführen, sehe ich als fruchtbare Herausforderung, zu präzisieren, wo dieser Ansatz *nicht* ausreicht, und so insgesamt zu einem Modell zu kommen; und andererseits ist die Idee der Koinästhese voraussichtlich ein sehr interessanter Teil im Rahmen einer künftigen umfassenderen Erklärung des Aufstellungsgeschehens. Bei Gunthard Weber ist die Erfahrung einerseits sehr spezifischer Abbildungseffekte in Aufstellungen, andererseits des Prototypischen und über die Abbildung einer einzelnen Situation wesent-

13 Görnitz 1999, S. 290 f.: „Wie wir gesehen haben, kann man die Phänomene der Nichtlokalität als eine *Pseudioinformationsvermittlung* beschreiben […]. Dabei wird unter einer Überschreitung der raumzeitlichen Beschränkungen, welche die Relativitätstheorie fordert, Pseudoinformation mit gleichsam ‚unendlicher' Geschwindigkeit – aber unter einer extrem wichtigen Nebenbedingung! – von etwas Fernem erhalten. Ob nämlich das, was in diesem Zusammenhang als Information bezeichnet wird, diesen Namen tatsächlich verdient, hängt davon, ab, ob bestimmte Nebenbedingungen eingehalten worden sind. Und diese ‚Einhaltung von Abmachungen' […] kann nur klassisch – das heißt mit maximal Lichtgeschwindigkeit – geprüft werden!"

lich Hinausgehenden von Aufstellungsbildern auf der Grundlage seiner besonders umfangreichen Erfahrung mit Aufstellungsprozessen eine nachhaltige Betonung der Herausforderung, vor die sich eine eigenständige Theorie des Aufstellungsverfahrens gestellt sieht. Hier wäre es ein großer Gewinn, wenn die stark interpretierende und deutende Vorgehensweise Hellingers durch eine systemischere Betrachtung von Begriffen wie „Schicksalsbindung" und „Transgenerationalität" erweitert und dadurch die ursprüngliche Sicht überwunden würde.[14] Verdienstvoll scheint mir bei Gunthard Weber darüber hinaus seine Sicht, dass nicht einem einzelnen Bild, sondern nur dem Aufstellungsprozess als Ganzem Wirkung zugeschrieben werden könne.

Aus der Sicht der Strukturaufstellungsarbeit stellt jedenfalls die ausschließliche Betonung der repräsentierenden Wahrnehmung als aufstellungsrelevanter Wahrnehmungsform eine unangemessene Einseitigkeit dar, der wir unter anderem dadurch begegnen, dass wir:

a) eine Vielzahl von Erfahrungs- und Beobachtungsperspektiven für Aufstellungen unterscheiden (die der KlientInnen, der RepräsentantInnen der KlientInnen, der RepräsentantInnen von „Nebenrollen", der LeiterInnen, der teilnehmenden BeobachterInnen, der abwesenden Systemmitglieder, der Auftraggeber einer Aufstellung, der kritischen BeobachterInnen, der intendierten AdressatInnen von Berichten ...),[15]
b) viele unterschiedliche Wahrnehmungsformen differenzieren, die in den verschiedenen Beobachtungspositionen unterschiedlich gut erfahren werden können (wodurch man aus den Berichten und theoretischen Standpunkten vieler Autoren über Aufstellungen oft bestens ablesen kann, über welche Erfahrungen die Autoren in diesem Bereich schon verfügen, und auch, welche ihnen abgehen),
c) durch eine Vielzahl von Übungen, durch die wir die verschiedenen aufstellungsrelevanten Wahrnehmungsformen im Laufe einiger Jahre intensiv üben und weiterentwickeln können.

14 Auf diesen Aspekt, wie auf vieles andere in diesem Metakommentar, hat mich Thomas Hölscher aufmerksam gemacht.
15 Vgl. Varga von Kibéd u. Sparrer 2004; Sparrer 2004.

Im Anschluss seien einige der aus unserer Sicht von der repräsentierenden Wahrnehmung zu unterscheidenden Wahrnehmungsformen kurz angedeutet:

1) Die Pseudoprojektion im Raum

Darunter verstehen wir die Fähigkeit von Personen, sich von außen aus der Position der BeobachterInnen, aber auch aus unterschiedlichen Grenzpositionen zwischen innen und außen, in denen sich KlientInnen und LeiterInnen während des Aufstellungsprozesses befinden, in einzelne Positionen des Bildes so hineinzuversetzen, dass sie Körperreaktionen und Empfindungsveränderungen der RepräsentantInnen von außen mitspüren und im eigenen Körper miterleben können. Dieser Prozess ist jedoch viel stärker willentlich steuerbar als etwa das Erleben der RepräsentantInnen, und es kann relativ schnell zwischen verschiedenen Rollen gewechselt werden (was ebenfalls als RepräsentantIn relativ schwierig ist). Die primäre Aufmerksamkeitsfokussierung bleibt dabei eher auf ein Erleben als BeobachterIn gerichtet, während bei der repräsentierenden Wahrnehmung das Innenerleben meist vorherrscht.

2) Die rezeptive Feldwahrnehmung

Sie besteht in der Wahrnehmung der Qualitäten der Beziehungen des Gesamtsystems zum Fokus, also zum Repräsentanten der anliegenbringenden Person und ist in besonderem Maße aus der Position des Fokus heraus erfahrbar. Anders als aus Nebenrollen heraus kann nämlich aus der Position des Fokus in stark erhöhtem Maße eingeschätzt werden, wie sich Anordnungsveränderungen der anderen Positionen auf die eigenen Position und darüber hinaus auf das Verhältnis der anderen Positionen zueinander auswirken. Dieses subtile Gewahrsein der Gesamtbeziehungsstruktur ist nicht nur auf die *Struktur* als Art und Weise des Zusammenhangs (im Sinne des frühen Wittgenstein), sondern auch auf die *Form* als den Raum der Möglichkeiten der Veränderungen bezogen. Dass diese Wahrnehmungsform qualitativ über das übliche Phänomen der repräsentierenden Wahrnehmung hinausgeht und nicht nur ihre Intensivierung darstellt, ist eine der Vermutungen, denen wir in der Strukturaufstellungsarbeit seit längerem nachgehen.

3) Die interagierende Feldwahrnehmung

Sie ist die für LeiterInnen wesentliche Fähigkeit, Überlagerungen von Themen des Aufstellungsprozesses mit besonders belasteten und vielleicht z. T. noch unzureichend bearbeiteten Strukturen und Themen des eigenen Systems zu registrieren, ist eine wesentliche und von der repräsentierenden Wahrnehmung aufgrund des viel ausgeprägter kognitiven und reflexiven Charakters des Prozesses deutlich unterschiedene Form des Wahrnehmens in Aufstellungen.

4) Die modulierende Feldwahrnehmung

Sie kann in ähnlicher Weise als die Fähigkeit, unterschiedliche Interventionsideen intern zu erproben und so den Aufstellungsprozess wesentlich gegenüber einem puren Trial-and-Error-Vorgehen abzukürzen, gesehen werden. Diese Fähigkeit ist natürlich in besonderem Maße durch lange Erfahrung mit dem Leiten von Aufstellungsprozessen zu erwerben und wird durch mangelnde Überprüfung (etwa indem versäumt wird, bei den RepräsentantInnen immer wieder nachzufragen und die eigene Aufstellungspraxis immer wieder durch experimentelle und verdeckte Formen der Arbeit zu präzisieren) geschwächt, während syntaktisches Vorgehen diese Fähigkeit stärkt.

5) Die reflexive repräsentierende Wahrnehmung

Wir bezeichnen sie auch als *repräsentierende Wahrnehmung für sich selbst*. Sie ist von ganz besonderem Interesse für das Verständnis der Phasen des Aufstellungsprozesses. Dieses Phänomen wird insbesondere von den KlientInnen im Lösungsbild erfahren, also wenn sie an den eigenen Platz im Bild getreten sind. Diese Wahrnehmungsform hat einerseits Ähnlichkeit mit der rezeptiven Feldwahrnehmung, da sie wie diese von einem hohen Maß an simultanem Gewahrsein sowohl der Bezogenheiten auf die eigene Position als auch der Qualitäten der Beziehung zwischen den übrigen Systemelementen gekennzeichnet ist. Sie ist aber gleichzeitig mit einem außerordentlich gesteigerten Bewusstsein der „Meinigkeit" und des „Bei-sich-Seins" verbunden, das den meisten Menschen sonst nur durch langjährige Praxis etwa bestimmter meditativer Formen zugänglich ist. Das Erleben ist hier von großer Achtsamkeit und ruhiger Haltung abhängig – für die meisten Menschen würden hier plötzliche Bewegungen oder Bewegungen überhaupt oder (insbesondere schnelleres und erklärendes) Reden störend wirken. In dieser Verfassung sind nicht nur die Struktur und Form des Bildes, in der sich die Person befindet, sondern auch relevante Teile der rituellen Abläufe, insbesondere während der Aufstellung wirksam gewordene Sätze und Gesten, als quasi simultan anwesend spürbar und werden so als Teil des Bildes erlebt. Diese sehr umfassende und subtile Information ist gleichzeitig wenig „transportabel"; sie wird einerseits oft als kostbar erlebt und andererseits als zu „fein" oder „zart", als dass man sie in diesem Zustand in den Alltag transportieren könnte. Wir sprechen hier von der *ausgefalteten Form der Information*.

6) Die eingefaltete Form der Information

Aus der im Zustand der reflexiven repräsentierenden Wahrnehmung im Lösungsbild erlebten ausgefalteten Form der Information entsteht durch den Prozess der Ankerung ein verändertes uniformes Körpergefühl, in dem diese Information sozusagen implizit zusammengefasst wird. Dieses Körpergefühl kann nun in den Alltag mitgenommen werden, die Aufstellungsergebnisse wurden so sozusagen transportabel gemacht, als ob wir ein großes Buch, das wir geöffnet in Händen hielten, zugeschlagen und unter den Arm genommen hätten, um es bei passender Gelegenheit (unter Umständen unter Wiederholung der Ankerungsbewegungen) wieder aufzuklappen. Dieses aus der ausgefalteten Form der Information durch Ankerung im Zustand der reflexiven repräsentierenden Wahrnehmung im Lösungsbild entstandene uniforme Körpergefühl bezeichnen wir auch als die *eingefaltete Form der Information*. Sie ist sozusagen die Art der Wahrnehmung, die nach einer Aufstellung als zentraler Erinnerungs- und Weiterentwicklungsanker für die KlientInnen bleibt. Auf diesem Phasenverlauf beruht auch, dass die Möglichkeit, direkt nach einer Aufstellung diskursiv über das Erfahrene und Gewonnene zu berichten, bei den meisten KlientInnen notwendigerweise ziemlich eingeschränkt ist.

Zu diesen Wahrnehmungsformen finde ich einige Aspekte in den detaillierten hypnotherapeutischen Darlegungen von Gunther Schmidt wieder, einige andere Aspekte lassen sich über das ganzkörperliche Erleben der Koinästhese von Fritz Simon approximieren, und Gunthard Webers Betonung der Bezogenheit der Aufstellungswirkungen auf den Gesamtprozess (statt auf ein Einzelbild) ist hilfreich für ein grundsätzliches Überdenken der Art der Abbildungsrelation in Aufstellungsprozessen. Gunthards Betonung der hohen Spezifität der Aufstellungserlebnisse scheint jedoch die Erweiterung der sozialen Koinästhese durch viel spezifischere ganzkörperliche Empfindungen von Situationen codierenden Lernerfahrungen zu erfordern. Eine detailliertere Betrachtung und weitgehendere terminologische Klärung zu diesen Wahrnehmungsbegriffen scheint uns (Insa Sparrer und mir) für die weitere Diskussion der Aufstellungsarbeit in hohem Maße wünschenswert.

2. Der Begriff des Systemischen

Die Verwendung des Begriffs des Systemischen im Zusammenhang mit dem Verfahren der Aufstellungen war von Anfang an mit einer Kontroverse verbunden. Dabei ist für die LeserInnen dieses Buches sicher hilfreich, dass sie (in 2.8.4) im Dialog von Gunthard Weber und Fritz Simon etwas über die Entstehung und die Wandlungen des Begriffs und über die Kontroverse zu seiner angemessenen Verwendung erfahren.

Fritz Simon weist auf die Entstehung des Begriffs im Kontext der *Mailänder Schule* hin und darauf, dass er mit ihrer damals revolutionären Idee, möglichst mit der Gesamtheit der Systemmitglieder im selben Raum zu arbeiten, verbunden war. Diese pragmatische Verwendung des Systembegriffs wurde von Simon und Weber selbst 1987 auf die Einzeltherapie übertragen,[16] obwohl Fritz systemische Einzeltherapie letztlich als „eine Degeneration dieses Verfahrens" ansieht.

Während nun Gunthard „systemisch" als „basiert auf der Systemtheorie" zu definieren vorschlägt, problematisiert Fritz die Anwendbarkeit des Begriffs des Systemischen auf Methoden und möchte ihn ausschließlich als Attribut für Erklärungen verstanden wissen. Er weitet diese Anwendung dann allerdings auf Theorien aus, die systemtheoretische Erklärungsmodelle verwenden, und greift so Gunthards Definitionsvorschlag auf.

Zweifellos ist die Verwendung des Begriffs „systemisch" für die Aufstellungsarbeit im Sinne von Hellinger, die Gunthard mit dem Untertitel des von ihm herausgegebenen Buchs *Zweierlei Glück* (1993) einführte, nur mit großer Mühe in dieser Form zu rechtfertigen. Ich sehe diese Bezeichnung eher als eine Art provokativen Versuch

16 Vgl. Weber u. Simon 1987.

Gunthards an, der Entwicklung der systemischen Arbeit der *Heidelberger Schule* durch einen starken Impuls, der die Grenzen der bisherigen Auffassung der systemischen Arbeit durchaus infrage stellte, eine neue, kraftvolle Richtung zu geben.

Leider führte dieser Impuls zunächst eher zu einer auch destruktiven Kontroverse, die dann zu der Begriffsdifferenzierung von systemisch-konstruktivistischen versus systemisch-phänomenologischen Ansätzen führte, wobei Erstere die *Heidelberger Schule* umfassen, während mit Letzteren insbesondere Anwendungen der Aufstellungsarbeit Hellingers bezeichnet wurden.

Wie Fritz Simon (in 2.8.4) zugesteht, entscheiden wir sowieso nicht selbst, was systemisch genannt wird und was nicht, da im Sinne des späten Wittgenstein der Gebrauch die Bedeutung des Wortes bestimme; dennoch sei uns die Möglichkeit gegeben, uns um eine uns nützlich erscheinende Verwendung von Worten zu bemühen und auf derartige Sprachprozesse Einfluss zu nehmen, und in diesem Sinne seien auch manche der Darlegungen in diesem Buch zu verstehen.

Der Vorschlag von Fritz, den Begriff des Systemischen nur als Attribut von Erklärungen aufzufassen und in einem etwas erweiterten Sinne dann auch auf Theorien mit systemischen Formen der Erklärung auszudehnen, erscheint mir als zu eng. Auf der Basis von Theorien wie denen der *Mailänder* bzw. *Heidelberger Schule* haben sich Interventionsformen entwickelt, die, da sie ursprünglich vor dem Hintergrund eines in diesem Sinne systemischen Erklärungsmodells gesehen wurden, nun selbst als typische systemische Interventionen angesehen und bezeichnet wurden. Darüber hinaus sind bestimmte Begriffsbildungen und Methodologien im Rahmen derartiger Theorien entwickelt worden und erhielten zunächst in diesen Zusammenhängen ihren besonderen Wert; solche Begriffe und Methodologien werden heute ebenfalls häufig als systemisch bezeichnet.

Mir schiene es nicht sehr nützlich, diese Verwendungen des Begriffs untersagen zu wollen; wohl aber erscheint es mir als sinnvoll, eine Zurückführung der Anwendung dieser Begriffe auf eine grundlegende Form (wie etwa Simons Attribut für Erklärungen) zu postulieren.

Was mir aber an der von Fritz Simon und Gunthard Weber vorgeschlagenen Charakterisierung als problematisch erscheint, ist die Sprechweise von „*der* Systemtheorie", als ob es nur eine einzige Art und Auffassung von Systemtheorie gäbe. Soll damit denn nun die

Systemtheorie im Sinne von Mesarovic und Takahara gemeint sein? Wie verhält sie sich zu den systemtheoretischen Überlegungen bei Ervin László? Wie ist sie im Verhältnis zur Systemtheorie von Luhmann einzuordnen? Wie ist ihr Status zu den sehr verschiedenen Auffassungen von Autopoiese bei Luhmann und Maturana? Welche elementaren Systembegriffe lassen sich vielleicht aus differenzphilosophischen Ansätzen wie denen von Derrida und Spencer Brown gewinnen? – Es gibt eben nicht einfach *die* Systemtheorie, und nicht alle systemtheoretischen Ansätze sind primär oder überhaupt auf Erklärung bezogen.

Darüber hinaus aber ist der Begriff des Systemischen heute, auch durch die großen Verdienste der drei Autoren und ihrer Mitstreiter in der *Heidelberger Schule* Helm Stierlins, zu einem begehrten Marken- und Qualitätszeichen geworden. Aber gerade dadurch besteht die Versuchung, den Begriff des Systemischen auf eine unsystemische Weise zu verwenden, nämlich als eine neue Form von Eigenschaftskategorisierung in einem Bereich, dessen Kontextabhängigkeit eine solche Kategorisierung fragwürdig macht. Aus derartigen Gründen habe ich seit Mitte der 1990er-Jahre vorgeschlagen, den absolut verwendeten Begriff des Systemischen durch einen komparativen Begriff zu ersetzen. Dieser komparative Begriff kann dabei charakterisiert werden, ohne dass sein Anwendungsbereich ontologisch abschließend festgelegt würde, und lässt sich dadurch auf die ganze Vielfalt der gegenwärtig üblichen Ausformungen dieses Begriffs in nützlicher Weise beziehen.

In diesem Sinne schlage ich also vor zu definieren:

> Eine Erklärung (Theorie, Methodologie, Vorgehensweise, Begriffsbildung, Hypothese, Denkweise, Idee, Therapieform, Intervention …) A ist *systemischer* als eine Erklärung (Theorie …) B per definitionem genau dann, wenn A in höherem Maße als B erlaubt, von der Zuschreibung von Eigenschaften an Systemelemente abzusehen (zugunsten der Betrachtung von Relationen, Strukturen, Kontexten, Dynamiken und Choreografien).

In diesem Sinne können nun ohne weiteres die kommunikationstheoretischen Ansätze der *Schule von Palo Alto* als Fortschritte in eine systemischere Richtung gesehen werden. (Sogar die empirisch weitgehend widerlegte Doublebind-Theorie der Schizophrenie erweist sich in überraschender Weise weiterhin als ein systemischer Fortschritt, da sie eine Vielzahl von neuen Denk- und Fragemöglichkeiten eröffnete, bei denen bei KlientInnen auftauchende Phänomene nicht mehr einzelpersonenspezifisch als ihre Eigenschaften interpretiert wurden. In diesem Sinne kann also, was wissenschaftstheoretisch interessant ist, auch eine widerlegte Theorie, weiterhin als ein wesentlicher Fortschritt angesehen werden.)

Die Theorien und Methoden der *Heidelberger Schule* bieten einen besonders großen Fundus solcher Schritte in eine systemischere Richtung. Die Aufstellungsarbeit erlaubt ihrerseits, das Auftreten von Verhaltensweisen und Empfindungen über das Phänomen der repräsentierenden Wahrnehmung weniger als zuvor als Eigenschaften der Einzelpersonen aufzufassen, sonden sie eher im Kontext von transgenerationellen Mustern und anderen Formen von systembezogenen Kontextüberlagerungen zu betrachten. Auch diese Änderung der Sichtweise kann als ein Übergang zu einer systemischeren Sicht im Sinne des komparativen Begriff des Systemischen verstanden werden.

Schlagwortartig zusammengefasst kann man also sagen: „Systemischer" ist systemischer als „systemisch".

Der komparative Begriff des Systemischen erlaubt also, die verschiedenen Ansätze, die sich bisher systemisch nannten, in nichttrivialer Weise als Teile einer fortschreitenden Entwicklung zu sehen, die ich einer systemtheoretischen Betrachtung für zweifellos förderlich halte, ohne dass dabei schon die Art der zugrunde liegenden Systemtheorie endgültig präjudiziert zu sein hätte.

Es geht aber bei dem Begriff des Systemischen nicht nur um einzuschränkende oder auszuweitende Wortgebräuche. Wir haben es hier ja mit Simulationssystemen zu tun. Thomas Hölscher betont in einem Briefwechsel dazu:

„Das Systemtheoretische betrifft im Prinzip alle Aufstellungseffekte und nicht bloß bestimmte Kommunikationsverhältnisse oder Therapeut-Klient-Beziehungen oder ‚Methoden' im engeren Sinne. Immer wieder fordert Fritz Simon eine ‚systemtheoretische' Erklärung dieser elementaren Effekte, ohne sie aber wirklich einlösen zu können. Auf der anderen Seite respektiert Simon die Wirksamkeit bestimmter von ihm skeptisch betrachteter Vorgehensweisen wie etwa von Ritualen und rituellen Satzverwendungen. Diese Ambivalenz scheint mir eine sehr sinnvolle und nützliche Haltung zu sein", betont Hölscher, „[…] soweit sie als Hinweis auf ein dringendes Desiderat gesehen wird: nämlich auf das Projekt einer unerlässlichen strikt systemischen/systemtheoretischen Fassung auch all der Phänomene oder Effekte, die einen mehr traditionellen Zuschnitt zu haben scheinen, wie die Konzepte von ‚Kraft' und ‚Energie', von ‚Macht' und ‚Ritus', die Ideen ‚schamanischen' und ‚magischen' Wirkens, auf die Simon explizit Bezug nimmt, usw." Weiter betont Hölscher: „Es ist ein kapitales theoretisches Problem, wie man die [...] soi-disant ‚archaischen' Ebenen, Schichten, Elemente der Aufstellungsarbeit ihrerseits ausreichend ‚systemisch' fassen könnte. Zweifellos sind es alle durch die Bank Prozesse (die immer beschworenen ‚Dynamiken'!), und als solche Systemprozesse', Prozesse des jeweiligen Systems. Sie alle funktionieren genau so wie z. B. die Emotionen als Systemeffekte genommen versus als Zuweisung an Einzelpsychen oder sogar wie die Einzelpsychen bzw. Einzelpersonen selber, soweit als Systemelemente in Funktion. (Sogar die Kommunikation mit Gott hat Luhmann unter systemtheoretisch-kommunikativen Aspekten untersucht.)"

Hölscher sieht in dem genannten Desiderat, das sich aus der Ambivalenz in Simons Haltung ergibt, einen wertvollen Hinweis auf den nächsten Schritt darauf hin, wie eine Auseinandersetzung mit den Phänomenen insbesondere der Aufstellungsarbeit aus systemischer Sicht aussehen könnte.

Die Präzisierung des Begriffs der repräsentierenden Wahrnehmung und viele andere Details der Grammatik der Strukturaufstellungen sehen wir (Insa Sparrer und ich) als Teile eines solchen nächsten Schritts.

Schließlich weist Hölscher noch darauf hin, dass die Abwendung vom Einzelpersonenspezifischen in der Weiterentwicklung systemischer Theorien nicht heißt, dass wir uns dabei wieder „alten, traditionellen, überlebten Mustern von Kollektivität zu unterwerfen oder anzuvertrauen" hätten, sondern wir „durchaus heute unsere eigenen Muster der Koordination von postmodern Einzelnen und positiv-produktiv Eigenen (ihr Eigenleben lebenden) finden! Und neben der modernen systemtheoretischen Sozialtheorie könnte hier eine hinreichend offen und methodisch-heuristisch verstandene experimentelle Arbeit mit Simulationssystemen geradezu detektivisch fruchtbar werden."

Hölschers Bemerkungen zur potenziellen sozialen Funktion von Simulationsverfahren, für die Aufstellungen ein besonders aktuelles Beispiel bilden, lässt sich aus meiner Sicht gut mit Gunthard Webers ursprünglicher Vision verbinden, der Entwicklung der *Heidelberger*

Schule durch Einbeziehung der Aufstellungsarbeit eine neue, kraftvolle Richtung zu geben. Der von Hölscher betonte methodisch-heuristische Zugang wird durch den in der Strukturaufstellungsarbeit betonten grammatischen Ansatz besonders gefördert. Eine ähnliche Wertschätzung für grammatisches Vorgehen lässt sich auch schon in den Ansätzen Morenos (etwa zum sozialen Atom) und den Formen Virginia Satirs (etwa bei den Satir-Kategorien) finden. Der komparative Begriff des Systemischen hilft, diese verschiedenen Ansätze in einen fruchtbaren Dialog zu bringen.

3. Bemerkungen zu verschiedenen weiteren Aspekten der Diskussion

3.1 Zur Auseinandersetzung mit Bert Hellingers Auffassung von der Aufstellungsarbeit

3.1.1 Möglicherweise enttäuschte Erwartungen

Der absichtlich mehrdeutig gewählte Titel des Buches wird, so scheint mir, bei vielen LeserInnen Erwartungen erwecken, die der Text nicht einlöst. Das Schwergewicht liegt viel mehr auf der Lesweise „Fortführungen der Arbeit in der Zeit nach Hellinger" als auf der Darstellung der Arbeitsweise von und im Sinne von Bert Hellinger und der Auseinandersetzung mit den heftigen gegen diese Arbeitsweise erhobenen Vorwürfen. Gunthard Weber wird durch die Herausgabe von *Zweierlei Glück. Die systemische Psychotherapie Bert Hellingers* (1993) als einer der Hauptvertreter der Arbeitsweise von Hellinger gesehen, wohingegen die z. B. in diesem Buch deutlicher werdenden Unterschiede seiner Arbeitsweise, die besonders im Dialog mit Fritz Simon herauskommen, allgemein weniger bekannt sind. Fritz Simon gilt als ausgewiesener Kritiker der Arbeitsweise von Hellinger, unter anderem aufgrund seiner kritischen Stellungnahmen in *Psychologie Heute*[17] und seiner Mitautorenschaft in dem von Collin Goldner[18] herausgegebenen Buch. Goldner argumentiert in seinen eigenen Beiträgen z. T. mit äußerster Polemik und in wenig wissenschaftlicher Form nicht nur gegen Hellinger, sondern gegen jeden, den er ähnlicher Arbeitsweise für verdächtig hält. Die enge Zusammenarbeit von Gunthard Weber und Fritz Simon (die ja auch

17 Simon und Retzer 1995, 1998.
18 Goldner 2003.

in ihrer gemeinsamen Firma *Simon, Weber & Friends* sowie im neu gegründeten *Helm-Stierlin-Institut* zum Ausdruck kommt) und der Umstand, dass Fritz Simon sehr wohl mit aufstellungsähnlichen Verfahren arbeitet, wie das vorliegende Buch zeigt, werden für viele Leser vielleicht überraschend sein; und daher wäre vielleicht zu erwarten gewesen, dass in dem Buch zu dem in der Öffentlichkeit entstandenen Eindruck eines scharfen Gegensatzes expliziter Stellung genommen wird, auch wenn Insidern die bestehende gute Zusammenarbeit längst bekannt ist.

Ich kann gut nachvollziehen, dass Weber und Simon den Stil von Goldner und einzelner anderer Autoren in dem genannten Buch nicht für geeignet halten, deren Beiträge für eine ernsthafte wissenschaftliche Auseinandersetzung überhaupt in Erwägung zu ziehen. Da aber eine Reihe ernsthafter Autoren und Fritz Simon selber sich nicht scheuten, quasi unter Goldners Ägide zu publizieren, wäre dieses Buch aus meiner Sicht ein guter Platz gewesen, diese Auseinandersetzung aufzugreifen. Ich sehe das als eine wichtige Lücke an, die ich im Rahmen des Metakommentars nicht angemessen füllen kann.

Der Text bietet andererseits Interessierten LeserInnen eine Fülle von indirekteren Hinweisen, die den Status der Auseinandersetzung mit der *Praxis* von Hellingers Arbeit sehr wohl verdeutlichen. Was dagegen fast gänzlich fehlt, ist eine Auseinandersetzung mit den von Hellinger explizit formulierten, den bei ihm implizit vermuteten und den ihm z. T. böswillig unterstellten Ansichten. Insbesondere eine Diskussion von Hellingers Haltung zum „Dritten Reich", zum Antisemitismus und zur Frage der Versöhnung zwischen Tätern und Opfern in einem kritischen Dreiergespräch der Autoren behandelt zu sehen wäre von hohem Interesse gewesen und hätte sicher die aufgrund des Titels bei manchen LeserInnen geweckten Erwartungen erfüllt. Ebenfalls fehlt die Auseinandersetzung mit den problematischen und in ähnlicher Weise öffentlich heftig angegriffenen Aussagen von Hellinger zur Stellung der Frau, zu Gender-Fragen im Allgemeinen und zum therapeutischen Umgang mit Inzest. Hier hoffe ich, dass später einmal ein anderes im Gespräch entstehendes Buch, vielleicht in einer erweiterten Runde mit ernsthaften GesprächspartnerInnen, für größere Klarheit sorgen wird.

3.1.2 Fehlende Würdigung der Hintergründe bei Hellinger

Die äußerst sparsamen Hinweise, die sich im Werk Hellingers zu den Wurzeln und Hintergründen seiner Arbeit finden – aber sie finden sich durchaus –, haben dazu geführt, dass viele Legenden über den Ursprung des Familienstellens entstanden sind. So sind vielen Familienaufstellern, die ihre Arbeit im Sinne von Bert Hellinger auffassen und sich auf ihn berufen, die Einflüsse von Virginia Satir, Les Kadis und Ruth McClendon, der Ericksonschen Hypnotherapie, Parallelen und Einflüsse aus dem Psychodrama Morenos, die Arbeit von Thea Schönfelder sowie die Rolle, die Begriffsbildungen und Ideen von Ivan Boszormenyi-Nagy bei der Entwicklung der Arbeit spielten, nicht oder kaum bekannt – wie ja etwa auch der umfangreiche eigenständige Beitrag Gunthard Webers zur Entwicklung der Organisationsaufstellungen oft fälschlich Hellinger zugeschrieben wird (oder für eigene Ansätze „gekapert" wird).

Bei der ausgeprägten Betonung der Würdigung von Vorfahren und Vorgängern ist dieses Vorgehen schon etwas verwunderlich und hätte eine kritische Behandlung verdient gehabt, auch wenn sich gewisse Ansätze dazu in den einleitenden Teilen des Buches finden. Eine gewisse Vorarbeit in dieser Richtung haben unter anderem Ursula Franke[19] und Oliver König[20] bereitgestellt, und Hellinger selbst gab in einem Interview[21] nähere Auskünfte, die leider in der Mehrzahl seiner Bücher nicht zu Bezugnahmen auf die genannten Quellen geführt haben. Mir scheint aufgrund von Hellingers sehr kritischer Haltung zu Virginia Satir insbesondere die Würdigung ihres Einflusses auf die Entwicklung der Familienaufstellungsarbeit unzureichend hervorgehoben. Insbesondere die Vertreter der *Grazer Schule* (G. Baxa, S. Essen, C. Essen) haben zu einer Würdigung des Satir'schen Beitrags und der Verbindungen von Satir'scher Arbeit mit Aufstellungsarbeit viel beigetragen, und ebenso Arist von Schlippe und Jochen Schweitzer[22].

Die Einfügung der *Potsdamer Erklärung* und von Gunthard Webers Stellungnahme dazu in 7.2 finde ich einen erfreulichen und wichtigen Schritt in diesem Buch. (Ich selbst habe die *Potsdamer Er-*

19 Franke 2003.
20 König 2004.
21 Hellinger 2001a, S. 352 ff.
22 v. Schlippe u. Schweitzer 2003.

klärung mitformuliert und selbstverständlich unterzeichnet, ohne darin eine Leugnung von Verdiensten zu sehen, die Weber in 7.2 aufführt.)

3.2 Grammatisches und Semantisches

In der Strukturaufstellungsarbeit betonen wir (Insa Sparrer und Matthias Varga von Kibéd) einen grammatischen Ansatz zur Aufstellungsarbeit, in deutlichem Gegensatz zur Auffassung Bert Hellingers, der ein derartiges systematisches, betont kognitiv-rationales und auf Lernbarkeit und die Möglichkeit von Nachuntersuchungen ausgerichtetes Vorgehen an vielen Stellen seiner Schriften emphatisch ablehnt. Das Ausmaß, in dem der grammatische Ansatz betont wurde, ist gut verträglich mit den sprachformbezogenen Aspekten des hypnosystemischen Ansatzes von Gunther Schmidt, folgt einer eigenständigen systemisch-konstruktivistischen Gesamtsicht, korrespondiert hier mit vielem in den Auffassungen Fritz Simons und stellt das Ergebnis von einer 15 Jahre andauernden Bemühung zur Verbindung von systemisch-konstruktivistischen Sichtweisen mit der so genannten „systemisch-phänomenologischen" Aufstellungsarbeit dar, die von Gunthard Weber immer wieder als Desiderat gesehen und angestrebt wurde; wir haben uns in diesem Bemühen um die Grammatik der Strukturaufstellungen daher in dieser Zeit immer wieder von Gunthard Weber ermutigt und unterstützt gefühlt.

Vom Phänomenologischen, so wie Hellinger es versteht und mit der Phänomenologie Heideggers verbindet, blieb dabei freilich wenig übrig, wohl aber ist die Strukturaufstellungsarbeit gut zu verbinden mit dem für die Phänomenologie eigentlich viel typischeren Ansatz von Edmund Husserl. Insa Sparrer, auf die die enge Verbindung des lösungsfokussierten Ansatzes der *Schule von Milwaukee* (Steve de Shazer, Insoo Kim Berg) mit der systemischen Aufstellungsarbeit in den Strukturaufstellungen in besonderem Maße zurückgeht, hat den Bezug auf die Husserl'sche Phänomenologie in ihrem Buch *Wunder, Lösung und System*[23] ausführlicher dargestellt. (Eine noch engere Verbindung des lösungsfokussierten Ansatzes stellen die Lösungsfokussierten Systemischen Strukturaufstellungen dar[24]; durch diese Verbindung hat der lösungsfokussierte Ansatz einen noch stär-

23 Sparrer 2004.
24 Siehe ebd.

keren Einfluss auf die Grammatik des Vorgehens gewonnen.) Eine kurze Folge grammatischer Anmerkungen, die gleichzeitig Unterschiede der Strukturaufstellungsarbeit zu den Aufstellungsformen dieses Buches nahe legen, schließt sich an.

3.2.1 Symbolkategorien

Bei den Systemischen Strukturaufstellungen (im Folgenden mit „SySt" abgekürzt) unterscheiden wir, im Gegensatz sowohl zur Arbeit im Sinne von Hellinger als auch zu den in diesem Buch vorgestellten Formen, unterschiedliche Symbolkategorien bei den RepräsentantInnen (i. w. S.). Insbesondere unterscheiden wir zwischen den RepräsentantInnen im engeren Sinne als Personen, die jemand oder etwas repräsentieren und von Bild zu Bild verstellt werden können, und „Orten", das heißt Personen, die (relativ zur Fragestellung) als unbeeinflussbar anzusehende Problemaspekte symbolisieren und daher während der Aufstellung im Wesentlichen unverändert bleiben, sowie freie Elemente, die (anders als bei den „Bewegungen der Seele"!) ausdrücklich nur den einzigen Auftrag haben, genau das zu tun, was sie selber möchten.

Stellt man nun etwa eine Person und ein Land, aus dem sie stammt, entstehen allein dadurch künstliche und unpassende Bilder, dass wir beide mit derselben grammatischen Kategorie darstellen und dadurch eine Veränderung des (ganzen) Landes in Abhängigkeit von der Person genauso leicht geschehen lassen wie die Änderung der Person in Abhängigkeit vom Land. Viele Aspekte von Aufstellungsbildern ohne die Unterscheidung von Symbolkategorien sind daher aus der Sicht der SySt Artefakte einer ungeeigneten Grammatik.

3.2.2 Das Problem der spontanen Bewegungen

In der Strukturaufstellungsarbeit werden spontane simultane Bewegungen von RepräsentantInnen in der Regel nur unter stark eingeschränkten Bedingungen zugelassen, und die keinerlei Einschränkungen unterliegende Kategorie der freien Elemente bleibt weitgehend auf übergeordnete metaphysische Instanzen („die Weisheit" in der Glaubenpolaritätenaufstellung, die „fünfte ‚Nichtposition'" in der Tetralemmaaufstellung …) beschränkt. In der Drehbuchaufstellungsarbeit verwenden wir eine eingeschränkte Form der simultanen Bewegung zur Erarbeitung sinnvoller Szenenfolgen, während uneingeschränkte simultane Bewegung als interessantes Instrument der dramatischen Verschlimmerung höchst wirkungsvoll ist.

Sind wir schon aus diesem Grunde sehr skeptisch gegenüber der Arbeit mit simultaner Bewegung ohne passende grammatische Rahmenbedingungen, gibt es darüber hinaus noch ein schwerer wiegendes grammatisches Problem, das auch einige der Vorgehensweisen bei den Aufstellungen im vorliegenden Buch betrifft. (Wieweit diese Bewegungen wirklich spontan sind und wie ihre Spontaneität wahrgenommen und gesichert werden kann, ist eine schwierige Frage, auf die wir hier nicht eingehen.) Durch die simultanen spontanen Bewegungen entsteht ein derart reiches Zeichensystem, dass wir im Sinne des frühen Wittgenstein nicht mehr sagen können, was „das Symbol am Zeichen"[25] ist. Mit anderen Worten, wir wissen nicht, was bei der Vielzahl der Veränderungen und Bewegungen in einem Ablauf, wie etwa den „Bewegungen der Seele", aber auch bei Abläufen wie in den Aufstellungen dieses Buches potenziell wiederholbar und relevant ist.

Die Untersuchbarkeit des Verfahrens mindert sich daher meines Erachtens durch ein derartiges Vorgehen ebenso wie die Lesbarkeit der Bilder, oder aber das Verfahren wird eben stärker von Begabung und sehr umfangreicher Erfahrung abhängig. Aus diesem Grunde plädieren wir (Insa Sparrer und ich) für eine zurückhaltendere Integration von Bewegungsabläufen in die Aufstellungsarbeit (von großem Interesse ist aus unserer Sicht Siegfried Essens Arbeit mit seinen „autopoietischen Aufstellungen"; über die grammatischen Unterschiede seines Vorgehen zu den „Bewegungen der Seele" ebenso wie zu den statischeren Vorgehensweisen der SySt befinden wir uns in einem fruchtbaren Dialog).

3.2.3 Interventionskategorien

Ebenso fehlt bei vielen Aufstellungsformen die für die SySt typische Unterscheidung von Interventionskategorien. Wir unterscheiden hier insbesondere Stellungsarbeit, also die Änderungen von Anordnungen, mit dem Ziel der allparteilichen Verbesserung des Befindens der RepräsentantInnen, Prozessarbeit mit dem Ziel der Vervoll-

25 Wittgenstein 1963, 3.326: „Um das Symbol am Zeichen zu erkennen, muß man auf den sinnvollen Gebrauch achten."

ständigung einer vorliegenden Systemsimulation durch möglicherweise bisher fehlende symbolische Prozesse und Tests, bei denen es weder um Verbesserung noch um Vervollständigung geht, sondern um die Verdeutlichung und Klärung bestimmter Züge und vermuteter Tendenzen des Bildes. Unklarheit über die Kategorie der verwendeten Interventionen führt oft zu einer konfusen Aufstellungschoreografie, da eine Verschlechterung des Befindens von RepräsentantInnen bei der Stellungsarbeit auf eine ungeeignete Intervention hinweisen würde, während im Rahmen der Prozessarbeit eine vorübergehende Verschlechterung, etwa bei der nachgeholten Trauer um einen nicht vollzogenen Abschied, ein sinnvoller Teil der Vervollständigung des Bildes sein kann. Einige Stellen in den Aufstellungen dieses Buches hätten meines Erachtens durch die Unterscheidung von Interventionskategorien gewinnen können.

3.2.4 Direkte und indirekte Bilder

Über den Wert der Betonung von direkten im Gegensatz zu indirekten Bildern hatten wir im Kontext der Diskussion über die repräsentierende Wahrnehmung in Abschnitt A schon gesprochen. Noch einmal kurz angedeutet, wäre z. B. ein unangenehmer Druck auf den Schultern beim Repräsentanten als direktes Bild ein Bild einer ähnlichen Beschwerde bei der dargestellten Person, als indirektes Bild dagegen als ein Bild einer belasteten Situation, noch präziser: ein Hinweis auf eine Verschlechterungstendenz als Unterschiedsbildung. Die direkten Bilder, die sich zugegebenermaßen durchaus überraschend oft als treffend erweisen, enthalten ein großes und problematisches Faszinationspotenzial, das zur Interpretation einlädt und AufstellungsleiterInnen unachtsamer dafür werden lässt, wie oft direkte Bilder auch nicht zutreffen. Die Arbeit mit der Repräsentation abstrakter Anteile zwingt sowieso zur Verwendung indirekter Bilder: Spätestens wenn das Repräsentierte keine Schultern hat, z. B. eine Personengruppe oder eine Firma ist, ist die Beschränkung auf direkte Bilder absurd. Dann aber gilt, etwas wittgensteinisch gedacht: Wenn diese Verwendung inadäquat (absurd) sein *kann*, *dürfen* wir sie nicht (als Basis) verwenden. Die Arbeit mit abstrakten Anteilen und das syntaktische Vorgehen erfordern also für die SySt die Betonung indirekter Bilder.

3.2.5 Zur Ritualsatzverwendung

3.2.5.1 Rituelle Sätze als Angebot statt als Vorschrift

Während die Grammatik der Anordnungen als heuristisches Instrument zur Konstruktion ressourcenorientierter Musterunterbrechungen auch aus der Sicht des Familienstellens schon potenziell als grammatische Möglichkeit zu erahnen war, schien die rituelle Verwendung von Sätzen in viel höherem Maße ein intuitiv-künstlerischer Prozess zu sein, der sich einer derartigen Systematisierung noch grundsätzlicher entzöge. Darüber hinaus wurden die Sätze in Bert Hellingers Arbeit durch seinen ausgeprägt provokativen Stil und seine Vorliebe für generalisierte und absolute Formulierungen häufig als Vorschriften erlebt, was dann im Sinne von Gunther Schmidt zum Phänomen von Widerstand als einer nicht nützlichen Co-Konstruktion von LeiterIn und KlientInnen führte.

Der Übergang von Vorschrift zu Angebot ist bei den Verwendungen ritueller Sätze in diesem Buch schon ziemlich durchgängig vollzogen, was eine dramatischere Abwendung von den Formen Bert Hellingers bedeutet, als den LeiterInnen zum Teil deutlich zu sein scheint. Der problematische Mythos, der aus Sicht der SySt durch Fragen wie „Hat dieses Anliegen Kraft?", „Wo ist hier die Kraft?" und durch Vorstellungen wie „KlientInnen in ihre Kraft führen" und „ihnen etwas zumuten müssen" entsteht, wird in der Erzeugung von Widerstand durch die Verwendung von rituellen Sätzen als Vorschriften konsequent fortgeführt. Dies unterbleibt in den Aufstellungen dieses Buches. Und das stellt meines Erachtens einen großen und im Buch, vielleicht wegen eines vorsichtigen Umgangs mit den Verdiensten Bert Hellingers, nicht laut genug betonten Unterschied und Fortschritt dar (Fritz Simon und Gunther Schmidt weisen durchaus gelegentlich darauf hin).

Ob etwas, das ich als LeiterIn einer Aufstellung der KlientIn als Satz gebe, Vorschrift oder Angebot war, ist introspektiv ziemlich leicht festzustellen (und von außen zwar schwer zu beschreiben, aber leicht zu empfinden); bin ich nämlich durch die Nichtannahme oder Abwandlung auch nur ein bisschen ärgerlich, gestört oder gekränkt, so war es kein bloßes Angebot.

3.2.5.2 Grammatik der Prozessarbeit

Ohne dass ich hier in die Details gehen könnte – die LeserInnen finden dazu einige in *Ganz im Gegenteil* und *Wunder, Lösung und Sys-*

tem –, ist die Entwicklung eines grammatischen Ansatzes für die rituelle Verwendung von Sätzen in der Aufstellungsarbeit ein wichtiger Teil der (Weiter-)Entwicklung der SySt gewesen und geblieben.

Wir gehen dabei einerseits von Sprachmustern wie Quasitautologien und Quasikontradiktionen und anderen aus der ericksonschen Arbeit bekannten und in Gunther Schmidts hypnosystemischem Ansatz weiterentwickelten Sprachmustern aus, integrieren umfangreiche Teile der Self-Relations-Arbeit von Stephen Gilligan[26], wobei wir mit Externalisierung innerer Anteile durch Repräsentantenbildung arbeiten, und verwenden Prozessmuster der verdeckten Arbeit aus hypnotherapeutischen Formen von Ernest Rossi[27]. Andererseits erweitern wir diese Sprachmuster durch die Einbeziehung von Korzybskis Theorie der semantischen Reaktionen[28] und durch geeignete Variationen von Übungsformen, die wir „semantische Reaktionsdifferenzierungsübungen" nennen (vgl. 3.2.10).

Ein Spezifikum des grammatischen Vorgehens ist hier die Verallgemeinerung der Sätze zu systematisch ambigen Sätzen, die ein simultanes Verstehen der symbolischen Sätze auf mehreren Symbolisierungsebenen ermöglichen und Strukturebenenwechsel erleichtern. Statt zu sagen „Du bist mein älterer Bruder, und ich bin dein jüngerer Bruder" (wie in 8.1 im Text) und so im rituellen Satz die Symbolisierungsebene als Familienzusammenhang in Erinnerung zu rufen und eindeutig vorzugeben, würde bei einer systematisch ambigen Arbeit z. B. „Du vor mir, und ich nach dir" gesprochen werden, um die zeitliche Reihenfolge zu betonen und gleichzeitig eine Deutung in anderen Kontexten zuzulassen, und statt „Wir sind Brüder und unterschiedlich" (ebenfalls in 8.1) könnte z. B. systematisch ambig die seltsame Aussage „Wir! – Doch du bist du, und ich bin einfach ich" verwendet werden; und wenn das Von-denselben-Eltern-Abstammen mit anklingen soll, könnte statt „Wir stammen von denselben Eltern ab" auch gesagt werden „Wir haben denselben Ursprung."

Mir ist wichtig, dabei zu betonen, dass es hier um eine Erweiterung von Interventionsmöglichkeiten geht und nicht um eine Kritik an den in Bezug auf die Strukturebene eindeutigeren rituellen Sätzen.

26 Gilligan 1999.
27 Rossi 1991.
28 Korzybski 1973; Hayakawa 1967.

3.2.6 Spezifische konkrete versus prototypische Situationen

Meinem Eindruck nach vertreten die drei Autoren dieses Buches unterschiedliche Auffassungen zur Frage des Status der Aufstellungsbilder in Bezug auf seine Spezifität versus Prototypizität. Gunthard Weber betont am deutlichsten den prototypischen, über einen spezifischen konkreten Ist-Zustand deutlich hinausgehenden Charakter insbesondere der Anfangsbilder einer Aufstellung, während viele Aussagen von Fritz Simon auf eine spezifische, konkrete Konstruktion hinzuweisen scheinen und Gunther Schmidt von einer während der Aufstellung changierenden Multiplizität konkreter Bilder auszugehen scheint.

Aus der Sicht der SySt ist das Anfangsbild ein prototypisches, aber stärker gegenwartsbezogenes Bild, hat also die Form eines Indikativsatzes vom Typ „Gegenwärtig ist es typischerweise so …". Die Modalfolge der Aufstellungsbilder, aufgefasst als Sätze der transverbalen Sprache (vgl. 3.3), führt dann über Irrealisformen („Wie es wohl gewesen wäre, wenn … nicht geschehen wäre") und Optativformen des Konjunktivs („Wenn es doch möglich wäre, dass …", „Ach, dass wir doch zuwege brächten, dass …") zum Lösungsbild als einem Satz, der eine modale Färbung des Futurum II darstellt, in Analogie zur lösungsfokussierten Wunderfrage und zu Ericksons Pseudoorientierung in der Zeit, etwa bei der Kristallkugeltechnik. Dabei changiert das Bild immer wieder mit plötzlich auftauchenden, für die KlientInnen verfügbaren konkreten Bezügen zu einzelnen Situationen, was Gunther Schmidts Multiplizität entspricht, oder zu eindrucksvollen prototypischen Metaphern, die eher der Idee des Wesentlichen bei Gunthard Weber entsprechen und eine praktische Erfahrung des geheimnisvollen Einheit stiftenden Elements darstellen.

3.2.7 Die Funktion und Form der Ankerung

Die wesentlich andere Sicht der Ankerung haben wir im Abschnitt 1.2.2 unter Punkt 5 über die reflexive repräsentierende Wahrnehmung schon ausführlicher dargelegt. Unsere Auffassung von der Wichtigkeit der Form des Ankerungsprozesses bei SySt ähnelt eher dem Vorgehen Virginia Satirs und in Bezug auf die Entrollung manchen Aspekten des psychodramatischen Vorgehens. Dieser Punkt kommt aus unserer Sicht bei den betrachteten Aufstellungen etwas zu kurz.

3.2.8 Systemtheoretische Prinzipienbegründung und kreative Prinzipienauffassung

Im Gegensatz zu den Auffassungen von Ordnungsprinzipien in Bert Hellingers *Ordnungen der Liebe*[29] verwenden wir bei den SySt die Prinzipien weder deskriptiv (beschreibend) noch normativ bzw. injunktiv (auffordernd), sondern kurativ, das heißt als „kunstfertige Mittel" zur Konstruktion von Unterbrechungen Leid erzeugender Muster, und somit primär heuristisch. Darüber hinaus sehen wir selbst auf der hypothetischen Ebene des Gedankenexperiments die bei Hellinger[30] zum Mindesten dem Wortlaut nach geforderte Allgemeinheit nicht als gegeben an, sondern leiten aus einfachen allgemeinen Rahmenbedingungen für Systeme logisch ab, für Systeme welcher Art unter welchen Bedingungen die Berücksichtigung bestimmter Ordnungsprinzipien als hilfreich zu erwarten ist.[31]

3.2.9 Strukturebenenwechsel und systematische Ambiguität

Zentral für die gesamte Auffassung der SySt ist das Konzept des (spontanen oder induzierten) Strukturebenenwechsels, das heißt, dass Reaktionsänderungen bei RepräsentantInnen und KlientInnen eine kohärente Deutung in dem ursprünglich gewählten Zusammenhang etwa der Partnerschaft unverständlich machen, beim Wechsel der „Strukturebene" etwa durch Umdeutung der RepräsentantInnen in psychosomatische Zustände oder Mitglieder der Ursprungsfamilie aber eine plötzliche und überraschende Kohärenz bekommen. Das Vorgehen ähnelt so der Verwendung von Metaphern und Mehrdeutigkeit in der ericksonschen Arbeit stärker. Daher wird durch die Vielfalt der Angebotsarten etwa in Gunther Schmidts Arbeit stärker noch als durch die Betonung des Konstruktivismus in Fritz Simons Sicht eine umfassendere Nutzung der physiologischen Prozesse bei RepräsentantInnen und KlientInnen angeregt. Die Strukturaufstellungen betonen ähnliche und z. T. andere hypnotherapeutische Aspekte des Aufstellungsprozesses.

Das systematische Aufrechterhalten einer Mehrdeutigkeit insbesondere bei sprachlichen Interventionen derart, dass die KlientInnen durchgehend den Prozess bzw. das Gesagte auf zwei verschie-

29 Hellinger 1994.
30 Ebd.
31 Näheres dazu in Sparrer 1997, 2004.

dene Strukturebenen beziehen können (etwa auf den Bereich von Beruf und Familie oder von eigenem Beziehungssystem und psychosomatischen Zusammenhängen), bezeichnen wir als systematische Ambiguität, und dieses Konzept stellt eine wesentliche Grundlage und auch ein Unterscheidungsmerkmal bezüglich des Vorgehens von Hellinger, aber auch bezüglich der meisten Aufstellungsformen in diesem Buch dar.

3.2.10 Elemente der allgemeinen Semantik Korzybskis bei SySt

Alfred Korzybskis *General Semantics*[32] stellen ein interessantes Alternativsystem zu der heute das Bild der Semantik vorwiegend prägenden Carnap'schen Semantik samt ihren Nachfolgern dar. Korzybskis zentrales Konzept ist die Zeitbindung als Spezifikum des Menschen mit der Annahme, dass ein Verständnis des Spezifikums einer Wesensart zugleich Hinweise auf seine Achillesferse und damit auf Problemlösungs- und Heilungsansätze gibt.

Dabei versteht Korzybski unter „Zeitbindung" die Fähigkeit, Gelerntes ohne direkten Kontakt z. B. auch unter Überspringung von Generationen weiterzugeben. Als zentrales Instrument der Zeitbindung sieht Korzybski die Modellbildung (Modelle heißen bei ihm „Landkarten", und Korzybski entwickelte eine differenzierte, sogar selbstreferenzielle Landkartentheorie), und das zentrale Instrument der Modellbildung für den Menschen und damit zugleich sein kostbarer Schatz und seine Achillesferse ist die Sprache.

So wird bei Korzybski nun sprachliches Training zu einem zentralen Aspekt der Lösung psychischer und sozialer Probleme. Für diese Trainingsformen ist die Idee der semantischen Reaktion als Gesamtheit emotionaler, physiologischer und kognitiver Veränderungen, die durch Sprachverhalten ausgelöst werden, zentral und darüber hinaus ein nicht in diese Teilaspekte weiter zerlegbarer Grundbegriff. (In gewissem Sinne eine systemischere Sicht als die Carnap'sche.)

In der Strukturaufstellungsarbeit haben wir diese Idee Korzybskis mit dem unterschiedsbasierten Vorgehen der lösungsfokussierten *Schule von Milwaukee* verbunden und so eine Vielzahl von semantischen Reaktionsdifferenzierungsübungen (SRDÜ) entwi-

32 Korzybski 1973.

ckelt. Typische SRDÜ betrachten z. B. unterschiedliche Betonungen eines Satzes wie „A und B" und entwickeln so hochgradig syntaktische Interventionsmöglichkeiten etwa für die Tetralemmaarbeit.[33]

3.2.11 Form und Struktur

Der Strukturbegriff in der Strukturaufstellungsarbeit ist bezogen auf den Begriff der Struktur im Sinne von Wittgensteins *Tractatus* als Art und Weise des Zusammenhangs (im ursprünglichen Kontext: der Gegenstände im Sachverhalt) der Elemente eines Systems. Streng genommen, ist die Aufstellungsarbeit dann nicht einfach als strukturelle Arbeit anzusehen, sondern als formale Arbeit im Sinne von Arbeit an der Form eines Systems.

Wittgenstein definiert: „Die Form ist die Möglichkeit der Struktur."[34] Als ungefähre Analogie können Aufstellungen als Veränderungen des Möglichkeitsraums der KlientInnen durch Änderungen der Imaginationen (vgl. besonders Gunther Schmidts Bemerkungen dazu in diesem Buch) gesehen werden. Mit einer Formulierung von Martin Buber ist daher nach einer Aufstellung „nur alles" anders. Denn mit den Worten Wittgensteins ist die „Welt des Glücklichen eine andere als die des Unglücklichen", denn: „Wenn das gute oder böse Wollen die Welt ändert, so kann es nur die Grenzen der Welt ändern, nicht die Tatsachen [...]. [...] die Welt muß dann dadurch überhaupt eine andere werden".[35] Aufstellungen bieten die Möglichkeit zu einem derartigen Wechsel der Welt.

3.2.12 Die Aufhebung von Irrtümern über Lösungsfokussierung in Insa Sparrers Ansatz

In Insa Sparrers Arbeit, dargestellt insbesondere in *Wunder, Lösung und System*[36], findet sich eine besonders enge Verflechtung der Strukturaufstellungsarbeit mit dem lösungsfokussierten Modell. Sie hebt dabei eine Vielzahl von irrigen Vorstellungen vom Wesen lösungsfokussierten Vorgehens auf.

Nur auf eine dieser verbreiteten Verwechslungen sei hier explizit hingewiesen. Die Funktion des Begriffs des Wunders im Verhält-

33 Vgl. die 5. Aufl. von Varga von Kibéd u. Sparrer 2000.

34 Wittgenstein 1963, 2.033.

35 Wittgenstein 1963, 6.43.

36 Sparrer 2004.

nis zu dem des Ziels wird häufig nicht ausreichend abgegrenzt und so die Wunderfrage in einer unzulässigen Nähe zur Idee der wohl formulierten Ziele in der so genannten Zielarbeit gesehen. Kurz gefasst, sind nach Sparrer Ziele als etwas Zukünftiges aus der Gegenwart betrachtet und eher metaphorisch „punktförmig", ihre Erreichung also ein Ereignis, während das Wunder ein aus der entfernteren Zukunft in die nähere Zukunft zurückblickend betrachteter Zustand ist.

Durch die Einbettung der Aufstellungen dieses Buchs in einen lösungsfokussierten Kontext wären die Kontraktbedingungen in Bezug darauf, was die KlientInnen als einen Erfolg der geleisteten Arbeit ansähen, möglicherweise deutlicher zutage getreten – das wäre jedenfalls die Annahme, aufgrund deren wir Strukturaufstellungen fast immer in eine lösungsfokussierte Gesprächsführung einbetten. Aber vielleicht sind das nur unterschiedliche stilistische Präferenzen!?

3.3 Aufstellungen als Sprache

Aufstellungen sind keine Methode, sondern eine Sprache. Mit dieser etwas provokativen Aussage möchten wir der Vorstellung entgegenwirken, Aufstellungen könnten als Methode mit Anwendungsbereich und den üblichen zeitlich klar begrenzten Erlernbarkeitsbedingungen einer Methode angesehen werden. Eine Methode lernt man manchmal in wenigen Wochen oder Monaten und ist dann in gewissem Sinne fertig mit ihr. Mit einer Sprache sind wir nie fertig, und wenn wir nach ein bis zwei Jahren der Übung kleine freie Gespräche einigermaßen gut führen können, sehen wir das meistens schon als ordentlichen Erfolg. Und das hieße noch lange nicht, dass wir zu einem freien Vortrag, einer wissenschaftlichen Publikation oder einem Erfassen oder Verfassen eine lyrischen Gedichts fähig geworden wären. Ähnliches kann unseres (Insa Sparrers und meines) Erachtens über das Erlernen von Aufstellungen gesagt werden.

Aufstellungen sind darüber hinaus ein Gruppensimulationsverfahren, das eine außerordentlich allgemeine Form von Modellbildung ermöglicht und damit Korzybskis zentrales Kriterium der Sprachlichkeit erfüllt. Dabei werden Personen als RepräsentantInnen zu Nomina, ihre Anordnungen und Körperempfindungsunterschiede zu Adjektiven, Adverbien und relationalen Prädikaten, die einzelnen Aufstellungsbilder damit zu (komplexen) Sätzen, die Aufstellung als Ganzes zum Text als (strukturierter) Satzfolge, und je nach der Phase des Aufstellungsprozesses haben die Aufstellungsbilder als Sätze unterschiedliche Modi, die, wie oben in 3.2.6 angedeutet, vom Indikativ über Irrealis und Optativ zu einer modalisierten Version des Futurum II verlaufen.

Die so betrachtete Sprache der Aufstellungen bezeichnen wir als transverbale Sprache, denn sie umfasst die verbale und nonverbale Sprache, geht aber über beide hinaus, da nur die ganze Gruppe der RepräsentantInnen, in Kooperation mit KlientInnen und LeiterInnen, als SprecherIn des Transverbalen angesehen werden kann, während die Einzelpersonen zu Teilen dieser Sprache werden.

Für die Entwicklung des Konzepts der transverbalen Sprache war die Idee von Thomas Hölscher wesentlich, Aufstellungsbilder als eine Form der verallgemeinerten Bildtheorie der Sprache im Sinne des frühen Wittgenstein aufzufassen, eine Idee, die er Anfang der 1990er-Jahre im Rahmen unserer Experimentalgruppe vorschlug.

Die Diskussionen dieses Buches, insbesondere der Facettentheorie Gunther Schmidts, die Fragen nach der Rolle der Koinästhese von Fritz Simon und nach den Bedingungen des Zugangs zum Prototypischen und Transgenerationellen bei Gunthard Weber können aus meiner Sicht als Teile einer Diskussion über Aspekte des Transverbalen betrachtet werden.

3.4 Zur Rolle der Haltung in der Aufstellungsarbeit

Zu dieser außerordentlich wichtigen Frage wird in diesem Buch viel exemplifiziert und relativ wenig direkt formuliert. Alle drei Autoren gehen in ihren Aufstellungen ebenso wie Ruth Allamand in den von ihr geleiteten Aufstellungen mit Wertschätzung und Humor und unter Verzicht auf jede stärkere Provokation und mit klarer Einbeziehung der Rückmeldungen von KlientInnen und RepräsentantInnen vor. Schon das unterscheidet sie von vielen anderen Arten des Aufstellens. In Bezug auf die Sprachverwendung ist der Angebotscharakter unterschiedlich deutlich betont, und das Angebot einer eindeutigen Deutungsebene erfolgt in manchen Fällen durchaus direkt. Wie etwa auch bei den Vertretern der *Grazer Schule* oder bei Arist von Schlippe können manche Vorgehensweisen als satirsches Erbe gesehen werden. Bei Virginia Satir war der Ausdruck von Wertschätzung und Humor ein zentraler Teil der Haltung bei der Arbeit.

Relativ verschieden von Bert Hellingers Auffassung sind die Haltungen der Autoren in Bezug auf Nachuntersuchungen. In diesem Punkt vertreten alle drei ebenso wie die Strukturaufstellungsarbeit einen dezidiert von Hellingers Abwertung von Nachuntersuchung und Forschung abweichenden Ansatz. Der Dialog und die Diskussion des ganzen Buches kann auch unter anderem als Versuch der Verbesserung der Vorbedingungen von Nachuntersuchungen gesehen werden. Zum Wert der Nacharbeit nach einer Aufstellung vertreten die Autoren eine viel skeptischere Haltung als die Strukturaufstellungsarbeit (so etwa Fritz Simon und Gunthard Weber in 2.4 zu Nachgespräch oder Nacharbeit).

Dass in Nachgesprächen etwas zerredet werden kann, steht außer Frage, aber in der Strukturaufstellungsarbeit würden wir es eher wie Gunther Schmidt sehen, wenn er in 2.4 betont: „Es kommt aber darauf an, wie man darüber redet. Das Reden sollte so etwas sein, dass die Person mit einer persönlichen Stimmigkeitsreaktion abgleichen kann: Was klingt bei mir an?" Die verhältnismäßig geringe Rolle, die das Thema der Nacharbeit nach Aufstellungen in Folgesitzungen in diesem Buch einnimmt, scheint mir eine Schwäche der gewählten Darstellung zu sein, da die Praxis der Autoren sehr wohl umfangreiche Nachbearbeitungen kennt. In der Strukturaufstellungsarbeit sehen wir jedenfalls Aufstellungen als eingebettet in hypnotherapeutische oder lösungsfokussierte Gesprächsverläufe mit vorhergehenden und folgenden Sitzungen. Die ausgeprägte Betonung des Wirkenlassens bei Weber und Simon, die mich im Verhältnis zu früheren Äußerungen von Simon etwas überraschte, stellt aus Sicht der SySt nur eine von vielen hypnotischen Rahmensetzungen dar, und wir würden uns manchmal, wie auch Gunther Schmidt, für andere entscheiden.

Da Provokation von nicht wenigen Aufstellern für ein nahezu unverzichtbares zentrales Element der Aufstellungsarbeit gehalten wird, ohne Zweifel aufgrund des persönlichen Stils von Bert Hellinger, möchte ich nur darauf verweisen, dass Steve de Shazers und Insoo Kim Bergs Vorgehen in der Gesprächsführung ebenso wie Virginia Satirs Form der Leitung von Skulptur- und Rekonstruktionsarbeit aus unserer Sicht ein überzeugender Nachweis der prinzipiellen Überflüssigkeit jeder stärkeren Provokation ist. (Daraus folgt nicht, dass nicht manche manchmal, wie ein Farrelly, nützlich damit umgehen könnten, aber es ist eine Entscheidungssache. Wir haben uns dagegen entschieden.)

Ivan Boszormenyi-Nagys viel zitiertes Konzept der Allparteilichkeit[37] sehen wir als eine wunderschöne paradoxe Herausforderung gegenüber dem faden konsistenten Begriff der Neutralität. Die multifokale Arbeit und die Arbeit mit Tetralemmaaufstellungen bieten aus unserer Sicht neue methodische Zugänge, die Allparteilichkeit in der Aufstellungsarbeit zu verwirklichen. In der Organisationsaufstellungsarbeit sind hier die Methode der unsystematischen ErsatzklientInnenwahl und das Verfahren der Aufstellungen mit iteriertem RepräsentantInnentausch als zentrales Instrument der teaminternen Aufstellungsarbeit Möglichkeiten der Strukturaufstellungsarbeit, die manchen der im Buch geäußerten Meinungen praktisch widersprechen, sodass mir eine weitere Diskussion dazu wünschenswert erschiene.

Ein ethischer Aspekt, der veränderte methodische Vorgehensweisen erfordert, besteht in der Forderung nach einem möglichst weitgehenden Deutungsverzicht. Die Verwendung von Deutungen, ausfilternden Fragen, der Verzicht auf Festlegung der Strukturebene der Symbolisierung, die starke Anliegenorientierung durch Einbettung in lösungsfokussierte Vorgespräche und die Möglichkeit von Vorurteilsfreiheit für Menschen, die noch nicht den Status des Abtes eines Zen-Klosters erreicht haben – Letzteres geschieht durch Formen der völlig verdeckten Arbeit, bei der nur die KlientInnen wissen, wer was repräsentiert, und Übungen mit diesen Formen ermöglichen vorurteilsfreie Arbeit, da es schwer ist, ein Vorurteil zu haben, wenn man nicht weiß, worüber –, sowie Förderung der Allparteilichkeit durch eine der Multifokalität angepasste Interventionsgrammatik (unter anderem durch Möglichkeiten des simultanen Aufstellens durch mehrere KlientInnen) sind Vorgehensweisen, durch die diese Art von Werten in der Strukturaufstellungsarbeit besonders zum Ausdruck kommt.

Ein weiterer Aspekt der Haltung, der in der Arbeit Bert Hellingers aus unserer Sicht zu kurz kommt, ist die Achtung und Wertschätzung von alten Formen, etwa den rituellen Formen und Symboliken anderer Religionen und ihren mystischen Traditionen gegenüber. Zweifellos ist die Vermittlung derartiger Inhalte nicht Aufgabe eines therapeutischen Verfahrens. Ihr expliziter Ausschluss, die Be- und Verurteilung des Verhaltens und der Werte von Propheten und Religionsgründern, die plakative Darstellung der grundlegenden

37 Boszormenyi-Nagy u. Spark 1973.

Religionsformen anderer Kulturkreise ohne entsprechende Auseinandersetzung mit ihnen und ohne Kenntnis ihrer historischen und lebenden inneren Traditionen und Schulungswege – Urteile und Haltungen also, wie sie in mehreren der Texte von Hellingers *Psychotherapie und Religion*[38] vorkommen – lassen jedenfalls dem anderen nicht den Freiraum zum eigenen Weg und zur eigenen Haltung. Hier ist ein agnostischer Konstruktivismus oder etwas mehr *epoché* im Sinne der antiken Skepsis sicher eine systemischere Haltung.

Die Sprachmuster in der Aufstellungsarbeit umzugestalten im Sinne der *Nonviolent Communication* (NVC) von Marshall Rosenberg[39] stellt eine vielversprechende und interessante Herausforderung für die Weiterentwicklung der Strukturaufstellungsarbeit dar. Im Gegensatz zu vielen der Sprachmuster in Hellingers Form der Aufstellungsarbeit sind viele der in diesem Buch vertretenen Sprachformen weitaus verträglicher mit den Ideen der NVC.

Trotz der systemisch-konstruktivistischen Grunderfahrung der Autoren ist die Idee der Leitung und also der Leitbarkeit von Aufstellungen manchmal nicht ausreichend infrage gestellt worden, so scheint mir. Am deutlichsten äußert sich Gunther Schmidt dazu. In der Strukturaufstellungsarbeit versuchen wir, das Konzept der Leitung allmählich immer mehr durch das der Gastgeberschaft für Aufstellungen zu ersetzen.

Bezüglich Opazität und Transparenz bei Inhalt und Methode haben wir in der Strukturaufstellungsarbeit andere Grundentscheidungen getroffen. Ähnlich wie Gunther Schmidt liegt uns sehr viel an Transparenz in Bezug auf die verwendeten Methoden, während Hellinger betont opak in Bezug auf die Methoden vorgeht, ja sogar explizit vor einer Verflachung der Arbeit durch derartige Versuche warnt. Alle Autoren dieses Buches zeigen sich im Gespräch an Methodentransparenz interessiert, treffen aber den KlientInnen gegenüber unterschiedliche Entscheidungen. Dagegen arbeiten sie zum Mindesten in den Aufstellungen dieses Buches, ebenso wie Hellinger, in Bezug auf die Anliegen eher inhaltlich transparent, während die Strukturaufstellungsarbeit, eher manchen Vorgehensweisen von Erickson und Rossi ähnlicher, auch vollkommen opake Vorgehensweisen fördert.

38 Hellinger 1998.
39 Rosenberg 2004.

Wichtige Aspekte der Haltung in der Aufstellungsarbeit kommen aus Sicht der Strukturaufstellungen auch dadurch zum Ausdruck, dass Nichtwissen, Hilflosigkeit und Verwirrung jeweils in bestimmten Formen als kostbare Helfer derer, die Aufstellungen leiten, angesehen werden.[40] Natürlich ist nicht jedes Nichtwissen hilfreich, aber wird Wissen überbetont, entsteht Scham über Unwissen und damit, wie Spencer-Brown es ausdrückt (in den *Notes* zu *Laws of Form*[41]) eine der wirksamsten Barrieren gegen jeden echten Lernfortschritt, wie es auch in einer Zen-Geschichte durch die Schwierigkeit, Tee in eine volle Schale einzugießen, demonstriert wird. Und sicher gibt es schädliche Formen von Verwirrung und Hilflosigkeit, aber das Wahrnehmen von Hilflosigkeit als Ausdruck der Einsicht, dass Aufstellungen und Interventionen allgemein Anregungen zu autopoietischen Prozessen sind und Perturbationen problematischer Muster, nicht aber gezielte Lenkungen eines Prozesses, kann ein großer Gewinn der Hilflosigkeit sein. Und der sufische Satz, dass sich aus der Knospe der Verwirrung die Blüte der Verwunderung erhebe, hat schöne Konsequenzen für die Haltung zum Aufstellen.

Die seltsamen Fragen nach der Art der Wirkungen von Aufstellungen auf Systemmitglieder hat Insa Sparrer Anfang der 1990er-Jahre in einen überraschenden neuen Rahmen gesetzt, indem sie, als wir wieder einmal über Möglichkeiten der Antwort zusammen nachdachten, sagte: „Vielleicht stellen wir die ganze Zeit die falsche Frage. Wir gehen davon aus, dass wir getrennt sind, und fragen, wie die Verbindung zustande kommt. Vielleicht sollten wir lernen, öfter auch die umgekehrte Frage zu stellen." Die erste Denkweise nennen wir seitdem auch die Metapher der Trennung, die zweite die der Verbindung.[42] Mit Viktor Frankls exzellenter Metapher vom räumlichen beidäugigen Sehen als Muster der Paradoxienlösung (der sich widersprechenden Bilder des rechten und linken Auges) suchen wir in der Strukturaufstellungsarbeit seitdem danach, was nun das beidäugige Sehen zur Metapher der Trennung und Metapher der Verbindung wäre – in der Theorie ist dies für uns verkörpert durch die Ideen der fünften Nichtposition des (negierten) Tetralemmas.

40 Vgl. Varga von Kibéd und Sparrer 2004, Anhang.

41 Spencer-Brown 1969.

42 Steve de Shazers Antwort auf die Frage, wie man einen guten Rapport herstellen könne, lautete: "Just don't disturb it!", was ein wunderbares Beispiel zur Metapher der Verbindung bildet.

Literatur

Antonovsky, A. (1993): Gesundheitsforschung versus Krankheitsforschung. In: A. Franke u. M. Broda (Hrsg.): Psychosomatische Gesundheit. Tübingen (dgvt), S. 3–14.

Austin, J. L. (1962): How to do things with words. Cambridge, MA (Harvard Univ. Press).

Bandler, R. (1987): Veränderung des subjektiven Erlebens. Paderborn (Junfermann).

Bandler, R. u. J. Grinder (1985): Reframing. Ein ökologischer Ansatz in der Psychotherapie. Paderborn (Junfermann).

Bandler, R. u. J. Grinder (1996): Patterns. Muster der hypnotischen Techniken Milton H. Ericksons. Paderborn (Junfermann).

Bandler, R. u. W. MacDonald (1990): Der feine Unterschied. NLP-Übungsbuch zu den Submodalitäten. Paderborn (Junfermann).

Bongartz, W. u. B. Bongartz (2000): Hypnosetherapie. Göttingen (Hogrefe).

Baxa, G. (2002): Verkörperungen. Systemische Aufstellung, Körperarbeit und Ritual. Heidelberg (Carl-Auer).

Baxa, G. (2004): Von der Stimme der Bäume und dem Gewicht der Schatten. Über Wahrnehmen, den Wahrnehmungsprozess und phänomenologische Wahrnehmung. *Praxis der Systemaufstellung* 2: 7–14.

Boszormenyi-Nagy, I. u. G. Spark (1973): Unsichtbare Bindungen. Stuttgart (Klett-Cotta). [am. Orig. (1973): Invisible Loyalties. New York (Harper Row).]

Carnap, R. (1934): Logische Syntax der Sprache. Wien (Springer).

Cheek, D. a. L. M. LeCron (1968): Clinical hypnotherapy. New York (Grune & Stratton).

Czikszentmihaly, M. (1996): Flow. Das Geheimnis des Glücks. Stuttgart (Klett-Cotta).

Daimler, R., M. Varga von Kibéd, I. Sparrer (2003): Das unsichtbare Netz. Erfolg im Beruf durch systemisches Wissen. Aufstellungsgeschichten. München (Kösel).

Damasio, A. (1994): Descartes' Irrtum. Fühlen, Denken und das menschliche Gehirn. München (List).

Damasio, A. (2001): Ich fühle, also bin ich. Die Entschlüsselung des Bewusstseins. München (List).

Dürr, H.-P. (1997): Rupert Sheldrake in der Diskussion: das Wagnis einer neuen Wissenschaft des Lebens. Bern (Scherz).

Essen, S. (2003): Autopoietische Aufstellungsarbeit. *Praxis der Systemaufstellung* 2: 34–39.

Fachhochschule Darmstadt (1999) (Hrsg.): Jugend ohne Zukunft?! Auswirkungen von Arbeitslosigkeit und Strukturwandel auf die Adoleszenz. 2. Fachbereichstag Soziale Arbeit, Darmstadt, 8.11.1999. Darmstadt.

Franke, U. (2003): Wenn ich die Augen schließe, kann ich dich sehen. Familien-Stellen in der Einzeltherapie und -beratung. Ein Handbuch für die Praxis. Heidelberg (Carl-Auer), 2., korr. u. überarb. Aufl.

Furrer, W. (1969): Objektivierung des Unbewußten. Bern (Huber).

Geertz, C. (1983): Dichte Beschreibung. Bemerkungen zu einer deutenden Theorie von Kultur. In: C. Geertz (Hrsg.): Dichte Beschreibung. Beiträge zum Verstehen kultureller Systeme. Frankfurt (Suhrkamp), S. 7–43.

Gerspach, M. (1999): Adoleszenz und sozialer Ort, In: FHD (Hrsg.): Jugend ohne Zukunft?!, Dokumentation 2. Fachbereichstag Soziale Arbeit, Darmstadt.

Gilligan, S. G. (1999): Liebe dich selbst wie deinen Nächsten. Die Psychotherapie der Selbstbeziehungen. Heidelberg (Carl-Auer), 2. Aufl. 2004.

Goldner, C. (2003): Der Wille zum Schicksal. Die Heilslehre des Bert Hellinger. Wien (Ueberreuter).

Goodman, F. (2000): Wo die Geister auf den Winden reiten. Trancereisen und ekstatische Erlebnisse. Havelte (Binkey Kok).

Goodman, F. (2003): Trance, der uralte Weg zum religiösen Erleben. Rituelle Körperhaltungen und ekstatische Erlebnisse. Gütersloh (Gütersloher Verlagshaus).

Görnitz, T. (1999): Quanten sind anders. Die verborgene Einheit der Welt. Heidelberg (Spektrum).

Goudrian, T. (1978): Mâyâ divine and human: A study of magic and its religious foundations in Senskrit texts, with particular attentione to a fragment on Visnus's Mâyâ preserved in Bali. Dehli, Varanasi, Patna (Motilal Banarsidass).

Hall, E. T. (1959): The silent language. New York (Anchor).

Hayakawa, S. I. (1967): Sprache im Denken und Handeln. Darmstadt (Darmstädter Blätter).

Hebb, D. (1949): The organisation of behavior. New York (Wiley).

Hellinger, B. (1994): Ordnungen der Liebe. Ein Kursbuch. Heidelberg (Carl-Auer), 7., korr. Aufl. 2001.

Hellinger, B. (1998): Psychotherapie und Religion. Innsbruck (Tyrolia).

Hellinger, B. (2001a): Die Quelle braucht nicht nach dem Weg zu fragen. Heidelberg (Carl-Auer).

Hellinger, B. (2001b): Einsicht durch Verzicht. Der phänomenologische Erkenntnisweg in der Psychotherapie am Beispiel des Familien-Stellens. In: G. Weber (Hrsg.): Derselbe Wind lässt viele Drachen steigen. Systemische Lösungen im Einklang. Heidelberg (Carl-Auer), S. 14–28.

Hölscher, T. (2004): „Wissende Felder" bei Sheldrake und Dawkins. In: H. Döring-Meijer (Hrsg.): Systemaufstellungen. Geheimnisse und Verstrickungen in Systemen. Paderborn (Junfermann), S. 39–48.

Hölscher, T. u. K. Wille (2004): Kontexte der Laws of Form. In: T. Schönwälder, K. Wille, T. Hölscher (Hrsg.): George Spencer Brown. Eine Einführung in die „Laws of Form". Wiesbaden (VS Verlag), S. 21–42.

Höppner, G.(2001): Heilt Demut, wo Schicksal wirkt? Evaluationsstudie zu Effekten des Familien-Stellens nach Bert Hellinger. München (Profil).

Ingerman, S. (2003): Auf der Suche nach der verlorenen Seele. Der Schamanische Weg zur inneren Ganzheit. München (Ludwig).

König, O. (2004): Familienwelten. Theorie und Praxis von Familienaufstellungen. Stuttgart (Klett-Cotta).

Korzybski, A. (1973): Science and sanity. An introd. to nonaristotelian systems and general semantics. Lakeville (Inst. of General Semantics), 4. ed., 5. print.

La Berge, St. (1991): Hellwach im Traum. Luzides Träumen. München (mvg).

Lévi-Strauss, C. (1958): Der Zauberer und seine Magie. In: C. Lévi-Strauss (Hrsg.): Strukturale Anthropologie. Frankfurt/M. (Suhrkamp). [Neuaufl. (1967): Frankfurt/M. (Suhrkamp).]

Madelung, E. (1998): Phänomenologisch, was ist das eigentlich? oder: Gibt es eine „Hybris des Schauens"? *Praxis der Systemaufstellung* 1/98: 11–15.

Madelung, E. (2001): Ökologie des Geistes und Ordnungen der Liebe: zwei systemische Sichtweisen im Vergleich. In: G. Weber (Hrsg.): Derselbe Wind lässt viele Drachen steigen – Systemische Lösungen im Einklang. Heidelberg (Carl-Auer), S. 56–67.

Maturana, H. R. (1978): Biologie der Sprache: Die Epistemologie der Realität. In: H. R. Maturana (Hrsg.): Erkennen: Die Organisation und Verkörperung von Wirklichkeit. Braunschweig (Vieweg), S. 236–271.

Maturana, H. u. F. Varela (1994): Der Baum der Erkenntnis. München (Goldmann).

Nuber, U. (1995): Der Mythos vom frühen Trauma. Frankfurt (Fischer).

Pierce, C. S. (1906): Über das System der Existentiellen Graphen, als ein Werkzeug zur Erforschung der Logik betrachtet (Semiotische Schriften, 2). Suhrkamp (Frankfurt), S. 392–414.

Reddemann, L. (2001): Imagination als heilsame Kraft. Zur Behandlung von Traumafolgen mit ressourcenorientierten Verfahren. Stuttgart (Pfeiffer bei Klett-Cotta), 10. Aufl. 2004.

Retzer, A., F. B. Simon, G. Weber, H. Stierlin u. G. Schmidt (1989): Eine Katamnese manisch-depressiver und schizoaffektiver Psychosen nach systemischer Familientherapie. *Familiendynamik* 14(3): 214–235.

Rosenberg, M. B. (2004): Gewaltfreie Kommunikation. Paderborn (Junfermann), überarb. und erw. Neuaufl.

Rossi, E. (1991): Die Psychobiologie der Seele-Körper-Heilung. Neue Ansätze der therapeutischen Hypnose. Essen (Synthesis).

Rossi, E. a. D. Cheek (1988): Mind-body therapy. Methods of ideodynamic healing in hypnosis. New York (Norton).

Roth, G. (1996): Das Gehirn und seine Wirklichkeit. Kognitive Neurobiologie und ihre philosophischen Konsequenzen. Frankfurt (Suhrkamp).

Roth, G. (2001): Fühlen, Denken, Handeln. Wie das Gehirn unser Verhalten steuert. Frankfurt (Suhrkamp).

Ruppert, F. (2001): Berufliche Beziehungswelten. Das Aufstellen von Arbeitsbeziehungen in Theorie und Praxis. Heidelberg (Carl-Auer).

Schlippe, A. v. u. J. Schweitzer (2003): Lehrbuch der systemischen Therapie und Beratung. Göttingen (Vandenhoeck & Ruprecht), 9. Aufl.

Schlötter, P. (2005): Vertraute Sprache und ihre Entdeckung. Systemaufstellungen sind kein Zufallsprodukt – der empirische Nachweis. Heidelberg (Carl-Auer).

Schneider, J. (i. Vorb.): Einführung in das Familien-Stellen. Heidelberg (Carl-Auer).

Schmid, G. B. (2000): Tod durch Vorstellungskraft. Das Geheimnis psychogener Todesfälle. Wien (Springer).

Schmidt, G. (2004): Liebesaffären zwischen Problem und Lösung. Hypnosystemisches Arbeiten in schwierigen Kontexten. Heidelberg (Carl-Auer).

Sheldrake, R. (1990): Das Gedächtnis der Natur. Bern (Scherz).

Sheldrake, R. (1993): Das schöpferische Universum. Berlin (Ullstein).

Simon, F. B. (1982): Präverbale Strukturen der Logik. *Psyche* 36, 139–170.

Simon, F. B. (1984): Der Prozeß der Individuation. Über den Zusammenhang von Vernunft und Gefühlen. Göttingen (Vandenhoeck & Ruprecht).

Simon, F. B. (2001): Tödliche Konflikte. Zur Selbstorganisation privater und öffentlicher Kriege. Heidelberg (Carl-Auer). [Neuaufl. (2004): Heidelberg (Carl Auer).]

Simon, F. B. (2004): Gemeinsam sind wir blöd. Heidelberg (Carl-Auer).

Simon, F. B. u. C. Rech-Simon (1999): Zirkuläres Fragen. Systemische Therapie in Fallbeispielen. Ein Lernbuch. Heidelberg (Carl-Auer).

Simon, F. B. u. A. Retzer (1995): Das Hellinger-Phänomen. *Psychologie heute* 6: 28 ff.

Simon, F. B. u. A. Retzer (1998): Bert Hellinger und die systemische Psychotherapie. *Psychologie heute* 7: 64 ff.

Simon, F. B. u. G. Weber (1990): Keins von beiden. Über die Nützlichkeit der Neutralität. *Familiendynamik* 15 (3): 257–265. [Wiederveröff. (2004) in: F. B. Simon u. G. Weber: Vom Navigieren beim Driften. Heidelberg (Carl-Auer), S. 32 ff.]

Simon, F. B. u. G. Weber (2004): Vom Navigieren beim Driften. Heidelberg (Carl-Auer).

Simon, F. B., G. Weber, H. Stierlin, A. Retzer, G. Schmidt u. H. Stierlin (1989): „Schizoaffektive" Muster: Eine systemische Beschreibung. *Familiendynamik* 14 (3): 190–213.

Singer, M. (1997): Sekten. Wie Menschen ihre Freiheit verlieren und wiedergewinnen können. Heidelberg (Carl-Auer).

Sparrer, I. (1997): Modifikationen der Grundprinzipien der Systemischen Familienaufstellungen beim Übergang zu Systemischen Strukturaufstellungen. *Hypnose und Kognition* 4 (1/2).

Sparrer, I. (2001): Phänomenologische Aspekte des Konstruktivismus und konstruktivistische Aspekte der Phänomenologie. In: G. Weber (Hrsg.): Derselbe Wind lässt viele Drachen steigen. Systemische Lösungen im Einklang. Heidelberg (Carl-Auer), S. 68–97.

Sparrer, I. (2004): Wunder, Lösung und System. Lösungsfokussierte Systemische Strukturaufstellungen für Therapie und Organisationsberatung. Heidelberg (Carl-Auer), 3. Aufl.

Spencer-Brown, G. (1969): Laws of form. New York (Dutton).

Stierlin, H. (1978): Delegation und Familie. Frankfurt/M. (Suhrkamp).

Stierlin, H., G. Weber, G. Schmidt u. F. B. Simon (1986): Zur Familiendynamik bei manisch-depressiven und schizoaffektiven Psychosen. *Familiendynamik* 11 (1986): 267–282.

Tholey, P. (1985): Haben Traumgestalten ein Bewußtsein? Eine experimentell-phänomenologische Klartraumstudie. *Gestalt Theory* 7: 29–46.

Tholey, P. u. K. Utech (2000): Schöpferisch Träumen. Der Klartraum als Lebenshilfe. Eschborn (Klotz).

van Gennep, A. (1909): Übergangsriten. Frankfurt (Campus). [Neuaufl. (1986): Frankfurt (Campus).]

Varga v. Kibéd, M. (1995): Ganz im Gegenteil. Querdenken als Quelle der Veränderung. München (Graphic Consult).

Varga von Kibéd, M. u. I. Sparrer (2000): Ganz im Gegenteil. Tetralemmaarbeit und andere Grundformen Systemischer Strukturaufstellungen – Für Querdenker und solche, die es werden wollen. Heidelberg (Carl-Auer), 5. überarb. Aufl. 2005.

Weber, G. (Hrsg.) (1993): Zweierlei Glück. Die systemische Psychotherapie Bert Hellingers. Heidelberg (Carl-Auer). [Neuaufl. (2002): Heidelberg (Carl-Auer).]

Weber, G. (1998): Praxis des Familien-Stellens. Beiträge zu systemischen Lösungen nach Bert Hellinger. Heidelberg (Carl-Auer), 3., überarb. Aufl. 2000.

Weber, G. u. F. B. Simon (1987): Systemische Einzeltherapie. *Zeitschrift für systemische Therapie* 5: 192-206.

Weber, G., F. B. Simon, H. Stierlin u. G. Schmidt (1987): Die Therapie der Familien mit manisch-depressivem Verhalten. *Familiendynamik* 12: 139–161.

Winograd, T. u. F. Flores (1986): Understanding computers and cognition. Norwood, NJ (Ablex).

Wittgenstein, L. (1952): Philosophische Untersuchungen. Frankfurt/M (Suhrkamp). [Neuaufl. (1971): Frankfurt/M. (Suhrkamp).]

Wittgenstein, L. (1963): Tractatus logico-philosophicus. Logisch-philosophische Abhandlung. Frankfurt (Suhrkamp).

Wolin, S. J., L. A. Bennet u. J. S. Jacobs (1993): Die Einschätzung von Familienritualen bei Familien mit Alkoholproblemen. In: E. Imber-Black, J. Roberts u. R. A. Whiting (Hrsg.): Rituale. Heidelberg (Carl-Auer).

Yawger, N. S. (1936): Emotions as the cause of rapid and sudden death. *Arch. Neurol. Psychiatry* 36: 875–879.

Über die Autoren

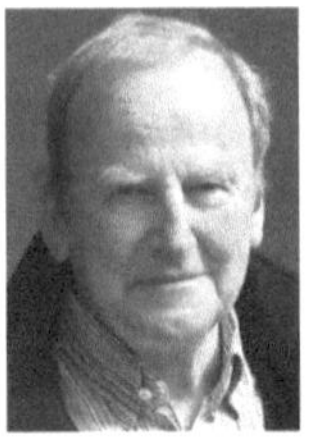

Gunthard Weber, Dr. med., Arzt für Psychiatrie und Psychotherapie, Systemischer (Familien-)Therapeut und Berater, Mitbegründer der IGST, des Helm-Stierlin-Instituts, des Wieslocher Instituts für systemische Lösungen und der Simon, Weber und Friends, Systemische Organisationsberatung GmbH. Autor und Herausgeber zahlreicher Veröffentlichungen. Sein Bestseller »Zweierlei Glück« wurde in 17 Sprachen übersetzt.

Kontakt: www.gunthard-weber.de

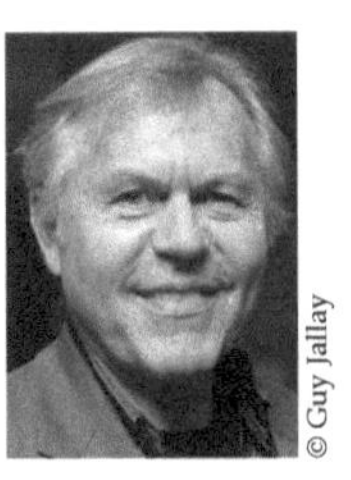

© Guy Jallay

Gunther Schmidt, Dr. med., Dipl. rer. pol., Facharzt für psychosomatische Medizin und Psychotherapie ist Ärztlicher Direktor der sysTelios Privatklinik für Psychotherapie und psychosomatische Gesundheitsentwicklung sowie Leiter des Milton-Erickson-Instituts Heidelberg.

Kontakt: www.meihei.de

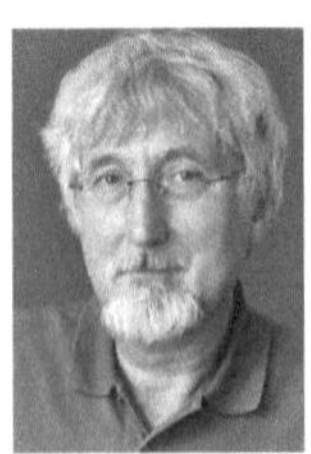

Fritz B Simon, Dr. med., Professor für Führung und Organisation am Institut für Familienunternehmen der Universität Witten/Herdecke. Systemischer Organisationsberater, Psychiater, Psychoanalytiker und systemischer Familientherapeut. Mitbegründer der Management Zentrum Witten GmbH und der Simon, Weber and Friends, Systemische Organisationsberatung GmbH. Autor bzw. Herausgeber von ca. 300 wissenschaftlichen Fachartikeln und 29 Büchern, die in 13 Sprachen übersetzt sind.

Kontakt: www.simon-weber.de

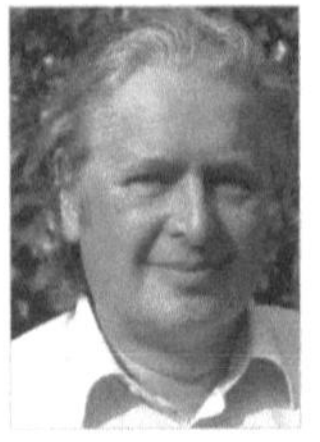

Matthias Varga von Kibéd, Prof. Dr., studierte Philosophie, Mathematik, Logik und Wissenschaftstheorie in München und ist apl. Professor am Seminar für Philosophie, Logik und Wissenschaftstheorie der Universität München. Zusammen mit Insa Sparrer entwickelte er die Systemischen Strukturaufstellungen und leitet, gemeinsam mit ihr, das SySt-Institut München.

Kontakt: www.syst.info

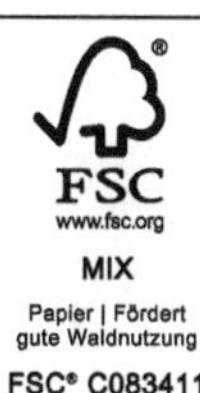

Zeitfracht Medien GmbH
Ferdinand-Jühlke-Straße 7
99095 Erfurt, Deutschland
produktsicherheit@kolibri360.de